中等职业教育数字化创新教材

供护理、助产、医学检验技术、营养与保健、农村医学等专业使用

遗传与优生

（第二版）

主　编　潘凯元　张晓玲

副主编　李娇娜　张瑞霞　杨　翔

编　者　（按姓氏汉语拼音排序）

李娇娜　（沈阳市中医药学校）

潘凯元　（浙江省海宁卫生学校）

孙江山　（重庆市医药卫生学校）

田廷科　（濮阳市卫生学校）

魏　宇　（沈阳市中医药学校）

徐琛慧　（长治卫生学校）

杨　翔　（红河卫生职业学院）

张瑞霞　（太原市卫生学校）

张晓玲　（长治卫生学校）

张雪燕　（福建省龙岩卫生学校）

科学出版社

北　京

内 容 简 介

本书是由科学出版社组织编写出版的全国卫生职业院校规划教材之一，也是中等职业教育数字化创新教材。教材内容包括遗传的物质基础和基本规律、遗传病与遗传病的防治、影响优生的非遗传因素、优生宣教和遗传与优生指导。注重实用，与实际工作任务结合，成为本教材的一个亮点。编写遵循实用、够用原则，力求把复杂的问题形象化、简单化。本书图文并茂，插图使学习内容更直观、易学好懂。精选案例、相关链接等内容使学习过程更加生动、活泼。每章前设引言、章后有小结和自测题，方便学生预习、复习和巩固。

本书供全国中等卫生职业教育护理、助产、医学检验技术、营养与保健、农村医学等专业使用，亦可供其他医学相关专业使用和自学者学习。

图书在版编目 (CIP) 数据

遗传与优生 / 潘凯元，张晓玲主编 . -2 版 . -北京：科学出版社，2016.12
中等职业教育数字化创新教材
ISBN 978-7-03-050814-0

Ⅰ. 遗… Ⅱ. 潘… ②张… Ⅲ. ①医学遗传学 - 中等专业学校 - 教材 Ⅳ. ① R394
② R169.1

中国版本图书馆 CIP 数据核字 (2016) 第 285246 号

责任编辑：张映桥 / 责任校对：郑金红
责任印制：赵　博 / 封面设计：张佩战

科学出版社 出版
北京东黄城根北街 16 号
邮政编码：100717
http://www.sciencep.com
天津市新科印刷有限公司　印刷
科学出版社发行　各地新华书店经销
*
2012 年 4 月第 一 版　开本：787×1092 1/16
2016 年 12 月第 二 版　印张：9 1/2
2019 年 7 月第十次印刷　字数：225 000
定价：32.00 元
（如有印装质量问题，我社负责调换）

中等职业教育数字化课程建设项目
教材出版说明

为贯彻《国家中长期教育改革和发展规划纲要（2010—2020）》、《教育信息化十年发展规划（2011—2020）》等文件精神，落实教育部最新《中等职业学校专业教学标准（试行）》要求；为调动广大教师参与数字化课程建设，提高其数字化内容创作和运用能力，结合最新数字化技术促进职业教育发展，科学出版社于2015年9月正式启动了中等职业教育护理、助产专业数字化课程建设项目。

科学出版社前身是1930年成立于上海的龙门联合书局，1954年，龙门联合书局与中国科学院编译局合并组建成立科学出版社，现隶属中国科学院，员工达1200余名，其中硕士研究生及以上学历者627人（截至2016年7月1日），是我国最大的综合性科技出版机构。依托中国科学院的强大技术支持，我社于2015年推出最新研发成果："爱医课"互动教学平台（见封底）。该平台可将教学中的重点内容以视频、语音及三维模型等方式呈现，学生用手机扫描常规书页即可免费浏览书中配套3D模型、动画、视频、护考模拟试题等教学资源。

本项目分数字化教材建设与资源建设两部分。数字化课程建设项目与"爱医课"互动教学平台进行的首次有益结合而成的教材，是我国中等职业层次首套数字化创新教材。2015年10月开展了建设团队的全国遴选工作，共收到全国62所院校575位老师的申请资料，于2016年1月在湖北武汉召开了项目启动会及教材编写会。

（一）数字化教材的编写指导思想

本次编写充分体现了职业教育特色，紧紧围绕"以就业为导向，以能力为本位，以发展技能为核心"的职业教育培养理念，遵循"理论联系实际"的原则，强调"必需、够用"的编写标准，以数字化课程建设为方向，以创新教材为呈现形式。

（二）本套数字化教材的特点

1. 按照专业教学标准安排课程结构　本套数字化教材严格按照专业教学标准的要求设计科目、安排课程。全套教材分公共基础课、专业技能课、专业选修课及综合实训四类，共计39种，体系完整。

2. 紧扣最新护考大纲调整内容　本套系列教材参考了"国家护士执业资格考试大纲"的相关标准，围绕考试内容调整学习范围，突出考点与难点，方便学生的在校日常学习与护考接轨，适应护理职业岗位需求。

3. 呈现形式新颖　"数字化"是未来教育的发展方向，本项目39种教材均将传统纸质教材与"爱医课"教学平台无缝对接，形式新颖。它能充分吸引职业院校学生的学习兴趣，提高课堂教学效果。使学生用"碎片化时间"学习，寓教于乐，乐中识记、乐中理解、乐中运用，为翻转课堂提供了有效的实现手段。

（三）本项目出版教材目录

本项目经中国科学院、科学出版社领导的大力支持，获年度重大项目立项。39种教材具体情况如下：

中等职业教育数字化课程配套创新教材目录

序号	教材名	主编	书号
1	《语文》	孙　琳　王　斌	978-7-03-048363-8
2	《数学》	赵　明	978-7-03-048206-8
3	《公共英语基础教程（上册）》（双色）	秦博文	978-7-03-048366-9
4	《公共英语基础教程（下册）》（双色）	秦博文	978-7-03-048367-6
5	《体育与健康》	张洪建	978-7-03-048361-4
6	《计算机应用基础》（全彩）	施宏伟	978-7-03-048208-2
7	《计算机应用基础实训指导》	施宏伟	978-7-03-048365-2
8	《职业生涯规划》	范永丽　汪　冰	978-7-03-048362-1
9	《职业道德与法律》	许练光	978-7-03-050751-8
10	《人际沟通》（第四版，全彩）	钟　海　莫丽平	978-7-03-049938-7
11	《医护礼仪与形体训练》（全彩）	王　颖	978-7-03-048207-5
12	《医用化学基础》（双色）	李湘苏　姚光军	978-7-03-048553-3
13	《生理学基础》（双色）	陈桃荣　宁　华	978-7-03-048552-6
14	《生物化学基础》（双色）	赵勋靡　王　懿　莫小卫	978-7-03-050956-7
15	《医学遗传学基础》（第四版，双色）	赵　斌　王　宇	978-7-03-048364-5
16	《病原生物与免疫学基础》（第四版，全彩）	刘建红　王　玲	978-7-03-050887-4
17	《解剖学基础》（第二版，全彩）	刘东方　黄嫦斌	978-7-03-050971-0
18	《病理学基础》（第四版，全彩）	贺平泽	978-7-03-050028-1
19	《药物学基础》（第四版）	赵彩珍　郭淑芳	978-7-03-050993-2
20	《正常人体学基础》（第四版，全彩）	王之一覃庆河	978-7-03-050908-6
21	《营养与膳食》（第三版，双色）	魏玉秋　戚　林	978-7-03-050886-7
22	《健康评估》（第四版，全彩）	罗卫群　崔　燕	978-7-03-050825-6
23	《内科护理》（第二版）	崔效忠	978-7-03-050885-0
24	《外科护理》（第二版）	闵晓松　阴　俊	978-7-03-050894-2
25	《妇产科护理》（第二版）	周　清　刘丽萍	978-7-03-048798-8
26	《儿科护理》（第二版）	段慧琴　田　洁	978-7-03-050959-8
27	《护理学基础》（第四版，全彩）	付能荣　吴姣鱼	978-7-03-050973-4
28	《护理技术综合实训》（第三版）	马树平　唐淑珍	978-7-03-050890-4
29	《社区护理》（第四版）	王永军　刘　蔚	978-7-03-050972-7
30	《老年护理》（第二版）	史俊萍	978-7-03-050892-8
31	《五官科护理》（第二版）	郭金兰	978-7-03-050893-5
32	《心理与精神护理》（双色）	张小燕	978-7-03-048720-9
33	《中医护理基础》（第四版，双色）	马秋平	978-7-03-050891-1
34	《急救护理技术》（第三版）	贾丽萍　王海平	978-7-03-048716-2
35	《中医学基础》（第四版，双色）	伍利民　郝志红	978-7-03-050884-3
36	《母婴保健》（助产，第二版）	王瑞珍	978-7-03-050783-9
37	《产科学及护理》（助产，第二版）	李　俭　颜丽青	978-7-03-050909-3
38	《妇科护理》（助产，第二版）	张庆桂	978-7-03-050895-9
39	《遗传与优生》（助产，第二版，双色）	潘凯元　张晓玲	978-7-03-050814-0

注：以上教材均配套教学 PPT 课件，在“爱医课”平台上提供免费试题、微视频等多种资源，欢迎扫描封底二维码下载

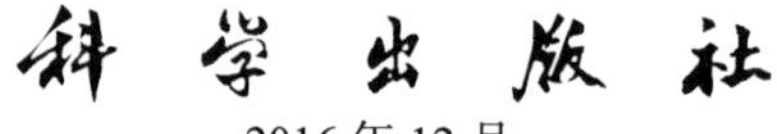

2016 年 12 月

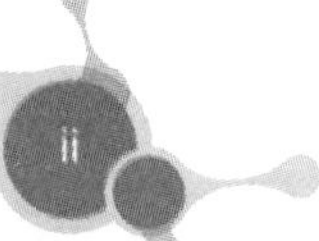

前　　言

为贯彻《国家中长期教育改革和发展规划纲要（2010—2020）》《教育信息化十年发展规划（2011—2020）》精神，满足中等卫生职业教育不断增长的对教育数字化转型的改革、优势教学资源共建与共享的发展需要；为执行教育部最新颁布的《中等职业学校专业教学标准（试行）》，充分发挥科学出版社在教育数字化资源建设及平台搭建的优势，实现卫生职业院校教育教学改革优质成果更快传播，更好地为全国中等卫生职业学校的教学改革和发展服务，在科学出版社的安排指导下，我们编写了本书。

本课程的主要任务是：培养学生掌握临床工作中必需的遗传与优生的基础理论、基本知识；培养学生具有一定的优生和遗传病防治知识和技能；培养学生能进行优生宣传，能配合医师进行产前诊断，能进行初步的遗传与优生的咨询和指导。

本书内容包括遗传的物质基础和基本规律、遗传病与遗传病的防治、影响优生的非遗传因素、优生宣教和遗传与优生指导。内容编排上遵循实用、够用为原则，力求把复杂的问题形象化、简单化。每章前设引言、节前有案例导入、章后有小结和自测题，方便学生预习、复习和巩固；本书图文并茂，插图使学习内容更直观、易学好懂；精选案例、相关链接等内容使学习过程更加生动、活泼；实践内容注重实际应用能力培养。注重实用、与实际工作任务结合，贴近生活、贴近社会、贴近岗位成为本书的一大亮点。

本书由来自全国各地的编委广泛吸取专业教师在教材使用和教学中积累的经验，经过反复修改编写而成。课程结构上弱化传统学科体系，探寻培养目标、课程系统性和够用实用原则结合的合适点，构建体现职业教育规律、适合中职学生学习能力和综合素质发展的课程模式。本书充分利用科学出版社数字化教学最新成果“爱医课”互动教学平台，重点内容以视频、语音及三维模型等方式呈现，学生用手机扫描常规书页即可浏览书中配套3D模型、动画、视频等教学资源，能充分提高学生的学习兴趣，使其利用“碎片化时间”掌握学习中的重点、难点，提高成绩，达到辅助课堂教学的效果，不但有利于老师教，而且有利于学生学。

本书供全国中等卫生职业教育护理、助产、医学检验技术、营养与保健、

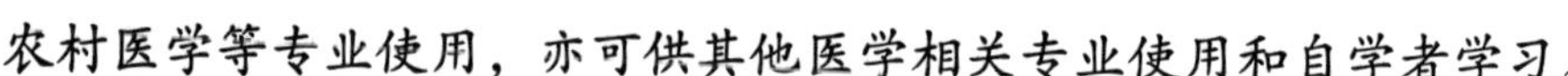

农村医学等专业使用，亦可供其他医学相关专业使用和自学者学习。

本书编写中得到各编委所在单位、科学出版社和社会各界的大力支持，在此一并表示感谢。由于编者水平有限，书中难免存在不足之处，敬请广大师生和读者提出宝贵意见，以便修订改进。

编　者

2016年5月

目　　录

1

第一章　绪　论

人们将要做父亲或母亲时一定时常会想：孩子要健康、聪慧，还要能胜过自己。能不能使孩子“青出于蓝而胜于蓝”呢？这就涉及了遗传与优生的问题。

遗传与变异现象普遍存在，流传甚广的古谚语“龙生龙，凤生凤，老鼠的孩子会打洞”、“种瓜得瓜，种豆得豆”就是动植物遗传现象的生动写照；还有句谚语“一母生九子、连母十不同”却是揭示了子代与亲代之间、子代各个体之间的变异现象。

我们把生物亲代产生与自己相似的后代的现象叫做遗传，生命之所以能够一代代延续，其原因主要是由于遗传物质在生物进程之中得以代代相承，从而使后代具有与前代相近的性状。但亲代与子代之间、子代的个体之间是绝对不会完全相同的。我们把生物亲代与子代之间、子代的个体之间总是或多或少存在的差异叫做变异。人们对遗传与变异规律的探寻从未停息，生育一个健康聪慧的孩子是人们共同的追求，遗传因素是影响优生诸多因素中最重要的。医学遗传学成为遗传学研究的热点、与优生有着不解之缘。没有遗传学就没有优生学，而优生学又成为推动人类遗传学发展的原动力。

在此，我们走上遗传与优生的探索之旅。

第 1 节　遗传学概述

一、遗传学、医学遗传学的概念

遗传学是研究生物遗传与变异现象的本质和规律的科学。遗传学的研究对象是生命，包括人类在内的各种生物。生物生长发育到一定程度和时间，都会产生与自身相似的新个体，这是生命的基本特征之一。在这个过程中，子代与亲代的相似现象就是遗传，遗传使物种保持相对稳定。子代与亲代之间、子代的个体之间存在的差异就是变异，变异为进化提供了选择的材料，可增加生物对环境的适应性和物种的多样性。人类遗传学是研究人类遗传和变异规律的科学，它是遗传学的一个重要分支。因其与人类的生活、健康和生存息息相关而备受关注，研究者众多，推动了本学科的快速发展。人类遗传学成为遗传学领域的研究热点。人类遗传学研究人类遗传和变异及其规律，试图解答诸如以下问题：人类的特征特性是如何一代代传下来的？适合人类的遗传规律是什么？变异是如何发生的、有无规律可循？遗传和变异的物质基础是什么？人类能否控制遗传和变异，进而控制和防治人的遗传疾病，最终能否达到控制人类自身未来命运？解答上述这些问题也是人类自古以来梦寐以求的愿望。

医学遗传学是医学与人类遗传学相互渗透形成的一门边缘学科。医学遗传学也可以看成是人类遗传学的一个重要分支，研究对象都是人类，但其研究侧重点不同，人类遗传学探讨人类正常性状与病理性状的遗传现象及其物质基础。而医学遗传学着重研究人类病理性状的遗传现象及其物质基础，通过研究遗传病的发病原因、传递方式、诊断、治疗、预后和预防等，从而达到控制遗传病在一个家庭中的再发，降低它在人群中的危害，进而提高人类的健康水平。

二、医学遗传学的分科

随着医学遗传学的发展，由于研究领域和手段不同，形成了很多与疾病密切相关的遗传学分支。目前主要分科有：

1. 细胞遗传学 从细胞水平研究人类染色体的结构，异常（或畸变）的类型，发生频率及与疾病的关系。现在已确认 100 多种染色体异常综合征和 10 000 余种罕见的异常核型。

2. 生化遗传学 用生物化学方法研究遗传病中的蛋白质或酶的变化及核酸的相应改变。这使人们了解到分子病和遗传性代谢性酶病对人类健康的影响。

3. 分子遗传学 用现代分子生物学技术从基因的结构、突变、表达、调控等方面研究遗传病的分子改变。为遗传病的基因诊断、基因治疗等提供了新的策略和手段。

4. 群体遗传学 研究人群中的遗传结构及其变化的规律。医学群体遗传学则研究人群中的遗传病的发病率、遗传方式、基因频率、携带者频率，以及影响其变化的因素，以控制遗传病在人群中的流行。

5. 体细胞遗传学 用细胞的体外培养方法建立细胞系，这对研究基因突变、表达、细胞分化和肿瘤的发生等过程有独特的作用。

6. 肿瘤遗传学 研究肿瘤的发生与遗传和环境之间的关系，主要包括：恶性肿瘤易患性的遗传因素；遗传物质的变化或遗传信息的异常表达与恶性肿瘤发生的关系；以遗传学的方法分析环境中的致癌因素，对肿瘤的诊断和防治。

7. 发育遗传学 研究基因如何控制发育，分析基因和人类性状发育之间的关系。发育遗传学的研究对于了解畸形、肿瘤等发生的机制，以及对于此类遗传病的防治具有重要意义。

8. 优生学 以医学遗传学为基础，研究并提出有效的社会措施，提高全民意识，降低人群中有害基因的频率，逐步消灭有害基因，保持和增加有利基因频率并创造条件促进优秀素质的充分发展，从而改善人类遗传素质。

医学遗传学的分科还有行为遗传学、药物遗传学、遗传毒理学、免疫遗传学和辐射遗传学等。

三、医学遗传学的发展简史

关于医学遗传的概念要追溯到很久以前。在古希腊人们就已经认识到某些疾病可能在家族中传递。古希腊哲学家亚里士多德（Aristotle）认为每个子女都会从父母那里接受一部分血液，所以表型与双亲相似，认为遗传是通过血液进行的。1500 年前，犹太教法典就有对“易出血者”的某些男性家属免除割礼的规定，说明当时有人们已经认识了血友病的遗传规律。然而，人类遗传病的系统研究是在 18 世纪以后真正开始的。

1. 遗传学启蒙阶段 18 世纪至 19 世纪上半叶。

18 世纪中叶，法国科学家莫伯居（MauPertuis）对多指和白化病患者进行了家系调查，提出遗传粒子的看法，指出这两种性状有各自的遗传方式。

18 世纪后期，瑞士以 C.Bonnetl 为代表的学者，提出“先成论”：精子或卵子里已存在有完整的小生命体，个体发育只不过是精卵相互结合后，这个小生命体逐渐增大，最后发展为成体。而瑞士以 V.Kolliker 为首的学者提出“渐成论”：婴儿各种组织、器官是在个体发育过程中逐渐形成的。两种观点论战最后结果是“渐成论”胜利。可以看到，两种观点都把精卵作为上下代的遗传传递者，比先前的血液传递的观点前进了一步，预示着人类遗传学进入了萌芽状态。

1814 年，亚当斯（Adams）发表了系统论述遗传病的第一篇论文《论临床所见疾病的遗传可能性》，内容涉及先天性疾病，家族性疾病与遗传病之间的差别，遗传病同发病年龄、环境促发因子、近亲结婚之间的关系等，全面触及了遗传病的一些基本问题，标志着医学遗传学的萌芽。

2. 以孟德尔遗传为代表的传统遗传学阶段 19 世纪下半叶。

1865 年，奥地利科学家孟德尔（Mendel）发表了他的豌豆杂交试验结果，揭示了生物性状的分离和独立分配两个遗传的基本规律。因此，孟德尔有了遗传学之父的称号。遗憾的是当时未能引起科学界的重视，直到孟德尔逝世后的 1900 年，才被荷兰、德国和奥地利的三位科学家重新发现，并总结为孟德尔第一定律（分离定律）和孟德尔第二定律（自由组合定律）。接着一些生物学家就开始寻找遵循孟德尔遗传的人类性状。1902 年，A.Garrod 发现黑尿症等四种先天性代谢病的遗传方式完全符合孟德尔式遗传，这是现代遗传学诞生的标志，也为医学遗传学的诞生和发展奠定了基础。

1883 年，英国科学家高尔顿（F.Galton）出版了《人类才能及其发育的研究》一书，还先后发表了“遗传的才能与天赋”、“英国科学家的先天与后天”、“优生学的定义、范围与目的”等论文。他采用了家谱调查分析法、双生子研究法、数理统计法对人类进行遗传现象的科学分析，创造了“优生学”一词，并致力于优生学的研究和宣传。因此高尔顿被称为优生学的创始人。

3. 现代医学遗传学阶段 20 世纪以来。

1906 年，数学家 Hardy 和医生 Weinberg 通过各自独立的研究提出了遗传平衡定律，即 Hardy-Weinberg 定律，为群体遗传学的建立和发展奠定了基础。

1910 年，美国遗传学家摩尔根（Morgan）用果蝇作实验材料，发现了基因连锁与互换规律，这可看作是细胞遗传学的开始。

1924 年，德国学者伯恩斯坦（F.Bernstein）提出了 ABO 血型遗传的复等位基因假说，标志着免疫遗传学的诞生。

1941 年，Beadle 和 Tatum 提出了“一个基因一种酶”的概念。1949 年，Pouling 在研究镰形细胞贫血病时，提出分子病的概念。1952 年 Cori 证实糖原贮积病 I 型患者肝细胞中缺乏葡萄糖 -6- 磷酸酶，1953 年 Jervis 发现苯丙酮尿症缺乏苯丙氨酸羟化酶，这类疾病现称为遗传性酶缺陷或遗传性酶病，这些发现使人类生化遗传学得到进一步发展。

1923 ～ 1952 年，由于低渗制片技术的建立（徐道觉等）和使用秋水仙碱处理技术获得了更多中期细胞分裂象（蒋有兴等）后，使得观察染色体的制备技术得到发展，并确认了人的体细胞染色体数为 46 条。1959 年相继发现唐氏综合征为 21 三体（Lejeune 等）、Klinefelter 综合征为 47，XXY（Jacob 和 Strong）、Turner 综合征为 45，X 等染色体畸变，标志着临床遗传学的形成。

1953 年，沃森（Watson）和克里克（Crick）共同完成了一项伟业：他们从 DNA（脱氧核糖核酸）的 X 线衍射图上解读了它的双螺旋结构。DNA 双螺旋结构的发现使生物大分子的研究进入一个崭新的阶段，使遗传的研究深入到分子层次。“生命之谜”被打开，使人们清楚地了解到遗传信息的构成和传递的途径。50 多年来，DNA 双螺旋结构的发现对人类社会产生的影响与日俱增，克隆技术、重组 DNA 技术、基因工程、生物芯片技术等的兴起，开创了遗传研究的新里程。他们的研究成果被誉为可与达尔文的进化论、孟德尔的遗传定律相媲美的重大科学发现。

1960年，美国遗传学家斯特恩（C.stern）提出将优生学分为正优生学与负优生学。正优生学（也称为演进性优生学或积极性优生学）是要提高人类群体中良好基因的频率，使人类社会个体更优秀。负优生学（也称为预防性优生学或消极性优生学）是要尽量减少人类基因库中明显有害的基因频率，减少以至消除有严重遗传性疾病和先天性疾病的个体出生。

进入21世纪以后，随着医学遗传技术的不断进步，医学遗传学的研究和应用得到了更迅速的发展，目前，遗传病病因及发病机制、基因定位、基因治疗和肿瘤遗传学等医学遗传研究已成为现代医学的热门课题，必将对人类健康和医学的发展产生重大影响。

第2节　优生学概述

优生学是一门综合性的学科，它的发展需要遗传学、医学、人口学、环境科学、社会科学等相关学科的支持。人类的优生行为受到法律、伦理、婚姻制度、风俗习惯等社会因素的制约，必须符合整个人类社会道德标准。遗传学的发展为优生学的发展奠定了科学基础，优生成为了人类遗传学发展的原动力。

一、优生学的概念

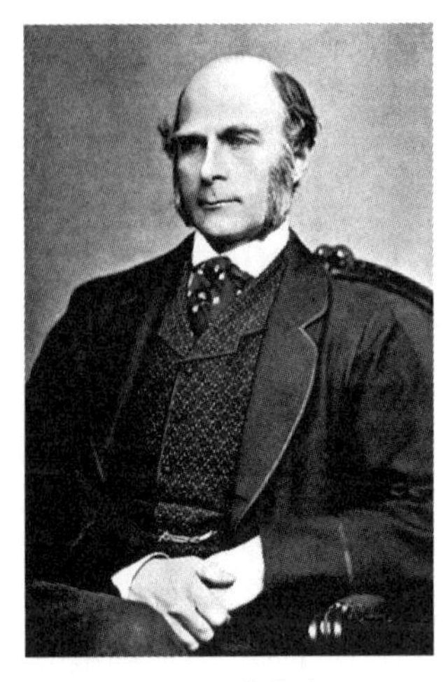
图1-1　高尔顿

优生学是运用遗传学的原理和方法，以改善人类遗传素质、防止出生缺陷、提高人口质量的科学。

“优生”一词由英国的人类遗传学家高尔顿（图1-1）于1883年首次提出，其本意源于希腊语“优美、健康”，引入英文则表示为“健康的遗传或出生”。通俗地说，优生即是生优，就是运用遗传学原理和采取一系列措施，使生育的后代既健康又聪明。

优生是一个高度复杂的过程，每个新生命的诞生都有可能受到遗传、环境、营养和疾患等因素的影响。出生缺陷发生的主要原因，一般来说20%～25%是遗传引起、10%～20%来自环境致畸源、60%～65%是由于遗传和环境因素联合作用的结果。

二、优生学发展简史

一百多年来，优生学几经沉浮，历尽沧桑，走过了一条不平坦的道路。纵观优生学的历史，可分为优生学的前科学、半科学、科学三个阶段。

1. 优生学的前科学阶段　人类诞生的远古到19世纪下半叶。

在这一时期，优生学作为学科尚未提出，但是却有重要的优生实践。例如，原始社会，生产力水平极为低下，在许多部落里，将生下来就有严重畸形或残废的婴儿处死或遗弃，以保证氏族的繁盛，这实际上就是一种不自觉的优生意识，它起到了限制疾病基因扩散和遗传病蔓延的作用；中国春秋战国时代的典籍中有“男女同姓，其生不蕃”的说法，已经认识到近亲结婚对后代的不良影响。在古希腊城邦斯巴达中，为了保证士兵的战斗力，把有先天残疾的婴儿及身体衰弱者处死。这些都是古代的优生实践和优生思想，对近代优生学的形成，有一定的积极作用。

2. 优生学的半科学阶段 从 19 世纪下半叶到 20 世纪中叶。

优生学在达尔文学说的启发下创立起来。达尔文的表兄弟高尔顿，在 1859 年达尔文提出“物竞天择，适者生存”的进化论学说后，深受启发，他结合人类学、遗传学、统计学等多个学科的知识，加上自己的研究和思考，于 1883 年在《对人类才能及其发展的调查研究》中正式提出“优生学”（eugenics）一词，并将其定义为“研究在社会控制下，改善或削弱后代体力或智力方面的某些种族素质的各种动因的科学”。这标志着优生学作为一门独立的学科宣告诞生。

1900 年，伦敦大学成立了第一个优生学研究所；1907 年美国 9 个州颁布优生法，使优生优育法律化；1910 年美国纽约优生学纪念馆成立，并成为全世界优生学研究中心；1912 年第一次国际优生学大会在伦敦召开，成立了“国际永久性优生委员会”；在 1935 年，许多国家制定了“绝育法”。当时，美国在数十所大学开设优生学课程，使优生学很快进入繁荣发展的时期。由于高尔顿本人的阶级和种族偏见，优生学发展的早期不免掺入了一些伪科学的成分。更让人始料不及的是，第二次世界大战中，德国法西斯分子歪曲优生学，宣扬日耳曼民族是优等种族，其他种族特别是犹太人则是头等低劣种族，必须予以彻底清除。法西斯分子借优生的名义，残酷地杀害了 600 多万犹太人和吉普赛人，这一人类历史上骇人听闻的残酷暴行，使优生学蒙受了奇耻大辱。此时的人们谈优生学而色变，优生学至此停滞不前。高尔顿本人因此成为科学史上毁誉参半的著名人物。

3. 优生学的科学阶段 20 世纪 50 年代至今。

第二次世界大战后，全世界掀起了对种族主义伪科学的批判，人们认清了伪科学的种种谬论，使优生学从人种差别、阶级差别的意识形态及压抑个人自由的强权政治中解放出来。20 世纪 50 年代前后遗传学出现一系列重大进展，到 70 年代，人们把遗传咨询、产前诊断和选择性人工流产三者合一称为“新优生学”，标志着优生学在技术上有了全新的发展。

潘光旦先生是中国近代著名的优生学家，他于 1928 年将西方优生学研究的理论和方法引入中国，推动了我国早期的优生运动。新中国成立以后，由于受前苏联的影响，把优生学作为伪科学加以全盘否定。“文化大革命”中，优生学更是被视作洪水猛兽，无人敢问津。党的十一届三中全会以后，我国的优生工作才开始走上正轨，控制人口数量、提高人口素质成为计划生育国策的两个重要组成部分。1979 年夏，中国科学院学部委员吴旻教授作了“关于优生学”的专题报告，受到党和政府的高度重视，优生学被纳入国家科技发展长远规划，我国现阶段正在大力实施“优生促进工程”。穿过历史的雾霭尘烟之后，优生学重现勃勃生机。

三、现代优生学的范围

现代优生学的范围正在不断扩大，成为一门综合性多学科的发展中的科学。

（一）根据优生学涉及的领域划分

1. 基础优生学 主要从生物科学和基础医学方面开展优生理论和技术的基础研究，探索导致出生缺陷的遗传因素、发生机制、检测手段和防治方法等。

2. 社会优生学 主要从社会科学和社会运动的角度，研究人类实现优生的社会措施。其内容包括推动优生立法、贯彻优生政策、开展优生运动等。

3. 临床优生学 是从临床医学的角度对优生的各种医疗措施进行研究。其包括婚前检查、围生期保健、优生咨询、产前诊断、分娩监护、绝育术、选择性流产、产伤疾病的预防与治疗等，防止出生缺陷儿，提高出生人口素质。

4. 环境优生学 主要研究环境与优生的关系，包括环境污染对生殖细胞和胚胎发育的影响、劳动环境条件与优生的关系等，以及如何采取措施消除有害物质对母体、胎儿及人类生殖健康的影响。提倡通过改善人类的环境来发挥人类的生物潜力，使人类的身心发展达到更完美的境地，提高人类素质。

（二）根据优生学研究的目标划分

1. 正优生学 是指研究怎样增加人群中有利的基因频率，促进体力和智力上优秀个体的繁衍，又叫演进性优生学。正优生学的措施有以下几种：

(1) 提倡优选生育：即鼓励在体格和智力上优秀的个体多生育后代，某些国家已在优生法中加以规定。

(2) 人工授精：指将丈夫或他人的精液用人工方法注入女方生殖道，达到受精的目的。人工授精是解决不育难题的新技术，目前主要用于男性不育症的治疗。人工授精分为两种：一种是用丈夫的精液授精，简称为 AIH；另一种是用供精者的精液授精，简称为 AID。

(3) 体外受精及胚胎移植：俗称试管婴儿。即应用腹腔镜将已成熟的卵子从腹腔内取出，在体外与精子受精形成受精卵，分裂形成早期胚胎，再将幼胚移植到妇女子宫内着床，发育成胎儿，分娩。此法主要用以解决女性输卵管闭塞不孕的问题。作为 20 世纪改变人类生活的重大技术发明之一，试管婴儿技术让 400 余万名新生命来到这个世界上，不仅解决了多种不孕症的生育问题，而且由于其在胚胎发育阶段可进行遗传学诊断，避免遗传缺陷儿的出生，故这一技术已成为非常有发展前景的优生措施。

(4) 人工克隆：科学家把人工遗传操作动物繁殖的过程称为克隆，这门生物技术称为克隆技术，其本身的含义是无性繁殖，即由同一个祖先细胞分裂繁殖而形成的纯细胞系，该细胞系中每个细胞的基因彼此相同。1997 年，英国科学家伊恩•维尔穆特博士制造出体细胞克隆动物多莉羊。人类的无性生殖涉及重要的伦理道德问题。

(5) 遗传工程：也叫基因工程或重组 DNA 技术，是 20 世纪 70 年代以后兴起的一门新技术，其主要原理是用人工的方法，把生物的遗传物质，通常是脱氧核糖核酸（DNA）分离出来，在体外进行基因切割、连接、重组、转移和表达的技术。基因的转移已经不再限于同一类物种之间，动物、植物和微生物之间都可进行基因转移，改变宿主遗传特性，创造新品种（系）或新的生物材料。

属于高科技领域的正优生学在上述几个方面取得的成果都是十分了不起的，但是，由于它受技术和条件的限制，加上涉及人类社会现有的一系列伦理、道德、法律上的许多有待解决的问题，在学术界一直存在着较大的分歧和争论。

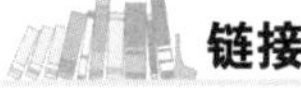
链接

试管婴儿在试管里长大吗？

1978 年 7 月 25 日的深夜 11 时 47 分，在英国奥德姆总医院里，人类历史上第一个“试管婴儿”，体重 2700g 的健康女婴路易斯•布朗出生了。为什么小布朗被称做“试管婴儿”呢？“试管婴儿” 在试管里长大吗？原来，小布朗的母亲布朗夫人因为输卵管阻塞结婚 9 年未能自然受孕。妇科专家爱德华兹和生殖生理专家斯特普托伊为解决这个难题，从布朗夫人的卵巢中取出卵细胞，在体外受精，等受精卵发育到囊胚期时，再将囊胚移入布朗夫人的子宫内，胚胎在子宫内经过9个月的发育，小布朗终于问世了。由此可知，“试管婴儿”是一种体外受精联合胚胎转移技术。孕育关键的受精步骤在体外器皿里完成（早期经常使用试管），这项技术就有了“试管婴儿”这个别致而引人好奇的俗称，实际上受精完成胚胎开始发育之后要被移植到母体子宫中才能继续生长直到出生。“试管婴儿”的成功，不仅使一部分不能生育的男女重新获得了生育的机会，更重要的是为优生开辟了新的途径。2010年诺贝尔生理学或医学奖颁给了试管婴儿奠基者罗伯特•爱德华兹，以表彰他在体外授精技术领域作出的开创性贡献。

2. 负优生学 是指研究如何降低人群中有害基因的频率，使人类健康地遗传，减少以至消除遗传病和先天缺陷儿的出生，又称为预防性优生学。目前采取的一些优生措施有婚前检查和指导、妊娠早期保护、遗传咨询、产前诊断、围生期保健等都属负优生学范畴。负优生学具备易于实施、技术难度不高和费用经济等优点，成为提高人口素质的最基本的、最有现实价值的方法。

第3节 学习遗传与优生学的重要意义

随着现代医学治疗水平和人们生活质量的不断提高，人类的疾病组成已经发生了很大的变化，传染性疾病、营养缺乏和环境条件差引起的疾病得到或基本得到控制，遗传病及由遗传与环境共同作用所致的疾病对人类的危害日益明显。据不完全统计，人类单基因病及异常性状已达7000余种，染色体畸变综合征100余种，多基因病也有100多种。如果将单基因病、染色体病和多基因病一起计算，人类有20%～25%受累。新生儿中出生缺陷或先天畸形约有1.3%，其中70%～80%是遗传因素造成的；一岁以内死亡的婴儿中先天畸形占首位；自然流产有半数是由于染色体异常引起；儿童智力低下有80%是由遗传因素引起。还有一些严重危害人类健康的常见病被发现与遗传因素有关，如恶性肿瘤、动脉粥样硬化、冠心病、高血压、糖尿病及精神分裂症等。这些遗传性疾病的防治都需要用遗传学与优生学的理论和方法解决。

实行计划生育，控制人口数量，提高人口素质，是我国的基本国策之一。应用遗传与优生学的知识和技能提高后代健康素质也是遗传与优生的主要内容之一。因此作为一名医学生，必须掌握遗传与优生的基本理论、基本知识和基本技能，才能为今后更好地工作打下良好的基础。

小结

通过以上学习，我们明白了遗传学、医学遗传学及优生学的概念、相互关系及发展历史；认识到了学习遗传与优生学的意义。遗传学是研究生物遗传与变异现象的本质和规律的科学。医学遗传学则着重研究人类病理性状的遗传现象及其物质基础，通过研究遗传病的发病原因、传递方式、诊断、治疗、预后和预防等，从而达到控制遗传病在一个家庭中的再发，降低它在人群中的危害，进而提高人类的健康水平。优生学是运用遗传学的原理和方法研究如何改善人类遗传素质，防止出生缺陷，提高人口质量的科学。应用遗传与优生学的知识和技能提高后代健康素质也是遗传与优生的主要内容之一。实行计划生育，控制人口数量，提高人口素质，是我国的基本国策。

（潘凯元）

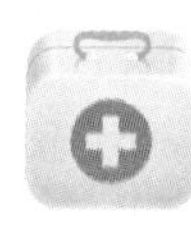

自 测 题

一、名词解释

1. 遗传与变异 2. 遗传学 3. 优生学
4. 正优生学 5. 负优生学

二、填空题

1. 根据优生学研究的目标，优生学可划分为______和________。
2. 优生是一个高度复杂的过程，每个新生命诞生都有可能受________、________、________、________等因素的影响。

三、选择题

1. 优生的意义（　　）
   A. 提高人类健康水平
   B. 改善人类的遗传素质
   C. 控制人口增长
   D. 提高人类生活水平
   E. 提高人类寿命
2. 首先提出“优生学”一词的学者是（　　）
   A. 达尔文　　B. 孟德尔
   C. 高尔顿　　D. 摩尔根
   E. 潘光旦
3. 下列属于正优生学措施的是（　　）
   A. 遗传咨询　　B. 婚前检查
   C. 围生期保健　　D. 产前诊断
   E. 试管婴儿
4. 下列哪一项不能为正优生学提供更先进的技术支持（　　）
   A. 遗传工程　　B. 人体胚胎移植
   C. DNA 重组　　D. 产前诊断　　E. 人工授精

四、简答题

1. 简述医学遗传学的概念与分科。
2. 正优生学和负优生学各主要有哪些措施？
3. 说明优生学与遗传学的关系、优生学的综合性表现。
4. 说说你的观点：医学遗传学发展历史中哪些是具有特别重大历史意义或科学意义的发现；优生学发展走了怎样的弯路？它的前景怎样？

2 第二章　遗传的物质基础

“他非常像他的父亲！”这一直观、可感知的遗传现象，其遗传的物质基础可从分子水平的DNA和细胞水平的染色体中找到答案。全部细胞生物和大部分病毒（少部分病毒的遗传物质是RNA）的遗传物质是DNA。DNA储存的巨量遗传信息能进行自我复制、能通过细胞分裂传递给子代细胞，DNA储存的遗传信息通过基因控制细胞新陈代谢过程和生物的性状来表达。

第1节　遗传的分子基础

案例 2-1

一位15岁的美籍非洲妇女到急诊室就诊，主诉双侧大腿和臀部疼痛一天，并且不断加重，服用布洛芬不能解除其疼痛症状。患者否认最近有外伤和剧烈运动史。但他最近感觉疲劳和小便时尿道经常有灼烧感。患者既往有症状，有时需要住院。检查发现，体温正常，没有急性疼痛。其家族其他成员没有类似的表现。患者结膜和口腔稍微苍白，双侧大腿外观正常，但有非特异性的大腿前部疼痛，其他体征正常。患者的白细胞计数升高，为17 000/mm^3，而其血红蛋白含量低，为71g/L。尿液分析显示有大量的白细胞。

问题：这是何种疾病？如何引起的？

一、DNA

(一)DNA的分子结构

DNA即脱氧核糖核酸，组成DNA的基本单位是脱氧核苷酸，每个脱氧核苷酸由脱氧核糖、含氮碱基及磷酸三部分组成（图2-1)。

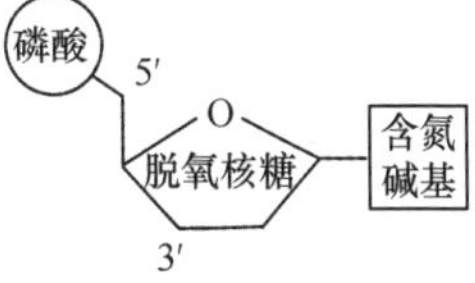

图2-1　脱氧核苷酸分子示意图

含氮碱基分为嘌呤碱和嘧啶碱，嘌呤碱有腺嘌呤(A)和鸟嘌呤(G)，嘧啶碱有胞嘧啶(C)和胸腺嘧啶(T)。由此，组成DNA的脱氧核苷酸有以下四种：腺嘌呤脱氧核苷酸(dAMP)、鸟嘌呤脱氧核苷酸(dGMP)、胞嘧啶脱氧核苷酸(dCMP)和胸腺嘧啶脱氧核苷酸(dTMP)。

美国生物学家沃森(Watson)和英国物理学家克里克(Crick)提出的DNA分子双螺旋结构模型（图2-2)已被世界所公认。该模型主要内容如下：①DNA由两条反向平行的多脱氧核苷酸链组成。②两链反向平行围绕同一中心轴成右手双螺旋结构。③两链以脱氧核糖和磷酸形成的基本骨架在双螺旋外侧；碱基在双螺旋内侧。④两链上的碱基通过氢键形成碱基对。其中G与C通过三个氢键相连（G ≡ C），A与T通过两个氢键相连（A = T），DNA分子中的这种碱基互补配对关系称为碱基互补配对原则。

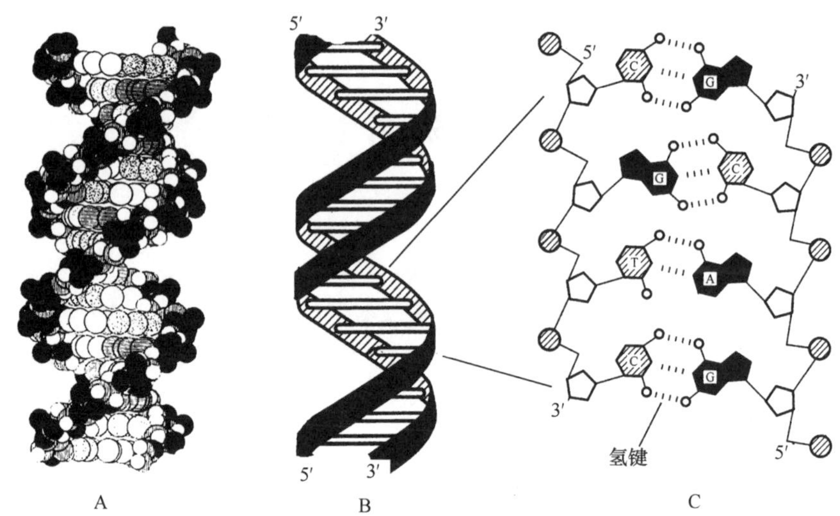

图 2-2　DNA双螺旋结构模型示意图

A、B. DNA双螺旋结构模型；C. DNA双链碱基互补配对示意图

因此，构成DNA分子的两条链被称作互补链。如果知道一条链中的碱基排列顺序，依据碱基互补原则，便可知道另一条链上的碱基排列顺序。如一条链的碱基排列是5′AGT-CAATGGC 3′，则另一条链的碱基顺序是3′TCAGTTACCG 5′。

（二）DNA的功能

DNA是生物的主要遗传物质，其主要功能是储存、复制和表达遗传信息。

1. 储存遗传信息　遗传信息是指DNA分子中特定的碱基排列顺序。

虽然DNA分子只有四种碱基，但由于DNA分子很大（国际人类基因组计划中得出人类含有约30亿个DNA碱基对，即使最小的第22号染色体上也有4900万个DNA碱基对），所以，各种核苷酸的排列组合类型将是巨大的天文数字。如某一段DNA分子的核苷酸有1000对，则有4^{1000}种不同排列组合类型，提示DNA分子可储存极其丰富的遗传信息。

2. 复制遗传信息　DNA分子特有的半保留复制实现了DNA分子中所携带的遗传信息的复制。

DNA分子在解旋酶的作用下，把螺旋的双链解开成为两条平行的单链；在DNA聚合酶的作用下，分别以解开的单链（此时称为亲链）为模板，以周围环境中游离的四种脱氧核苷酸为原料，按互补配对原则各自合成与亲链互补的子链；两条子链分别与两条亲链螺旋形成两个子代DNA分子。这两个子代DNA分子将通过细胞分裂分配传递到两个分裂形成的子细胞中。新合成的两个子代DNA分子与亲代DNA分子完全一样，其中都含有一条亲链和一条新合成的子链，这种复制方式也称DNA半保留复制（图2-3）。

链接

1868年瑞士化学家米歇尔（F.Miescher）从患者伤口脓细胞中提取出当时称为“核质”的物质，是被公认的核酸的最早发现。1953年美国生物学家沃森（J.D.Watson）和英国物理学家克里克（F.Crick）创立DNA双螺旋结构模型，阐明了DNA分子的结构，为遗传学进入分子水平奠定了基础，成为医学发展史上最为辉煌的里程碑之一。现已发现近2000多种遗传性疾病和DNA结构有关，如人类镰状细胞贫血症是由于患者的编码血红蛋白分子中一个氨基酸的遗传密码发生了改变，白化病患者则是DNA分子上缺乏酪氨酸酶的基因所致。很多肿瘤的发生、病毒的感染、射线对机体的作用等都与DNA有关。

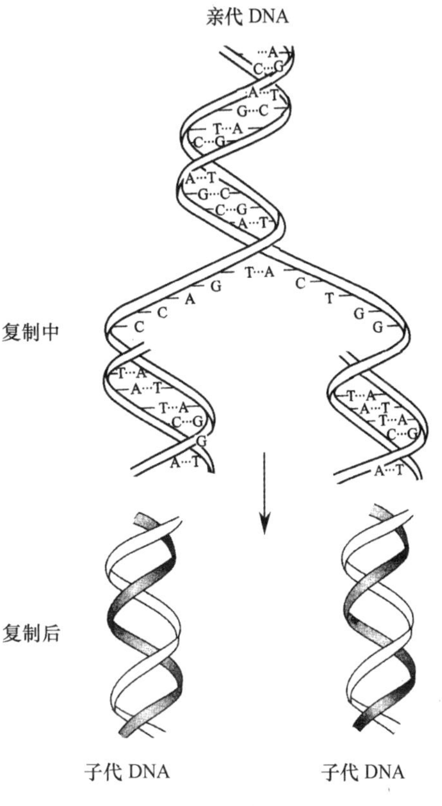

图 2-3 DNA 半保留复制

由此，DNA分子的自我复制可将亲代细胞的遗传信息全盘复制给子代细胞，保证了遗传物质的稳定。

3. 表达遗传信息 包括遗传信息的转录和翻译，将在接下来的“基因的表达”中学习。

二、基　　因

真核生物细胞特有的核膜将细胞分为细胞核和细胞质两部分，转录与翻译分别在细胞核与细胞质中进行；真核生物细胞核内DNA与组蛋白结合形成染色质，原核细胞的DNA裸露。因此，真核细胞的遗传信息表达和调控远比原核细胞复杂。

（一）基因的概念

从分子水平看，基因是DNA分子具有特定遗传效应的片段。基因的概念随着遗传学、分子生物学等领域的发展而不断完善，逐渐深入。19世纪60年代孟德尔提出“一个遗传因子（基因）决定一个性状”的理念，到20世纪40年代证实遗传基因的化学本质是DNA，提出“一个基因决定一条多肽链”，现代研究对基因正确认识并给出了准确定义。

真核生物基因按功能分为结构基因（为蛋白质或RNA编码的基因）和调节基因。结构基因多为特定的蛋白质编码，如血清蛋白基因、胰岛素基因等。被誉为生命科学领域“阿波罗登月计划”的人类基因组计划就是要揭开组成人体约30亿个碱基对、4万个基因的秘密。

链接

2006年5月18日，国际人类基因组计划的科学家宣布完成了人类最后一个染色体第一号染色体的基因序图。人类第一号染色体是人类染色体中最庞大最复杂的，它有2.23亿个碱基对，占人类基因组中碱基对总量的8%左右，有多达3141个基因，这些基因中存在的缺陷与350种疾病有关，其中包括癌症、帕金森病、早老性痴呆、孤独症等。完成人类第一号染色体的基因序图成为人类“生命之书”中最后写完的一个章节，进行了16年的人类基因组计划终于画上了一个圆满的句号。人类基因组计划被誉为生命科学领域的“阿波罗登月计划”，是人类生命科学史上最伟大的工程之一，是人类第一次系统、全面地解读和研究人类遗传物质DNA的全球性合作计划，由来自美国、英国、法国、德国、日本和中国的科学家共同完成。人类基因组计划解码生命，为揭开生命的奥秘、了解生命的起源、

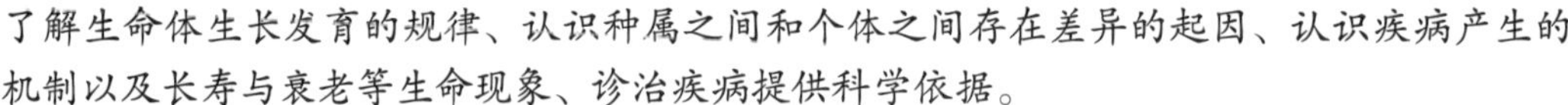

了解生命体生长发育的规律、认识种属之间和个体之间存在差异的起因、认识疾病产生的机制以及长寿与衰老等生命现象、诊治疾病提供科学依据。

（二）真核生物基因的结构

真核生物基因结构比原核生物复杂。原核生物的基因是一个连续编码的DNA分子片段，而真核生物基因结构包括编码区和启动子等侧翼序列。编码区中，并不是全部DNA序列都能编码蛋白质多肽链中的氨基酸，而是分为编码序列和非编码序列。编码序列是不连续的，被非编码序列隔开，形成相间排列的断裂形式，因此称为断裂基因（图2-4）。

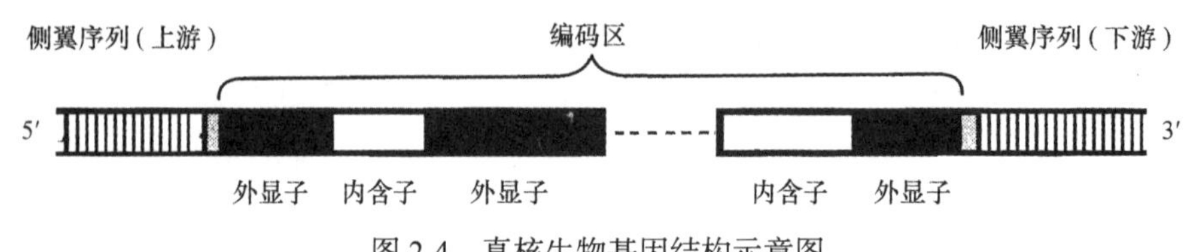

图2-4　真核生物基因结构示意图

1. 外显子和内含子　断裂基因中的编码区包括外显子和内含子。

在真核细胞的结构基因中含有的编码序列称为外显子。两外显子之间无编码功能的非编码序列称为内含子，内含子常比外显子长，且占基因的更大比例。真核基因所含内含子的数目、位置和长度各异。例如，人血红蛋白β珠蛋白基因全长约3700个碱基对，有3个外显子和2个内含子，编码164个氨基酸；苯丙氨酸羟化酶基因则有13个外显子和12个内含子。在原始转录产物加工过程中内含子对应的转录序列会被切除。

2. 启动子、增强子和终止子　结构基因编码区第一个外显子和最后一个外显子的外侧的非编码序列称为侧翼序列。侧翼序列主要包括启动子、增强子和终止子。

侧翼序列虽然未被转录和翻译，但对基因表达调控起重要作用。启动子是位于基因转录起始点上游的一段特定的DNA序列，RNA聚合酶可与之相识别、结合，从而启动基因的转录；增强子是指能够增强基因转录活性的一段特定的DNA序列，其作用是增强启动子效应，与基因的转录启动无关。增强子的位置可以位于转录起始点的上游，也可以位于转录起始点的下游。它通过与特异性的蛋白质结合而促进基因的转录；终止子是一段具有转录终止功能的特定DNA序列。当RNA聚合酶到达终止子位置上时离开DNA、停止转录。

（三）基因的表达

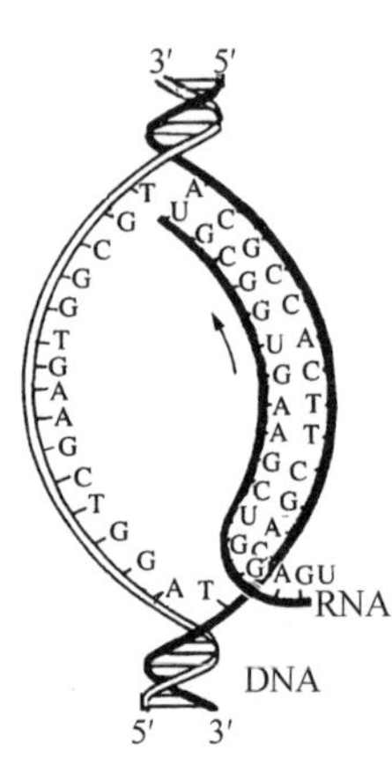

图2-5　转录合成RNA

基因的表达是一个基因中DNA分子中所蕴藏的遗传信息通过转录和翻译转变成具有生物活性的蛋白质分子的过程。

1. 转录　以DNA分子中的一条链为模板，互补合成RNA的过程称为转录（图2-5）。对于一个特定的基因来说，DNA分子中只有一条链带有遗传信息，称为编码链，另一条链为其互补顺序，称为非编码链。

转录产物RNA，即核糖核酸，与DNA合称为核酸。RNA这种遗传物质其化学组成、分子结构、分布和功能上与DNA不同。RNA中的戊糖为核糖，碱基为A、G、C、U，因此组成RNA的核苷酸是腺苷酸（AMP）、鸟苷酸（GMP）、胞苷酸（CMP）和尿苷酸（UMP）；RNA分子为单链，根据结构与功能上的不同分为mRNA、tRNA和rRNA。mRNA的作用是从细胞核内的DNA分子上转录遗传信息，带到细胞质中的核糖体上，作为合成蛋白质的指令，称为信使RNA；tRNA分子作用是在蛋白质合成过程中，运输氨基酸到核糖体上的特定部位，使之形成多肽链，称为转运 RNA。每一种 tRNA 只能特异地识别和转运一种氨基酸，从而保证转运氨基酸的特异性。rRNA 即核糖体 RNA，rRNA 是构成核糖体的重要成分，核糖体是细胞中蛋白质合成的场所，有“装配机”之称。

转录与复制（DNA 半保留复制）重要的不同点是：①转录是以 DNA 分子一条编码链为模板，在 RNA 聚合酶的作用下合成一条 RNA 单链。②转录时，互补合成 RNA 的过程中的碱基互补配对规律：RNA 中以 U 代替 T，与 DNA 中的 A 配对。

转录将一个基因中 DNA 上的全部序列传递到 RNA，其原始产物要比成熟 RNA 大 4 倍多，包括了外显子、内含子和部分侧翼序列。还需要经过转录后加工，剪切掉内含子和部分侧翼序列将外显子转录产物拼接在一起才能成为具有多肽链合成的模板功能的 RNA。

2. 翻译　以 mRNA 为模板合成具有一定氨基酸排列顺序的蛋白质多肽链的过程称为翻译。

mRNA 从 DNA 转录的可“解读”成为多肽链氨基酸排列顺序的遗传信息是以遗传密码的形式储存的。遗传密码存在于各种 mRNA 不同的碱基序列中。各种不同 mRNA 都只有 A、G、C、U 四种碱基，如果一个碱基就可以决定一个氨基酸，则只有四种变化方式，如果两个碱基决定一个氨基酸，则只有 16 种变化方式，都不能满足 20 种氨基酸的需要。科学实验得出 mRNA 中三个碱基决定一个氨基酸的结论，并将这种三位一体的编码称作遗传密码。

科学家破译全部遗传密码得到了遗传密码表（表 2-1）。要点如下：① mRNA 每三个相邻碱基构成一个三联体，作为一个遗传密码，称为密码子，共有 64 个密码子。②一个密码子编码一种氨基酸；一种氨基酸可有多个密码子。③起始密码子为 AUG；终止密码子为 UAG、UGA、UAA。

表 2-1　遗传密码表

第一个碱基（5′ 端）	第二个碱基				第三个碱基（3′ 端）
	U	C	A	G	
U	UUU 苯丙氨酸	UCU 丝氨酸	UAU 酪氨酸	UGU 半胱氨酸	U
	UUC 苯丙氨酸	UCC 丝氨酸	UAC 酪氨酸	UGC 半胱氨酸	C
	UUA 亮氨酸	UCA 丝氨酸	UAA 终止码	UGA 终止码	A
	UUG 亮氨酸	UCG 丝氨酸	UAG 终止码	UGG 色氨酸	G
C	CUU 亮氨酸	CCU 脯氨酸	CAU 组氨酸	CGU 精氨酸	U
	CUC 亮氨酸	CCC 脯氨酸	CAC 组氨酸	CGC 精氨酸	C
	CUA 亮氨酸	CCA 脯氨酸	CAA 谷氨酰胺	CGA 精氨酸	A
	CUG 亮氨酸	CCG 脯氨酸	CAG 谷氨酰胺	CGG 精氨酸	G
A	AUU 异亮氨酸	ACU 苏氨酸	AAU 天冬酰胺	AGU 丝氨酸	U
	AUC 异亮氨酸	ACC 苏氨酸	AAC 天冬酰胺	AGC 丝氨酸	C
	AUA 异亮氨酸	ACA 苏氨酸	AAA 赖氨酸	AGA 精氨酸	A
	AUG* 甲硫氨酸	ACG 苏氨酸	AAG 赖氨酸	AGG 精氨酸	G
G	GUU 缬氨酸	GCU 丙氨酸	GAU 天冬氨酸	GGU 甘氨酸	U
	GUC 缬氨酸	GCC 丙氨酸	GAC 天冬氨酸	GGC 甘氨酸	C
	GUA 缬氨酸	GCA 丙氨酸	GAA 谷氨酸	GGA 甘氨酸	A
	GUG 缬氨酸	GCG 丙氨酸	GAG 谷氨酸	GGG 甘氨酸	G

* AUG 蛋白质合成的启动信号。真核生物代表甲酰氨酸，原核生物中代表甲酰氨酸

翻译除必需 mRNA 作为模板外，还需细胞质中的核糖体（由 rRNA 和蛋白质组成）、tRNA、有关的酶、能量及合成多肽链所需的各种氨基酸（图 2-6）。案例 2-1 中那位 15 岁的美籍非洲妇女，所患疾病是镰状细胞贫血症。该病就是因为相关基因的一个表达谷氨酸的密码子突变成编码缬氨酸的密码子而引起的。

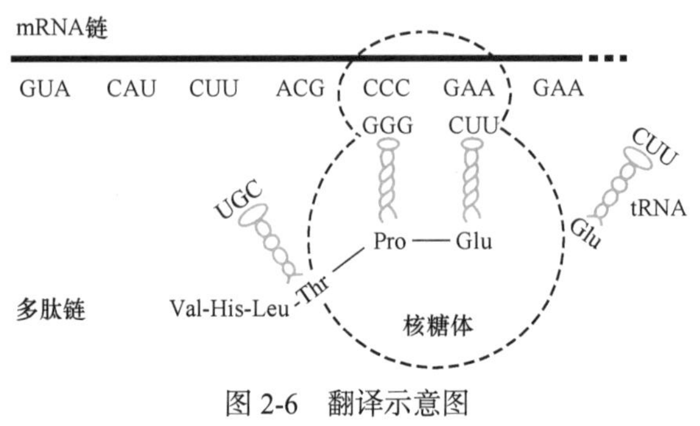

图 2-6 翻译示意图

核糖体是蛋白质合成的“装配机”，核糖体上的 rRNA 把 mRNA 和 tRNA 结合到核糖体上。当翻译时，核糖体首先结合到 mRNA 上的启动位置，这个位置是起始密码 AUG（翻译成蛋氨酸，在完成多肽链合成后脱离）。在翻译过程中，核糖体把与 mRNA 密码匹配的 tRNA 结合到表面，tRNA 与 mRNA 互补配对，核糖体沿 mRNA 从 5′ 端向 3′ 端移动，通过逐个密码识别，核糖体上酶蛋白催化临近氨基酸之间以肽键连接，一个个氨基酸就在核糖体上连接成多肽链，使多肽链延长。当核糖体到达 mRNA 上的终止密码时，翻译（多肽链合成）停止。合成完成时，核糖体和多肽链相分离，多肽链进入细胞质中。翻译后的初始产物大多数是无功能的，需要经过进一步的加工才可成为具有一定生物活性的蛋白质，这一加工过程称为翻译后修饰。

3. 中心法则 这里指的是遗传信息在细胞内的生物大分子间转移的基本法则。包括遗传信息在脱氧核糖核酸（DNA）或核糖核酸（RNA）间的转移、核酸和蛋白质分子间的转移。

科学家最初提出的中心法则是：DNA → RNA →蛋白质。显示遗传信息在不同的大分子之间的转移都是单向的，从 DNA 到 RNA（转录），再从 RNA 到蛋白质（翻译）。这两种形式的信息转移在所有生物的细胞中都得到了证实。20 世纪 70 年代以来发现，许多 RNA 病毒中存在着反转录，以 RNA 为模板合成 DNA；还发现大部分 RNA 病毒能以其 RNA 为模板直接复制 RNA。因此，科学家提出了更为完整的图解形式（图 2-7）。

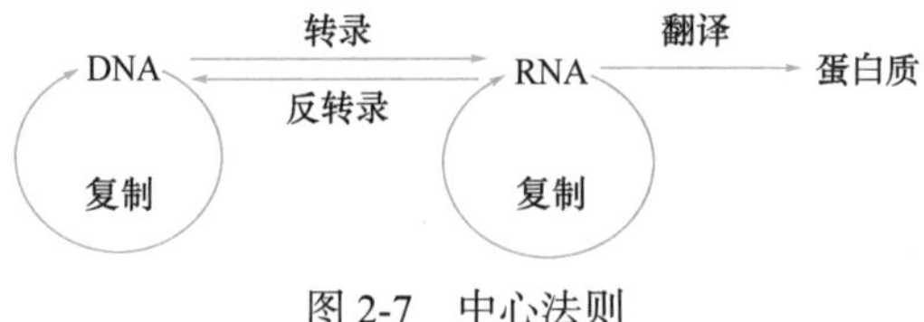

图 2-7 中心法则

中心法则表明了遗传信息在细胞内传递的基本途径及蛋白质合成所遵循的规律，揭示了遗传性状的决定因素，在生物医学领域具有非常重要的指导意义。

（孙江山）

第2节　遗传的细胞学基础

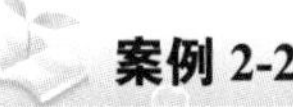

案例 2-2

结婚多年，沈太太终于产下一子，全家欢喜。然而，这份喜悦并没有持续多久。宝宝周岁时，一家人怎么看都怎么觉得宝宝偏小，行动也比同龄人要迟钝很多，常常把舌头伸出口外，口水也特别多。“孩子患上了唐氏综合征，说得通俗点，就是孩子先天愚型，是个痴呆儿，无法根治，永远都只有两三岁的智商。”听了医生的话，沈太太一家犹如五雷轰顶。

问题：这是哪里出了问题？你认为此类悲剧能预防吗？

一、染　色　体

染色体是遗传物质的载体，它负载着遗传信息在亲子代之间传递。染色质和染色体是同一种物质在细胞不同时期、执行不同生理功能时存在的不同形式。间期的染色质有利于遗传信息的表达，分裂期的染色体有利于遗传物质的平均分配。

链接

染色体一词于 1888 年由 Weldeyer 最先提出。对于人类染色体的研究经历了相当漫长的时期，1956 年确定了人类体细胞中染色体的数目是 46 条后，开始更科学、系统地研究，提出染色体是携带遗传物质 DNA 的“基因之舟”，由它携带的一幅幅精致而复杂的“基因密码图”，控制着生物的遗传性状、生长繁殖，如同一幅幅建筑蓝图，规划着建筑物的结构、造型和功能。因此，科学家形象地将其喻为“生命蓝图”。

（一）人类染色体的形态结构

在细胞增殖周期的不同时期，染色体的形态经历着凝聚和舒展的变化。染色体的形态，一般以细胞有丝分裂中期的染色体为标准，称为中期染色体（图 2-8）。

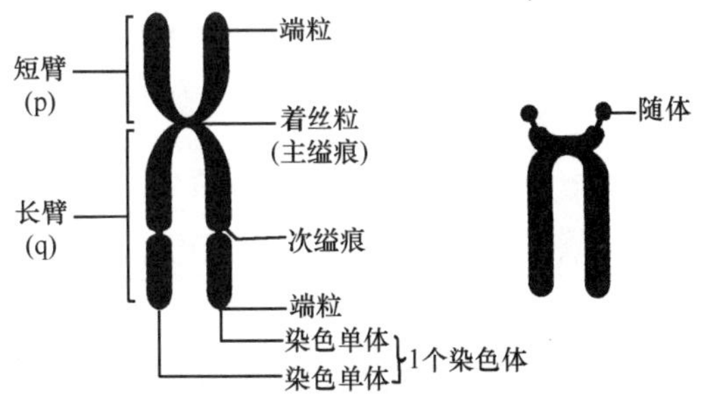

图 2-8　染色体模式图

每一条中期染色体均含有两条染色单体，每一染色单体含一个 DNA 分子。这两条染色单体是由同一个 DNA 分子通过半保留复制后形成的，因此它们形态结构完全相同，彼此互称姐妹染色单体。两条染色单体通过一个着丝粒彼此相连接。着丝粒处浅染内缢，称为主缢痕。着丝粒区是纺锤体附着之处，与细胞分裂过程中染色体的运动密切相关。着丝粒将染色体划分为短臂（p）和长臂（q）。在短臂和长臂的末端分别有一特化部位称为端粒，端粒起着维持染色体形态结构稳定性和完整性的作用。在某些染色体臂上的非着丝粒区域也能见到浅染色内缢的区域，称为副缢痕或次缢痕。人类近端着丝粒染色体的短臂末端有一球形小体称为随体。

链接

染色体端粒是医学方面最热门的话题：这些体型微小的家伙虽然不足一米长的百万分之一，但是它却可以表明你现在的实际年龄。目前，一项新的血液测试正在悄然兴起，通过这个测试，可以大致预测你的寿命还有多久。在测试过你的染色体端粒的长短之后，如果你还是按照你的生活方式继续下去，那么你的寿命是可以大致判断出来的。

（二）人类染色体的类型

染色体上着丝粒的位置是恒定的，根据着丝粒的位置不同，人类染色体可分三种类型（图 2-9）：①中央着丝粒染色体，着丝粒位于染色体纵轴的 1/2 ～ 5/8 区段，长短臂的长度接近。②亚中着丝粒染色体，着丝粒位于染色体纵轴的 5/8 ～ 7/8 区段，长短臂的长度有明显的区别。③近端着丝粒染色体，着丝粒位于染色体纵轴的 7/8 ～末端，短臂很短，且在短臂的末端有一球形的随体。

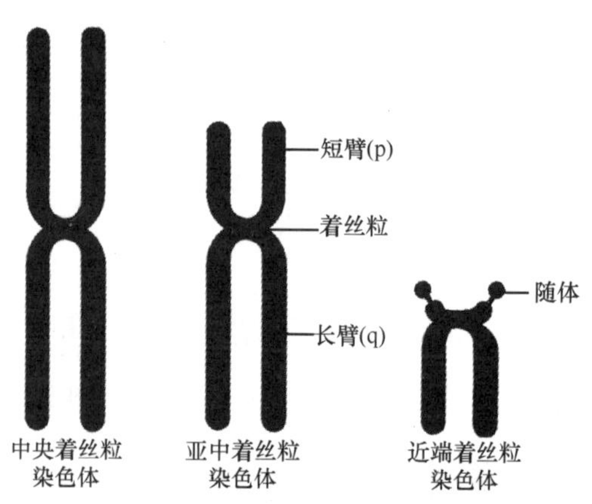

图 2-9　人类染色体的三种类型

（三）人类染色体核型

核型是指一个体细胞中期的全套染色体，按其大小、形态特征顺序排列所构成的图像。核型代表了生物体细胞的染色体组成。当人们把细胞分裂中期染色体的摄影照片放大后，逐条剪下来进行染色体数目、形态特征的分析，确定其是否与正常核型完全一致，称为核型分析。核型分析是识别和分析各种人类染色体病的基础。

人类正常体细胞有 46 条染色体（$2n$=46），其中 1 ～ 22 对为常染色体，X 和 Y 为性染色体。正常女性体细胞两条性染色体均为 XX，男性体细胞有一条 X 和一条 Y。生殖细胞为 23 条染色体（即 n = 23），精子为 22+X 或 22+Y，卵子为 22+X。

1. 人类非显带染色体核型　非显带染色体核型是按常规染色方法所得到的染色体标本，一般用吉姆萨（Giemsa）染色，染色体着色均匀，但无深浅条纹显示（图 2-10）。

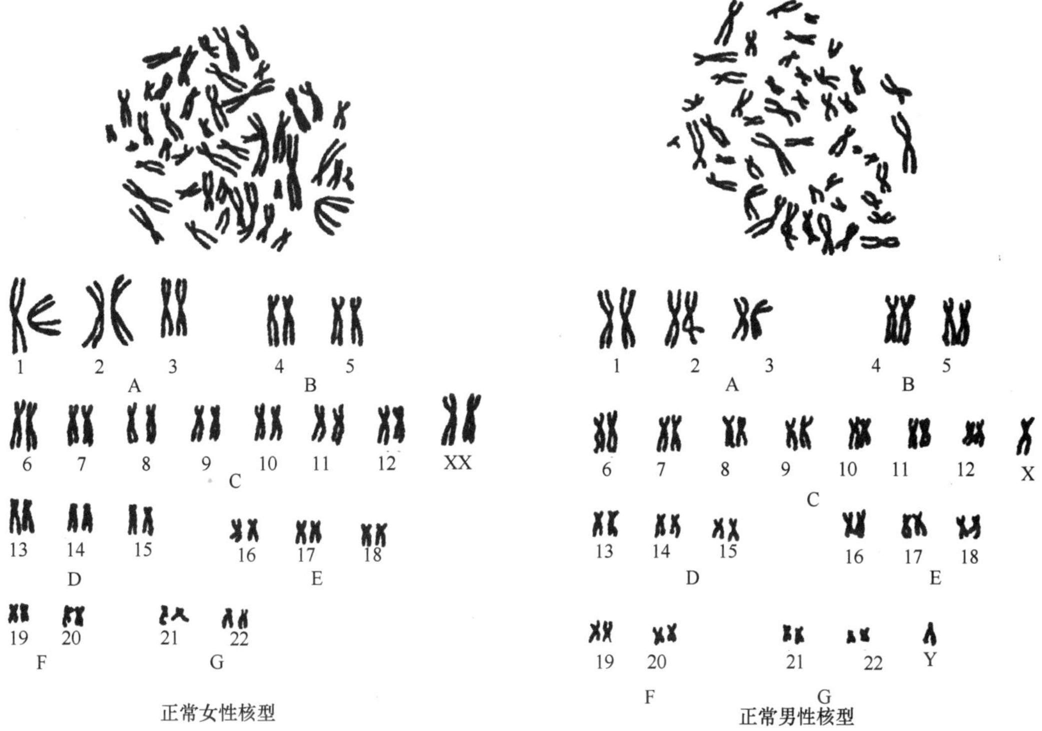

图 2-10　正常人类非显带染色体核型

根据 1960 年美国丹佛第一届国际细胞遗传学会议上确立的丹佛体制，将人类体细胞中的 46 条染色体分为 23 对、7 个组（A、B、C、D、E、F 和 G 组），其中 22 对常染色体按其长度和着丝粒位置顺次编为 1～22 号，另一对性染色体 X 和 Y 染色体，分别归入 C 和 G 组。

A 组：包括第 1～3 号三对染色体，为最大一组染色体，其中 1、3 号为中央着丝粒染色体，2 号为亚中着丝粒染色体。此外，在 1 号染色体长臂上有时可见到副缢痕，容易识别。

B 组：包括第 4～5 号两对染色体，都较大，为亚中着丝粒染色体，短臂较短，易于与 C 组染色体相区别。

C 组：包括 6～12 号七对染色体和 X 染色体，为中等大小的亚中着丝粒染色体，彼此不易区分。其中 6、7、8、11 和 X 染色体的着丝粒略靠近中央，短臂相对较长，9、10、12 染色体短臂较短，X 染色体的大小介于 7 号和 8 号染色体之间，9 号染色体臂上常有一明显的副缢痕。

D 组：包括 13～15 号三对染色体，均为中等大小的近端着丝粒染色体，短臂末段均常有随体。

E 组：包括 16～18 号三对染色体，为较小的染色体，其中 16 号为中央着丝粒染色体，长臂上可见到副缢痕；17、18 号都是亚中着丝粒染色体，后者的短臂较前者短。

F 组：包括 19、20 号两对染色体，为最小的中央着丝粒染色体。

G 组：包括 21 、22 号两对染色体和 Y 染色体，为最小的近端着丝粒染色体，其中 21、22 号染色体常具随体，Y 染色体无随体。根据巴黎会议（1971 年）的建议，在分类编号时，将较小的一对编为 21 号，而稍大的一对编为 22 号，以适应临床上已将先天愚型沿用为“21 三体综合征”的习惯叫法。

根据国际体制规定，核型的描述方式是：首先写出染色体总数（包括性染色体），然后是一个“，”号，后面是性染色体组成。例如，正常男性的核型：46，XY；正常女性的核型：46，XX。

链接

染色体核型分析可用于各类染色体异常检测，如急慢性白血病、骨髓增生异常综合征(MDS)、淋巴瘤等恶性血液病患者、儿童遗传性疾病、先天性畸形。用于习惯性流产、不孕不育等疾病的诊断。但是染色体分裂象的制备和分析具有一定的难度，需要时间长，因此导致临床染色体的诊断缺乏及时性，在一定程度上影响了患者的确诊和治疗。本节案例 2-2 中沈太太孩子先天愚型，发生了染色体畸变，多了一条 21 号染色体，核型成为 47，XY，+21 所致，如孕期早作诊断本可避免此类悲剧发生。

2. 人类显带染色体及显带技术 常规染色法除着丝粒和副缢痕外，整条染色体着色均匀，不能将每一条染色体细微特征完全显示出来。染色体显带技术，即用各种特殊的染色方法使每一号染色体的短臂和长臂上显现出一条条明暗交替或深浅相间的横纹。人类的 24 种染色体都可显示出各自特异的条纹，称为带型。

常见的几种染色体显带技术有 G 显带、Q 显带、C 显带、T 显带、N 显带。G 带是目前使用最广泛的一种带型，将染色体标本用碱、胰蛋白酶或其他盐溶液处理后，再用吉姆萨染色，在普通显微镜下，可见深浅相间的带纹，称为 G 带（图 2-11）。G 显带方法简便，带纹清晰，染色体标本可长期保存，被广泛用于染色体病的诊断和研究。

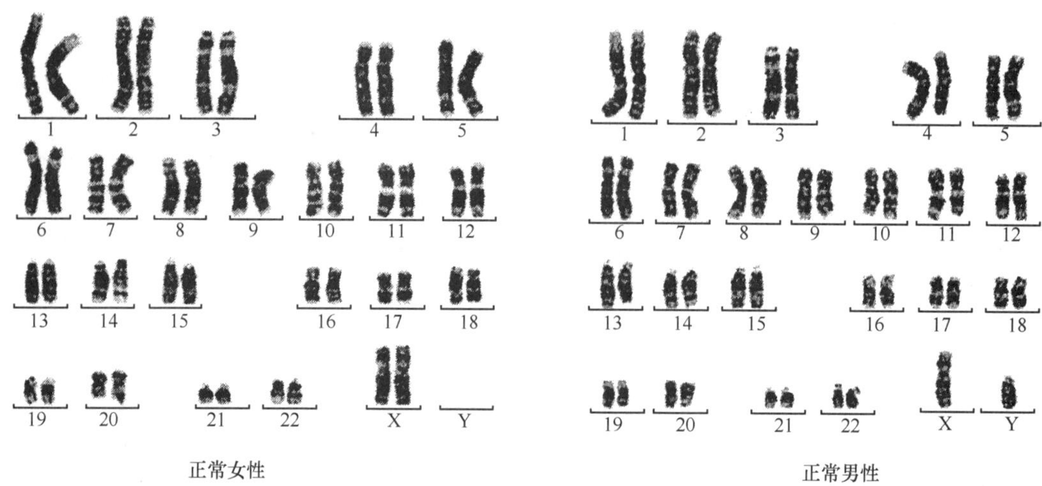

图 2-11　正常人类 G 带染色体核型

1971 年在巴黎召开的人类细胞遗传学会议，制定了《人类细胞遗传学命名的国际体制》(ISCN)，确定了区分每条显带染色体的标准及命名显带染色体的原则，确定了正常人类显带染色体模式图（图 2-12）。根据 ISCN 规定的界标，每条染色体划分为若干个区，每个区又包括若干条带。区是两相邻界标之间的染色体区域。每条染色体由一系列连贯的带组成，没有非带区。它借助其亮 - 暗或深 - 浅的着色强度，清楚地与相邻的带相区别。

每一条染色体以着丝粒为界标区分为短臂 (p) 和长臂 (q)。短臂和长臂上的区带均由着丝粒开始，沿着丝粒由近向远的方向进行编号命名。距着丝粒最近的两个区分别记为长臂或短臂的“l”区，由近向远侧依次为“2”区、“3”区等。每个区中带的编号也依此原则，即在该区中距着丝粒最近的带编号为该区的 1 带，依次为 2、3 带。有两种情况需说明，作为界标的带算作是此界标以远区的 1 带；被着丝粒一分为二的 带为分属长、短臂的两个带，分别记作长臂的 1 区 1 带和短臂的 1 区 1 带。

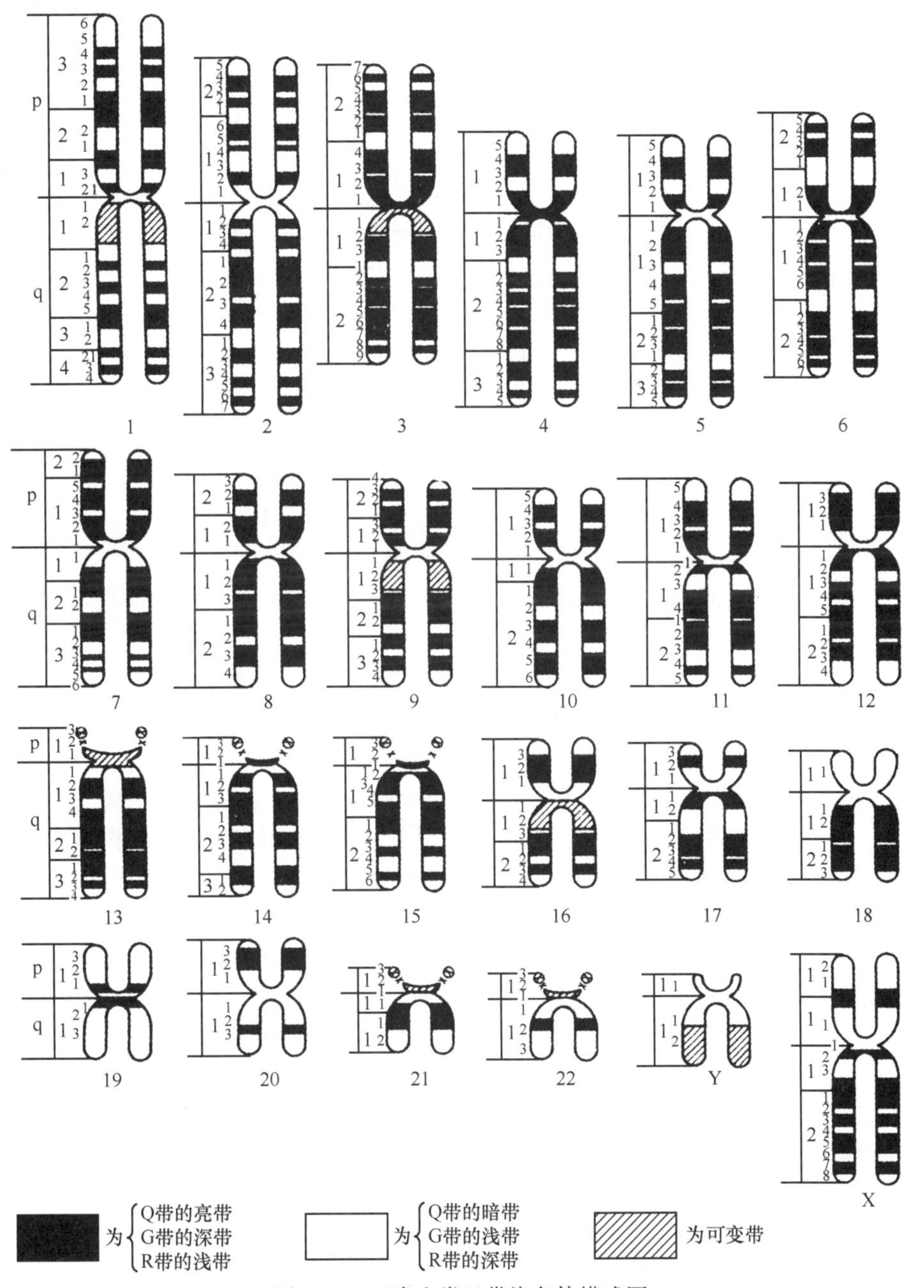

图 2-12　正常人类显带染色体模式图

描述一特定的带时，需写明 4 个内容：①染色体号；②臂的符号；③区的序号；④带的序号。这些内容按顺序书写，不用间隔或加任何标点。例如，lp32 表示 1 号染色体、短臂、3 区、2 带（图 2-13）。

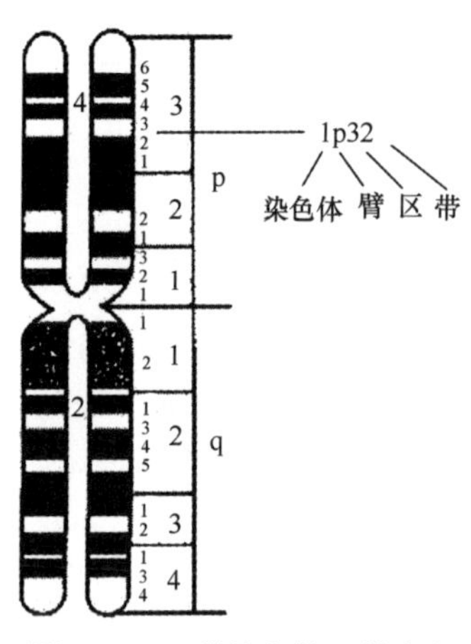

图 2-13 显带染色体区带命名示意图

链接

染色体显带技术进入到高分辨染色体显带水平，大大提高了对染色体的分析能力。在光学显微镜下只能识别出 4500kb 以上的 DNA 片段，而对 4500kb 以下的染色体异常是无法辨认的。现在，运用分子生物学技术已经可以有效地对 50 ～ 2000kb 的 DNA 分子进行检测分析。因此，将分子生物学技术与微细胞遗传学相结合，对遗传病病因的分析及致病基因的鉴定具有重要的价值，而分子细胞遗传学即是用分子生物学方法，在微细胞学基础上，从分子水平来研究染色体的结构和畸变的遗传效应与疾病发生等问题的学科，主要是用克隆的 DNA 探针去检测染色体。此技术是人类细胞遗传学研究的发展方向。

（四）性染色质

性染色质是间期细胞核中染色体的异染色质部分显示出来的一种特殊结构。人有 X 和 Y 两种性染色体，所以性染色质也有 X 染色质和 Y 染色质两种（图 2-14）。

1.X 染色质 正常女性间期细胞核中紧贴核膜内缘有一个染色较深，直径约为 1μm 的椭圆形小体，即 X 染色质。一个体细胞中所含的 X 染色质的数目等于 X 染色体数减 1，正常女性体细胞有 2 条 X 染色体，呈现出 1 个 X 染色质。正常男性只有 1 条 X 染色体，无 X 染色质。

在 X 染色体上有许多 X 连锁基因，正常女性体细胞有 2 条 X 染色体，正常男性仅有 1 条 X 染色体，男女体细胞中基因数量上存在差异，但男女 X 染色体基因产物却相同。1961 年英国的遗传学家赖昂 (Lyon) 提出了染色质失活假说即赖昂假说，揭示了其中原因。其要点如下：

⑴ 剂量补偿：女性体细胞中有 2 条 X 染色体，只有一条具有转录活性，另一条是失活的即无转录活性，这样男女体细胞中的 X 连锁基因产物在数量上就基本相等，这种现象称为剂量补偿。

⑵ 随机失活：女性的 2 条 X 染色体，一条来自父亲，一条来自母亲，这 2 条 X 染色体的失活机会均等，也就是说异固缩的 X 染色体可来自父亲，也可来自母亲。

⑶ 失活发生在胚胎发育的早期：大约在人胚胎发育的 16 天，每个细胞中就有 1 条 X 染色体失去活性。

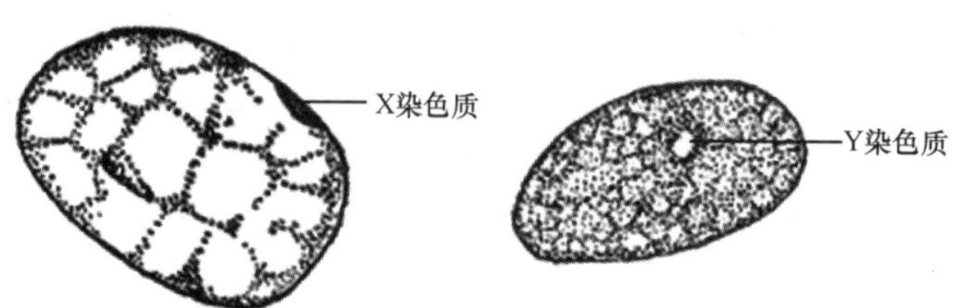

图 2-14 X 染色质和 Y 染色质

2. Y 染色质 正常男性的间期细胞用荧光染料染色后，在细胞核中可出现一个直径约 0.3μm 的强荧光小体，称为 Y 染色质（图 2-14）。Y 染色体长臂远端部分为异染色质，可被荧光染料染色后发出荧光，这是男性细胞中特有的，女性细胞中不存在。细胞中 Y 染色质数目等于 Y 染色体数目。例如，核型为 47，XYY 的个体，可查到 2 个 Y 染色质。

通过间期细胞核中 X 染色质和 Y 染色质的检查可以进行性别的初步鉴定，也可以用于诊断性染色体数目异常的疾病。

链接

Turner 综合征（女性先天性卵巢发育不全），由女性 X 染色体异常导致，X 染色质检查为阴性，确定患者的核型为 45，X。Klinefelter 综合征（先天性睾丸发育不全），男性患者，经 X 染色质检查发现一个 X 染色质为阳性，确定患者的染色体核型为 47，XXY。XYY 综合征，男性患者，经 Y 染色质检查发现有 2 个 Y 染色质，确定患者的核型为 47，XYY。

（潘凯元）

二、细胞增殖及配子发生

人的生命从受精卵开始，经过一系列复杂而有序的变化，细胞分裂、生长、分化和形态发生，逐步形成一个与亲代相似的新的个体。在人类的生长、生殖和修复损伤部位的过程中都需要经过细胞分裂进行增殖。

（一）有丝分裂与细胞周期

有丝分裂是体细胞的增殖方式。细胞从前一次分裂结束开始到下一次分裂结束为止所经历的过程称为细胞增殖周期，简称为细胞周期（图 2-15）。一个细胞周期包括一个间期和一个分裂期。

- 细胞增殖周期
  - 间期
    - G_1期（DNA合成前期）
    - S期（DNA合成期）
    - G_2期（DNA合成后期）
  - 分裂期（M期）
    - 前期
    - 中期
    - 后期
    - 末期

1. 间期　是指细胞从一次分裂结束到下一次分裂开始之前的一段时期，此期历时较长，细胞内进行着复杂的物质和能量合成，为细胞分裂作准备。间期可以分为 G_1 期、S 期和 G_2 期。

(1) G_1 期（DNA 合成前期）：是从上一次有丝分裂结束开始到 DNA 合成开始前的阶段。此期 RNA、蛋白质、与 DNA 复制有关的酶等大量合成，为 DNA 复制作准备。这一时期细胞内物质代谢活跃，细胞较快生长，体积增大。

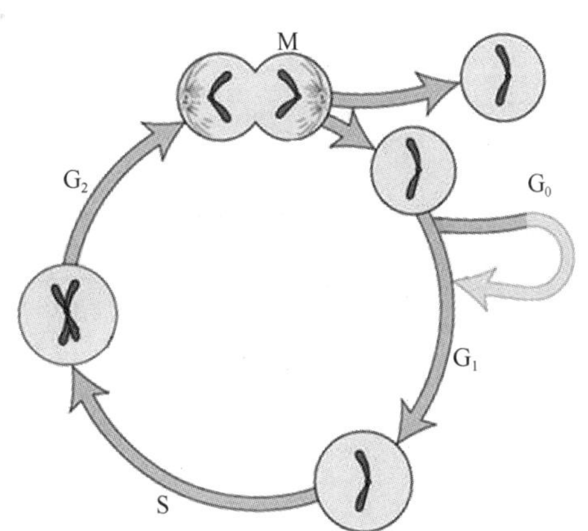

图 2-15　细胞增殖周期示意图

各类细胞 G_1 期所需时间差异非常大，可从几小时到几天、数月或更长。细胞进入 G_1 期后有三种去向：①继续增殖：不离开 G_1 期，完成细胞周期各期活动，实现细胞分裂，称为增殖细胞，如胚胎细胞、骨髓造血干细胞等，也包括一些肿瘤细胞。②不再增殖：停留在 G_1 期而不再分裂，直接走向分化、最终衰老死亡。例如，神经细胞、肌肉细胞，称为终末分化细胞。③暂不增殖：这类细胞暂时地离开增殖周期，但仍保持增殖的能力，处于这种状态的细胞被称为 G_0 期细胞。正常细胞和肿瘤细胞中都可能有 G_0 期细胞。G_0 期细胞在某些刺激因子的作用下，可以从 G_0 期再进入 G_1 期而开始增殖。

(2) S 期（DNA 合成期）：是从 DNA 复制开始到 DNA 复制结束的阶段。此期的主要特点是进行 DNA 复制。DNA 复制后，DNA 在细胞内的含量增加一倍。另外还合成染色体中的组蛋白等。一般情况下，只要 DNA 合成一开始，细胞增殖活动就会一直进行下去，直到分裂形成两个子细胞。

(3) G_2 期（DNA 合成后期）：是从 DNA 复制完成到有丝分裂开始之前的阶段。此期的特点是 DNA 复制结束，细胞继续合成 RNA、组蛋白、细胞膜蛋白、微管蛋白等，为细胞分裂作准备。

链接

肿瘤是生物体细胞正常生长失去控制的结果。处于 G_1 期和 S 期是药物作用于细胞周期的一个敏感点。目前，在肿瘤化疗中应用的有些抗代谢药物，可以抑制 DNA 的合成，中断细胞从 S 期进入分裂期，以达到杀灭癌细胞的作用。临床上使用抗癌药物时，根据抗癌药物对细胞周期不同阶段的作用进行合理选择，同时，也要注意给药时间和细胞周期的关系，以及对 G_0 期细胞的杀灭和进行同步化的治疗等，以获得最理想的治疗效果。

2. 有丝分裂期（M 期） 是从间期结束开始到有丝分裂完成为止的这一阶段。有丝分裂是体细胞增殖的主要方式，根据核分裂的变化情况人为地划分为前期、中期、后期和末期四个时期（图 2-16）。

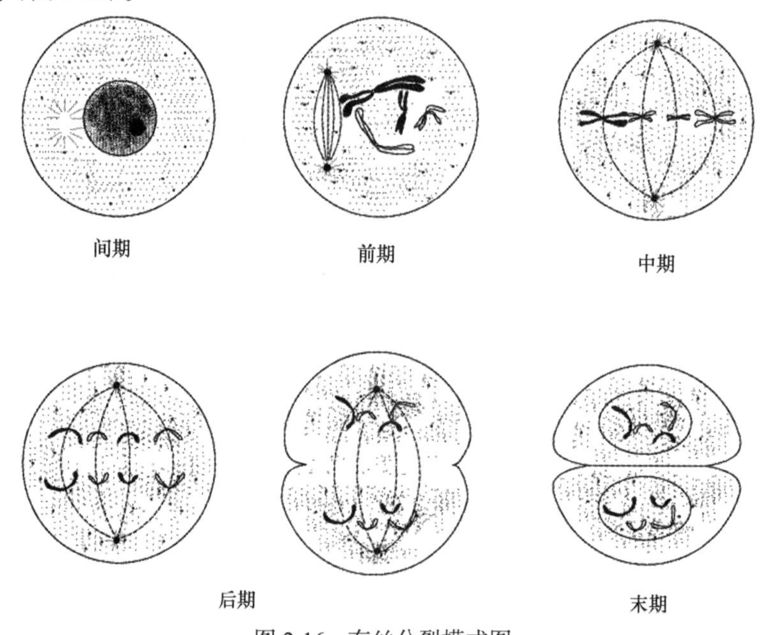

图 2-16 有丝分裂模式图

⑴ 前期：间期细胞进入前期最明显的变化是光学显微镜下可见染色体。此期的特点是染色质经过螺旋化缩短变粗形成染色体，每条前期染色体是由两条螺旋化的姐妹染色单体组成。在间期中心体已经复制成两对中心粒，进入前期后互相分开，向细胞两极移动。中心粒向四周形成辐射状的细丝称为纺锤丝，纺锤丝之间形成纺锤体。前期末核膜破碎、核仁解体。

⑵ 中期：细胞有丝分裂进入中期的主要标志是染色体逐渐移向细胞中央，排列在赤道面上形成赤道板。此期染色体达到最大的浓缩，中期染色体的形态结构最清晰、典型，便于观察。

⑶ 后期：细胞有丝分裂进入后期的标志是每条染色体的着丝粒纵裂一分为二，两条姐妹染色单体分开，各自成为独立的、结构相同的染色体，在纺锤丝的牵引下，分别向细胞两极移动，使细胞两极具有相同形态结构、数目的染色体。

⑷ 末期：姐妹染色单体分离到达两极，有丝分裂即进入末期。到达细胞两极的染色单体开始去浓缩最后恢复成染色质。纺锤体消失，核膜重新形成，核仁重新出现，形成两个子细胞核。细胞膜在赤道板周围细胞表面凹陷，形成环形缢缩，称为分裂沟，分裂沟逐渐加深，直至将细胞质一分为二，形成两个子细胞。

链接

有丝分裂各期口诀

前期膜仁消失现两体；中期形态清晰赤道齐；

后期点裂体增均两极；末期两消两现重开始。

3. 有丝分裂的特点和意义　有丝分裂过程将亲代细胞的染色体精确均等地分给两个子细胞，增殖产生的体细胞遗传物质不变，确保生物遗传物质的连续性和稳定性。

（二）减数分裂

链接

1883年，比利时的细胞学家Edouard’van Beneden发现马蛔虫（*Ascaris megalocephala*）的受精卵中，染色体的数目为4，而卵子与精子中的染色体数则都为2，这意味着他已经看到了减数分裂的结果，但很遗憾的是，他并未对这个结果做更深入的分析。1887年，August Weismann预言卵细胞与精子成熟的过程中必有一特殊的过程使染色体数目减半。Weismann的预言无疑是非常正确的。但弄清减数分裂的完整过程却花了很长时间。1900年，von Winiwarter想了一个很巧妙的方法。他取出生1天、1天半、2天……一直到28天的雌性小兔，解剖出卵巢，观察比较卵母细胞中染色体的动态。如果刚出生的小兔卵巢中的分裂象为A，出生2天的分裂象为AB，而出生4天的是ABC……显然，这几种分裂相出现的顺序是A、B、C。就这样，他用这样的办法确定了从细线期到双线期的一系列分裂象。

减数分裂是有性生殖细胞形成过程中发生的一种特殊的有丝分裂方式。整个过程DNA复制1次，细胞连续分裂2次，结果1个细胞形成4个子细胞，每个子细胞中的染色体数目减少一半（图2-17）。减数分裂过程包括以下各时期：

1. 减数第一次分裂（减数分裂Ⅰ）　减数分裂之前也要经历间期，进行DNA复制和足够物质的积累，为减数分裂作准备。减数分裂Ⅰ过程复杂，划分为前期Ⅰ、中期Ⅰ、后期

Ⅰ和末期Ⅰ。

- 减数分裂
  - 减数分裂Ⅰ
    - 前期Ⅰ
      - 细线期
      - 偶线期
      - 粗线期
      - 双线期
      - 终变期
    - 中期Ⅰ
    - 后期Ⅰ
    - 末期Ⅰ
  - 减数分裂Ⅱ
    - 前期Ⅱ
    - 中期Ⅱ
    - 后期Ⅱ
    - 末期Ⅱ

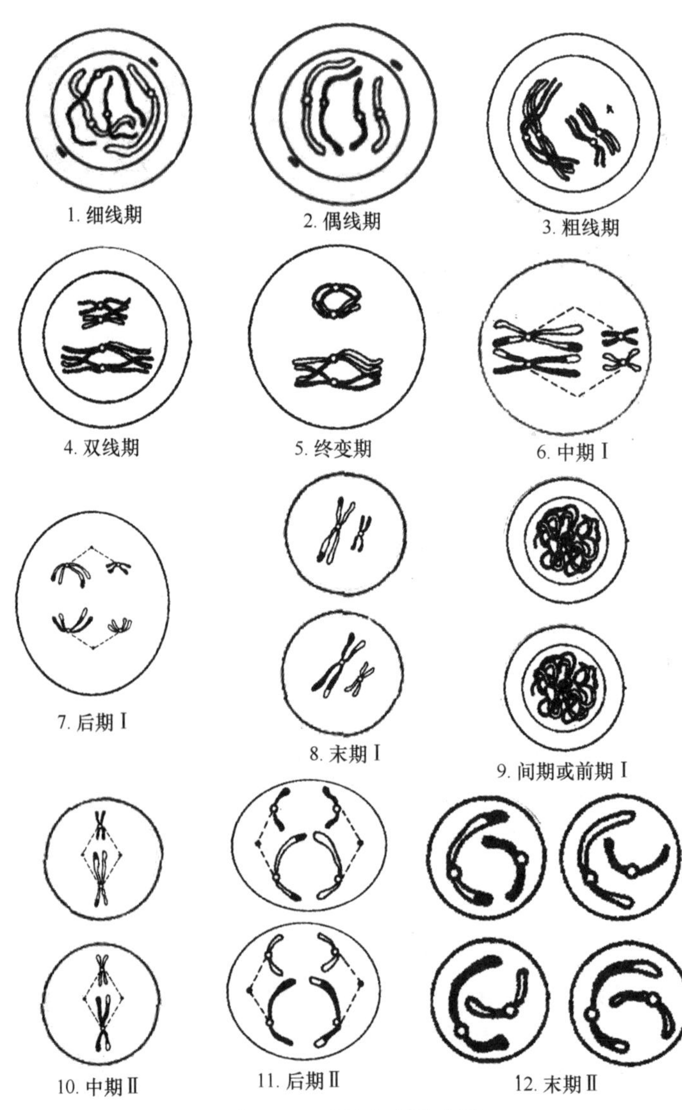

图 2-17　减数分裂模式图

(1) 前期Ⅰ：此期比有丝分裂前期复杂、持续时间较长。根据染色体形态变化，又可人为地划分为 5 个时期：细线期、偶线期、粗线期、双线期和终变期。

1) 细线期：此时染色体已经完成复制，每条染色体由两条染色单体组成，但光学显微镜下看不到成双的染色体，染色体呈单条细而长的线状。

2) 偶线期：同源染色体逐渐靠近配对称为联会。同源染色体是指形态结构、大小基本相同的一对染色体，一条来自父方，另一条来自母方。联会的结果，每对同源染色体形成一个二价体，人的一个正常体细胞有 23 对染色体形成 23 个二价体。

3) 粗线期：染色体进一步缩短变粗。每一条染色体由两条姐妹染色单体组成，称为二分体。一个二价体有 4 条染色单体，称为四分体。此期，同源染色体中的非姐妹染色单体之间有时可看到交叉现象，使它们之间可能发生相应片段的交换。

4) 双线期：染色体继续变短变粗，二价体中配对的同源染色体趋向分开，在非姐妹染色体间出现交叉结合。

5) 终变期：染色体高度螺旋化，变得更短更粗。核仁、核膜消失，两个中心体分别移向细胞两极，纺锤体形成。

(2) 中期Ⅰ： 构成二价体的每对同源染色体相对平行排列在细胞中央赤道面上，形成赤道板。每个二价体的两个着丝粒分别与纺锤丝相连。

(3) 后期Ⅰ：二价体中的同源染色体彼此分开，在纺锤丝的牵拉之下分别向细胞两极移动，移向两极的每条染色体均含有两条姐妹染色单体即二分体。非同源染色体自由组合，因而到达两极的染色体会出现众多的组合方式。

(4) 末期Ⅰ：各二分体移到细胞两极，染色体又逐渐解开螺旋成染色质，核仁、核膜重新形成，分别形成两个子细胞核，同时胞质分裂，形成两个子细胞。每个子细胞各有 n 个二分体，所以说在减数第一次分裂结束已完成染色体数目减半。

2. 减数第二次分裂（减数分裂Ⅱ） 减数第一次分裂结束之后，经过短暂间期，DNA 不复制，随即进入减数第二次分裂。减数第二次分裂过程与有丝分裂过程非常相似。

(1) 前期Ⅱ：染色质重新螺旋化形成染色体，每个细胞中有 n 条染色体。每条染色体是由两条姐妹染色单体组成，即二分体。纺锤体形成，核仁、核膜消失。

(2) 中期Ⅱ：各二分体排列在细胞中央赤道面上，形成赤道板，着丝粒与纺锤丝相连。

(3) 后期Ⅱ：各二分体着丝粒一分为二，姐妹染色单体分开。随后两条染色单体在纺锤丝的作用下随机移向细胞两极。

(4) 末期Ⅱ：移到细胞两极的染色体解开螺旋成染色质，核仁、核膜重新形成，细胞膜在赤道板周围细胞表面凹陷，细胞质分裂，形成两个子细胞，此时每条染色体是单分体。这样，1 个母细胞最后形成 4 个子细胞，每个子细胞中的染色体数目是母细胞的一半。

3. 减数分裂的生物学意义

(1) 保证人类染色体数目的相对稳定：人类有性生殖过程中，经减数分裂所形成的精子和卵子中染色体数目减半，即都为单倍体（n=23 条）。精子和卵子结合形成受精卵，又恢复为原来的二倍体（2n=46 条），从而保证了人类亲代与子代之间染色体数目相同，保证了人类遗传物质和遗传性状在世代遗传中的相对稳定。

(2) 遗传学三大定律的细胞学基础：减数分裂中同源染色体分离，是孟德尔分离定律的细胞学基础；非同源染色体自由组合进入一个生殖细胞，是孟德尔自由组合定律的细胞学基础；同源染色体中非姐妹染色单体的交换是摩尔根连锁互换定律的细胞学基础。

(3) 遗传多样性、复杂性的细胞学基础：同源染色体分离，非同源染色体自由组合进入不同的生殖细胞，人类细胞中有 23 对染色体可形成 $2^{23}=8\ 388\ 608$ 种不同的生殖细胞。

如果再考虑同源染色体中非姐妹染色单体间所发生的互换，人类可能形成的配子种类则会更多。随机受精后，子代变异自然更多，从而表现出人类遗传的多样性和复杂性。

有丝分裂与减数分裂的主要区别见表 2-2。

表 2-2　有丝分裂与减数分裂的主要区别

比较项目	有丝分裂	减数分裂
形成细胞类型	体细胞	生殖细胞
分裂次数	分裂 1 次	连续分裂 2 次
子细胞数	2 个子细胞	4 个子细胞
子细胞染色体数	数目不变	数目减半
联会、交叉互换和自由组合现象	无	有

（三）配子发生

配子发生是指精子和卵子的形成过程。配子发生都要经过减数分裂。

1. 精子发生　人类精子是由男性睾丸中的精原细胞发育而成。精子的发生过程经过增殖期、生长期、成熟期和变形期四个时期（图 2-18）。男性从青春期开始，睾丸开始持续产生精子，精子发生的周期约为 70 天。

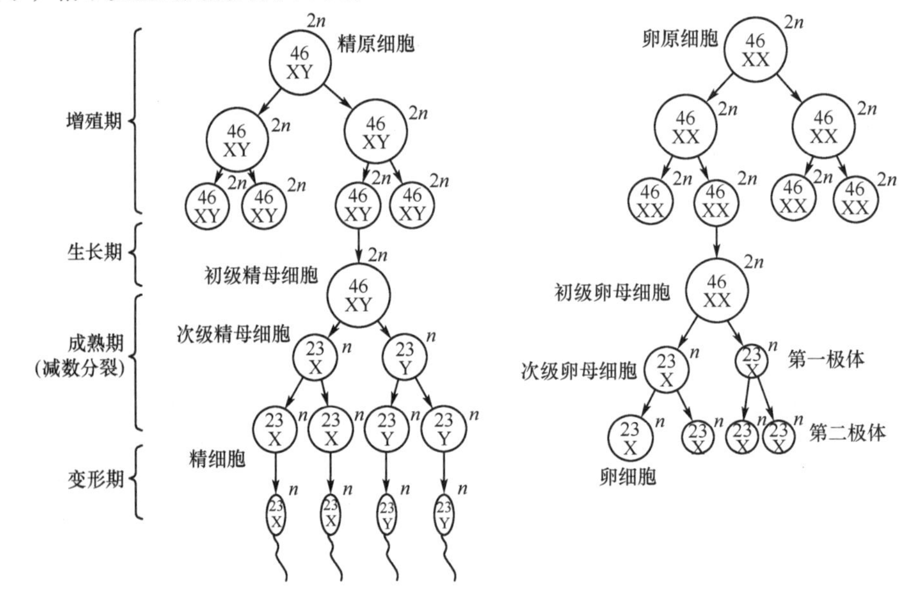

图 2-18　人类精子和卵子发生图解

(1) 增殖期：在男性睾丸的精曲小管上皮中的精原细胞通过有丝分裂增殖，数目增多。精原细胞的染色体数目与体细胞一样都是二倍体（$2n = 46$ 条）。

(2) 生长期：这一时期一部分精原细胞经过生长、体积增大成为初级精母细胞，染色体数仍为二倍体（$2n = 46$ 条）。

(3) 成熟期（减数分裂）：这一时期初级精母细胞开始进行减数分裂。每个初级精母细胞经减数第一次分裂后形成两个细胞称为次级精母细胞。次级精母细胞染色体数目减少一半，成为单倍体（$n = 23$ 条），但每条染色体都有两条染色单体。核型有 23，X 和 23，Y

两种类型。每个次级精母细胞再经减数第二次分裂形成 2 个精细胞。其染色体数目为单倍体（n）仍含有 23 条染色体，但每条染色体只有一条染色单体。所以，每一个初级精母细胞（$2n$）经过两次减数分裂后，形成 4 个精细胞（n），染色体数目减少一半。

(4) 变形期：精细胞经过形态的改变，分化出具有头、中段和尾三部分结构，成为能运动的、具有受精能力的精子。

2. 卵子发生　人类卵子是由女性卵巢中的卵原细胞发育而成。卵子发生过程与精子发生基本相似，但没有变形期，经过增殖期、生长期、成熟期三个时期（图 2-18）。女性释放卵子的时期是从青春期到绝经期（50 岁左右）。

(1) 增殖期：在女性卵巢表面上皮中的卵原细胞，经过有丝分裂增殖，数目增多。卵原细胞染色体为二倍体（$2n = 46$ 条）。

(2) 生长期：一部分卵原细胞的体积增大，成为初级卵母细胞，染色体仍为二倍体（$2n = 46$ 条）。

(3) 成熟期（减数分裂）：这一时期初级卵母细胞，开始进行减数分裂，每个初级卵母细胞经减数第一次分裂形成一个体积较大的次级卵母细胞和一个体积很小的第一极体。细胞内染色体数目减半，成为单倍体（$n = 23$ 条），但每条染色体都有两条染色单体。核型均为 23，X。每个次级卵母细胞再经减数第二次分裂形成一个体积较大的卵细胞和一个很小的极体（第二极体）。第一极体也分裂为二个极体（第二极体），其染色体数目仍为单倍体（n）含有 23 条染色体，但每条染色体只有一条染色单体。所以，一个初级卵母细胞（$2n$）经过两次分裂后，形成 1 个卵细胞（n）和最多 3 个极体（n）。极体不能继续发育而退化、消失。

在人类的卵子发生过程中卵原细胞增殖期在胚胎发育早期的卵巢进行，胚胎发育晚期生长成为初级卵母细胞。很多初级卵母细胞在出生前退化，出生时，约有 70 万个初级卵母细胞等待完成减数分裂，发育成为有功能的卵细胞。出生后，大部分初级卵母细胞退化，只有大约 400 个初级卵母细胞得到继续发育，它们停留在减数第一次分裂前期双线期。青春期性成熟后，一般每月只有一个卵泡成熟排放，卵泡中的次级卵母细胞停留在减数分裂中期Ⅱ。受精时，精子入卵后才能完成减数第二次分裂，形成卵细胞和第二极体。如未受精，次级卵母细胞则将退化死亡。

精子与卵子融合形成一个二倍体的受精卵（合子）。受精决定胚胎性别：核型为 23，X 的精子与卵子（核型 23，X）受精，形成核型为 46，XX 的受精卵，决定胚胎性别为女性；核型为 23，Y 的精子与卵子（核型 23，X）受精，形成核型为 46，XY 的受精卵，决定胚胎性别为男性。

小结

通过以上学习，我们明白：DNA 是遗传的物质基础，其特有的分子结构使其具有储存遗传信息和复制遗传信息、通过基因控制生物性状及新陈代谢过程的功能；基因是 DNA 分子具有特定遗传效应的片段。基因位于 DNA 分子中、DNA 位于染色体上，人类细胞中的 23 对染色体载有的全部基因和遗传信息伴随着细胞分裂在亲子代细胞间传递。有丝分裂将遗传物质平均分配到两个子细胞中，从而保证了遗传物质的连续性和稳定性；减数分裂形成染色体数目减半的单倍体精子和卵子，再通过精卵受精又形成二倍体的受精卵，保证了亲代与子代之间染色体数目的恒定，实现了遗传信息的重组，使子代与亲代、子代之间出现了遗传性状的相似与差异。

（张雪燕）

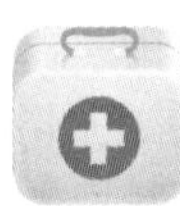

自测题

一、名词解释

1. 碱基互补配对原则 2. 半保留复制 3. 基因 4. 外显子和内含子 5. 遗传密码 6. 转录 7. 翻译 8. 中心法则 9. 核型 10.X 染色质 11. 染色体 12. 细胞周期 13. 同源染色体 14. 联会 15. 减数分裂

二、填空题

1. 组成 DNA 的基本单位是________。关于 DNA 分子结构，美国生物学家沃森和英国物理学家克里克提出的__________________已被世界所公认。
2. DNA 的功能有___________、___________和___________。
3. 组成 DNA 的脱氧核苷酸由________、________和________三部分组成。脱氧核苷酸有_________________________(________)、_________________________(________)、______________________(___________)和__________________(________)四种。
4. mRNA 作用是从 DNA 转录___________，作为合成___________的指令，称为___________；tRNA 分子作用是运输___________到核糖体上的特定部位，使之形成多肽链，称为___________。rRNA 是构成___________的重要成分，称为___________。
5. 每条中期染色体含有两条染色单体，互称为______________，两条染色单体由一个________彼此相连，该处又称________。着丝粒将染色体分为________和________。
6. 人类染色体根据着丝粒位置不同分为________类型，其中：1 号染色体属于________着丝粒染色体，5 号染色体属于________着丝粒染色体，22 号染色体属于_________着丝粒染色体。
7. 正常人体细胞中有________条染色体，其中，常染色体________对、性染色体________对，男性性染色体为________，女性性染色体为________。
8. 如用显带染色体方法定义一个特定的带时，需要________、______、______、______四个条件。如 2p36 分别代表_____________________。
9. 细胞周期可分为________和________两个阶段。
10. 有丝分裂整个过程染色体复制________次，细胞分裂________次，一个细胞最后形成________个子细胞。染色体数目________。
11. 减数分裂整个过程染色体只复制________次，细胞连续分裂___次，一个细胞最后形成________个子细胞，每个子细胞中的染色体数目________。
12. 人类精子和卵子的发生都要经过________期、________期和________期。精子发生还要经过________期。
13. 一个初级精母细胞最后形成________个精子，精子细胞染色体组成会有________种类型，分别是________和________。

三、选择题

1. DNA 的组成成分（　　）
   A. 脱氧核糖、磷酸、核糖
   B. 脱氧核糖、碱基、磷酸
   C. 脱氧核糖、氨基、磷酸
   D. 核糖、氨基、磷酸
   E. 核糖、碱基、磷酸
2. 组成 DNA 的碱基种类有（　　）
   A. 2 种　B. 3 种　C. 4 种
   D. 5 种　E. 6 种
3. 按碱基互补配对原则，在 DNA 分子中，下列正确的是（　　）
   A. A 与 U；G 与 T　B. A 与 U；G 与 C
   C. A 与 T；G 与 U　D. A 与 T；G 与 C
   E. A 与 C；G 与 U
4. 一段 DNA 分子中碱基 T 占 20%，碱基 G 的比例为（　　）
   A. 20%　B. 30%　C.40%
   D. 50%　E.60%

5.DNA 分子的一条单链中的碱基 (A+C)/(T+G)=0.8；那么，其互补链中的相应的碱基比例分别是（　）

A. 0.2　B. 0.4　C. 0.8
D. 1.2　E. 1.25

6. 下列关于 DNA 复制过程的叙述，不正确的是（　）

A. 复制过程是以一条单链为模板
B. 复制可使 DNA 分子加倍
C. 复制所需脱氧核苷酸的碱基是 A、T、G、C
D. 复制的场所是细胞核内
E. 复制按互补配对原则

7. DNA 分子的多样性，取决于（　）

A. 分子中脱氧核糖和磷酸排列顺序的多样
B. 分子中碱基配对方式的多样
C. 分子中碱基排列顺序的多样
D. 分子中核苷酸种类的多样
E. 分子空间结构的多样

8. 如果 DNA 的模板链的 TAG 突变为 TAC，那么由模板链转录的 mRNA 相应的密码子将会（　）

A. 由 TAG 变为 TAC
B. 由 ATC 变为 ATG
C. 由 TAG 变为 ATG
D. 由 AUC 变为 AUG
E. 由 ATC 变为 AUG

9. 一个 DNA 分子中的某一基因含碱基 1200 个，那么该基因所控制合成的蛋白质含氨基酸的数目最多是（　）

A. 200 个　B.300 个　C.400 个
D. 600 个　E.1200 个

10. 某种酶由 150 个氨基酸组成，控制该酶的基因含脱氧核苷酸的最少个数是（　）

A. 150　B. 300　C. 450
D. 600　E. 900

11. 正常男性和正常女性的体细胞中 X 染色质数分别为（　）

A. 0 和 0　B. 1 和 1
C. 0 和 1　D. 1 和 2
E. 2 和 1

12. 正常男性核型中 C 组染色体共有（　）

A. 12 条　B. 13 条　C. 14 条
D. 15 条　E. 16 条

13. 一男性患者，X 染色质检查阳性，体细胞中看到 3 个 X 染色质；Y 染色质检查阳性，可见到 1 个 Y 染色质，该患者体细胞的性染色体组成为（　）

A. 3 条 X 染色体，1 条 Y 染色体
B. 4 条 X 染色体，1 条 Y 染色体
C. 3 条 X 染色体，2 条 Y 染色体
D. 2 条 X 染色体，2 条 Y 染色体
E. 1 条 X 染色体，2 条 Y 染色体

14.Y 染色体属于（　）

A. C 组　B. B 组　C. G 组
D. F 组　E. D 组

15. 细胞增殖周期叙述正确的是（　）

A. 从上一次有丝分裂开始，到有丝分裂结束为止
B. 从上一次有丝分裂开始，到下一次有丝分裂开始
C. 从上一次有丝分裂结束开始，到下一次有丝分裂结束为止
D. 从上一次有丝分裂开始，到下一次有丝分裂结束为止
E. 从这一次有丝分裂结束，到下一次有丝分裂结束为止

16. 减数分裂过程中，同源染色体联会发生在（　）

A. 细线期　B. 偶线期　C. 粗线期
D. 双线期　E. 终变期

17. 减数分裂过程中，各二分体的着丝粒一分为二，姐妹染色单体分开分别向细胞两极移动，发生在（　）

A . 前期 Ⅰ　B. 中期 Ⅰ
C. 后期 Ⅰ　D. 后期 Ⅱ
E. 末期 Ⅱ

18. 减数分裂过程中，同源染色体分离和非同源染色体自由组合（　）

A. 同时发生于减数分裂后期 Ⅰ
B. 同时发生于减数分裂后期 Ⅱ
C. 同时发生于减数分裂后期 Ⅰ 和后期 Ⅱ
D. 分离发生于减数分裂后期 Ⅰ，自由组合发生于减数分裂后期 Ⅱ
E. 分离发生于减数分裂后期 Ⅱ，自由组合发

生于减数分裂后期Ⅰ

19. 精子发生过程中染色体数目减半发生在（　　）

A. 增殖期　　B. 生长期

C. 成熟期减数第一次分裂

D. 成熟期减数第二次分裂

E. 变形期

20. 下列人类细胞中染色体是23条是（　　）

A. 体细胞　　B. 精原细胞

C. 初级精母细胞　　D. 初级卵母细胞

E. 卵细胞

四、简答题

1. 简述DNA分子双螺旋结构模型的主要内容。
2. 简述DNA分子复制的过程，说明的DNA分子复制的生物学意义。
3. 写出中心法则的表达式，通过中心法则说明遗传信息的表达过程。
4. 简述基因的概念、功能与分类。
5. 人类正常男女染色体核型分别写作什么？何谓常染色体、性染色体？
6. 简要分析人类非显带染色体核型与显带染色体技术的临床意义。
7. 简述有丝分裂过程和意义。
8. 简述减数分裂的生物学意义。
9. 分别说明精子和卵子发生过程。

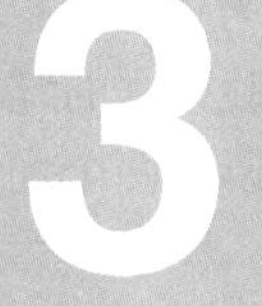

第三章　遗传的基本规律

“父母都惯用右手，孩子有的惯用右手，也有的惯用左手；父母都是A型血，但孩子却是O型血。”你是否曾经被类似的现象困扰过？这些生物性状是如何遗传的？从上一章我们了解到：遗传的物质基础从分子水平讲是DNA，是基因；从细胞水平讲是染色体。染色体上的基因如何在亲代和子代之间传递，并决定子代性状的呢？原来遵循着三大基本定律：分离定律、自由组合定律和连锁与互换定律。这三大定律是现代遗传学的理论基础，适用于各种动植物，同样也适用于人类。

第1节　分离定律

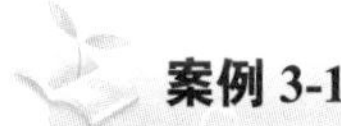

案例 3-1

小徐正在为“单眼皮”的事烦恼呢！

我的家人都是双眼皮，我的父母及我哥哥都是双眼皮，我很奇怪为什么我却是单眼皮？偏偏我老公也是单眼皮，那我将来生出的孩子还有可能是双眼皮吗？

问题：你能帮到小徐吗？

孟德尔以豌豆的7对相对性状为指标，进行杂交实验，经过8年潜心研究发现了分离定律（孟德尔第一定律）和自由组合定律（孟德尔第二定律），成为现代遗传学的奠基人。

链接

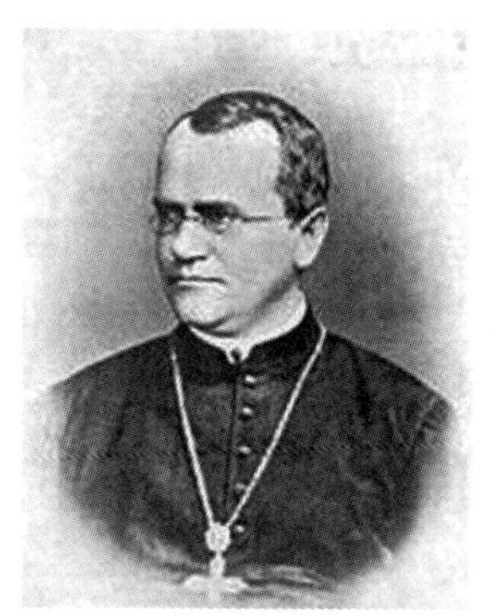

图3-1　孟德尔

孟德尔（G.J.Mendel，1822—1884）（图3-1）出生于奥地利西里西亚海因岑多夫（今捷克的海恩塞斯）的一个农民家庭。1840年毕业于特罗保的预科学校，进入奥尔米茨哲学院学习。1843年因家贫而辍学，同年10月到圣奥斯定隐修道院做修士。1847年被任命为神父。在朋友的资助下，于1850年到维也纳大学进修自然科学和数学。1853年夏天，他回到修道院担任时代学校的动植物学教师，从1857年起，他利用修道院的一小块园地种植了豌豆、山柳菊、玉米等多种植物用于杂交实验，其中豌豆的杂交实验非常成功，孟德尔通过分析豌豆杂交实验的结果，发现了分离定律和自由组合定律。遗憾的是他的研究成果当时并没有得到公认，直到1900年被证实后，孟德尔才成为公认的遗传学奠基人，有了“遗传学之父”之称。

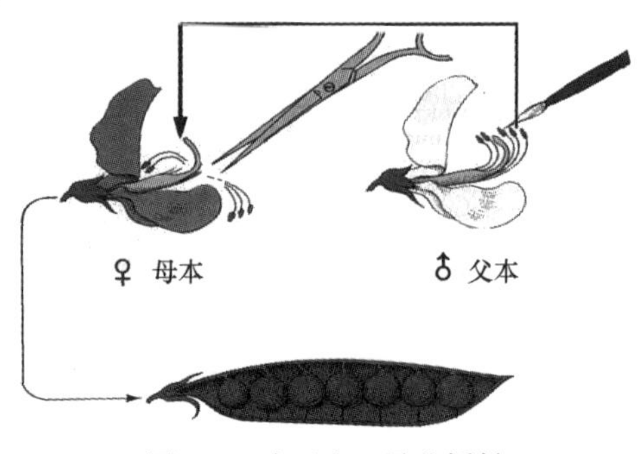

图 3-2　豌豆人工异花授粉

孟德尔科学地选用豌豆作为杂交实验材料，运用科学的研究方法并经过实验数据的统计学处理是他成功的关键。豌豆具有以下两个优点：一是在自然条件下自花闭花授粉，没有自然杂交的可能性，便于人工异花授粉（图 3-2），从而保证杂交实验结果准确可靠。二是豌豆具有稳定的、容易区分的相对性状，便于观察。所谓性状（character）是指生物体所具有的形态和生理生化等特征的总称。其中每一种具体的可以区分的性状称为单位性状，如豌豆种子的形状、豌豆茎的高度等。相对性状（relative character）是同一性状的不同类型。例如，对豌豆种子的形状而言，圆滑和皱缩就是一对相对性状；对豌豆茎的高度而言，高茎和矮茎也是一对相对性状。

一、分离现象

孟德尔首先选用了纯种的圆滑豌豆和纯种的皱缩豌豆作为亲本（用 P 表示）进行杂交（用 × 表示），即让它们进行异花授粉，杂交后产生的第一代便是子一代（用 F_1 表示），无论谁作母本或父本，实验结果子一代种子都是圆滑的，没有皱缩的。

为什么子一代种子都是圆滑的而没有皱缩的呢？

带着疑惑，孟德尔把 F_1 得到的圆滑豌豆种子播种生长，并让它们自交，所产生的子二代（用 F_2 表示）植株中既有圆滑的，也有皱缩的（图 3-3）。

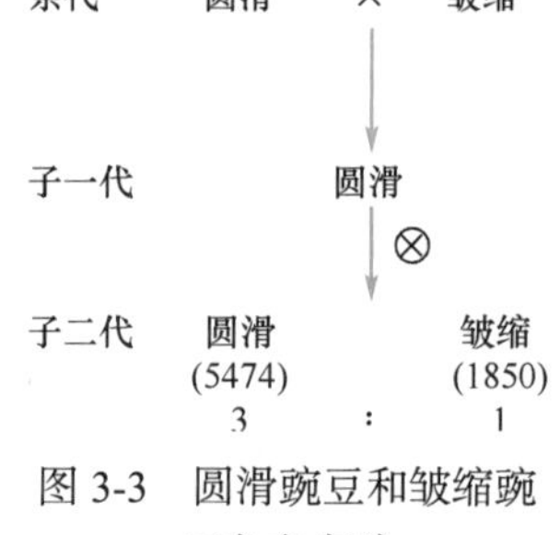

图 3-3　圆滑豌豆和皱缩豌豆杂交实验

为什么子二代中皱缩性状又出现了？

原来皱缩性状在 F_1 中只是隐而未现。由此，孟德尔总结出具有相对性状的纯种亲本杂交后，杂种一代所表现出来的亲本性状称为显性性状（dominant character），如圆滑；相反，杂种一代没有表现出来的亲本性状称为隐性性状（recessive character），如皱缩。在杂交后代中，显性性状和隐性性状同时出现的现象，称为性状分离。孟德尔分析子二代中圆滑与皱缩种子的数量关系，其中圆滑 5474 粒，皱缩 1850 粒，两者数量比为 2.96 ∶ 1，接近 3 ∶ 1 的比例（图 3-3）。

孟德尔经过反复多次实验，并对其他几组相对性状进行了同样的杂交实验，实验结果见表 3-1。

表 3-1　孟德尔豌豆杂交实验结果

性状类别	亲代相对性状	F_1 性状表现	F_2 性状表现（数目）	比例
种子形状	圆滑 × 皱缩	圆滑	圆 (5474) 皱 (1850)	2.96∶1
茎的高矮	高茎 × 矮茎	高茎	高 (787) 矮 (277)	2.84∶1
子叶颜色	黄色 × 绿色	黄色	黄 (6022) 绿 (2001)	3.01∶1
种皮颜色	灰色 × 白色	灰色	灰 (705) 白 (224)	3.15∶1
豆荚形状	饱满 × 缢缩	饱满	饱满 (822) 缢缩 (299)	2.75∶1
花的位置	腋生 × 顶生	腋生	腋生 (651) 顶生 (207)	3.14∶1
未成熟豆荚色	绿色 × 黄色	绿色	绿色 (428) 黄色 (152)	2.82∶1

看来，F_2 中出现接近 3:1 的性状分离比不是偶然，是什么原因导致遗传性状在杂种后代中按一定的比例分离呢？

二、分离现象的解释

根据实验结果，孟德尔提出如下假设来解释性状分离现象：①遗传性状是由遗传因子（hereditary factor）控制的；②遗传因子在体细胞中成对存在，在配子形成时，成对的遗传因子分离，结果每一配子只含有成对遗传因子中的一个；③受精时，雌雄配子随机结合形成合子，遗传因子又恢复了成对状态，不同的遗传因子在个体中独立存在，互不混淆；④控制显性性状的遗传因子叫显性遗传因子，控制隐性性状的遗传因子叫隐性遗传因子，在显性遗传因子存在时，隐性遗传因子所决定的性状就得不到表达。

1909 年，丹麦遗传学家约翰逊把孟德尔提出的遗传因子改称为基因，控制显性性状的基因称为显性基因，通常用大写英文字母表示，如 *A*；控制隐性性状的基因称为隐性基因，通常用小写英文字母表示，如 *a*。

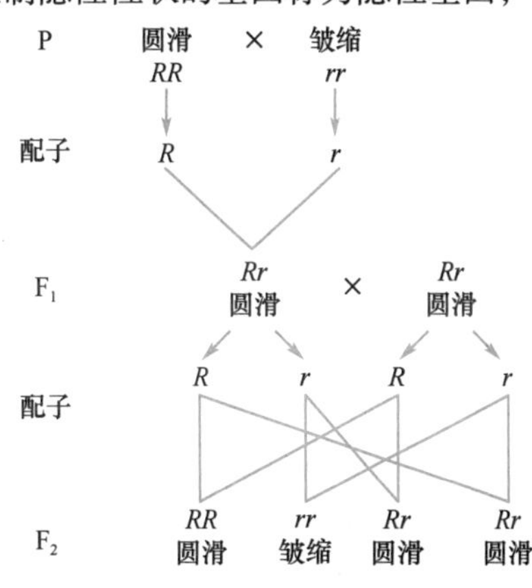

图 3-4 豌豆一对相对性状杂交的遗传分析

在圆滑豌豆和皱缩豌豆的杂交实验中，如果用 *R* 表示圆滑基因，*r* 表示皱缩基因，那么亲代纯种圆滑豌豆细胞中含一对基因 *RR*，亲代纯种皱缩豌豆细胞中含有一对基因 *rr*。在生殖细胞形成时，成对的基因彼此分离，分别形成含有 *R* 和 *r* 的生殖细胞。受精后发育形成的 F_1 豌豆体细胞中具有一对基因 *Rr*，由于 *R* 对 *r* 为显性，所以 F_1 全部为圆滑豌豆。而 F_1 形成生殖细胞时，*R* 和 *r* 基因彼此分离，形成含有 *R* 和 *r* 两种数量相等的配子，随机受精后，可有三种基因组合，其中 1/4 为 *RR*，2/4 为 *Rr*，1/4 为 *rr*，由于基因 *R* 对 *r* 为显性，所以 F_2 中圆滑和皱缩的比例为 3 ∶ 1（图 3-4）。

生物个体所表现出来的遗传性状称为表现型或表型（phenotype），如圆滑和皱缩就是个体的表现型；与表现型有关的基因组成称为基因型（genotype），如 *RR* 是圆滑亲本的基因型，*rr* 是皱缩亲本的基因型，*Rr* 是 F_1 圆滑个体的基因型。基因型决定表现型，表现型反映基因型，但表现型有时不能完全反映基因型的情况，表现型相同的个体基因型可能不同，如基因型 *RR* 和 *Rr* 的个体表现型相同，都是圆滑豌豆，但是基因型并不相同。研究表明，表现型除了受基因型的控制，还会受环境因素的影响。一对基因组成相同的个体称为纯合子（homozygote），如基因型为 *RR* 或 *rr* 的个体；一对基因组成不同的个体称为杂合体或杂合子（heterozygote），如基因型为 *Rr* 的个体。*R* 和 *r* 是位于一对同源染色体上相同位点的不同形式的基因，称为等位基因（allele），它影响着同一相对性状的形成。

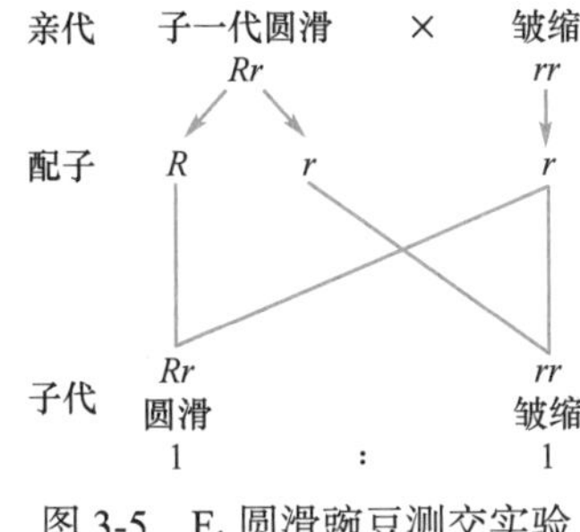

图 3-5 F_1 圆滑豌豆测交实验

孟德尔为了验证假设的正确性，他设计了测交实验（图 3-5）。测交（test cross）就是让 F_1 杂合子和隐性纯合个体杂交，用来测定杂合子基因组合的方法。按照孟德尔假设理论，F_1 个体基因型是 *Rr*，在形成配子时，应产生 *R* 和 *r* 两种配子，而且两者数量相等，隐性个体只产生一种含 *r* 的配子。随机受精后，将形成 *Rr* 和 *rr* 两种数量相等的合子，将来分别发育成圆滑和皱缩的豌豆，形成 1:1 的分离比例。测交实验结果和孟德尔假设理论结果完全相符，从而证明孟德尔的假设理论是正确的。

三、分离定律的实质和细胞学基础

孟德尔根据上述豌豆的杂交实验结果，揭示了基因的分离定律（law of segregation），即在杂合子细胞中，位于一对同源染色体上的一对等位基因，各自独立存在，互不影响；当杂合子形成配子时，等位基因随着同源染色体的分开而分离，分别进入不同的生殖细胞。

染色体是基因的载体，在生殖细胞形成的减数分裂过程中，同源染色体分离导致其上面对应的等位基因分离，所以分离定律的细胞学基础是同源染色体的分离。分离定律的实质是等位基因的分离。

四、分离定律的适用范围

分离定律是生物遗传三大规律之一，揭示的是位于同源染色体上的一对等位基因之间的遗传规律，是最基本的遗传规律。分离定律广泛适用于植物、动物和人类的一对相对性状的遗传。人类受一对等位基因控制的性状，如耳垂的形状、单双眼皮的类型、惯用左右手和 ABO 血型等，其传递方式都适用分离定律。

案例 3-1 中父母和哥哥都是双眼皮，小徐的确会是单眼皮。已知人类眼睑双对单为显性，设基因为 *Aa*，小徐为单眼皮隐性性状表现，基因型则为 *aa*，根据分离定律推测是由于其父母基因型均为杂合体 *Aa* 所致；而老公亦为单眼皮，基因型一定也是 *aa*，故孩子只有一种可能：基因型 *aa*、表型单眼皮。

人类有些受一对等位基因控制的遗传病，如色盲、白化病等，也可以运用分离定律分析其发病规律，这些将在遗传病与遗传病的防治一章中展开讨论。

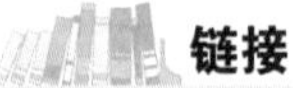

链接

巴西罕见黑人家庭 5 个孩子 3 个白化

据国外媒体报道，费尔南德斯•安德拉德和她的丈夫阿维兰都是黑皮肤的非洲裔巴西人，生活在巴西东北部的奥林达贫民窟，然而他们 5 个孩子中的 3 个却得了白化病。3 个“白”孩子都患有严重的近视且畏光，他们的身体不能产生足够的黑色素来保护身体不受太阳辐射的伤害。费尔南德斯称“我非常害怕他们得皮肤癌，因为我负担不起治疗皮肤癌所需的昂贵费用。”一个家庭发生三起同样罕见的病例，让这个原本贫困的家庭显得更加困难，同时困扰了众多科学家和医生。经研究，白化病受隐性基因控制（*b*），白化孩子基因型为 *bb*，致病基因分别来自其父母，而其父母均表现正常，故其二人基因型为 *Bb*，是白化病基因的携带者。按照分离定律，二人产生 *B* 和 *b* 配子的概率均为 1/2，产生 *bb* 组合的可能性为 1/4，即再发风险为 1/4。

第 2 节　自由组合定律

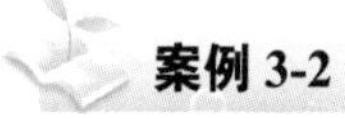

案例 3-2

血型不合引发的新生儿溶血

产妇，女性，31 岁，汉族，曾育有 1 女，现再次怀孕，于 2011 年 12 月 7 日 9:27 剖

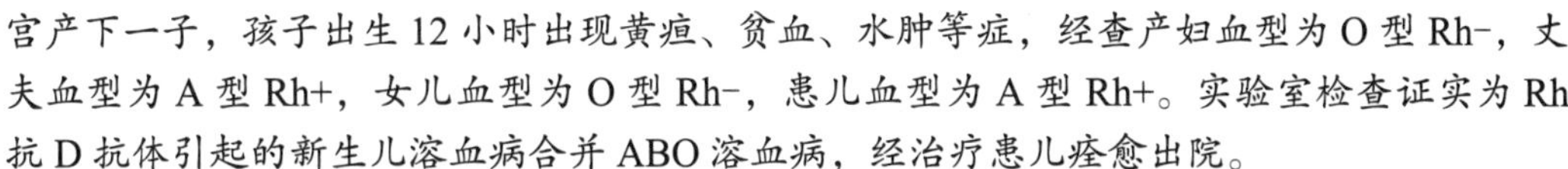

宫产下一子，孩子出生12小时出现黄疸、贫血、水肿等症，经查产妇血型为O型Rh−，丈夫血型为A型Rh+，女儿血型为O型Rh−，患儿血型为A型Rh+。实验室检查证实为Rh抗D抗体引起的新生儿溶血病合并ABO溶血病，经治疗患儿痊愈出院。

问题：从遗传学角度分析患儿产生的原因？如何避免？

解析：研究表明，控制ABO血型系统的基因位于第9号染色体上，而控制Rh血型系统的基因位于第1号染色体上，故其遗传遵循自由组合定律。据已知条件，夫妇血型分别为O型Rh−和A型Rh+，女儿为O型Rh−，可判定夫妇二人基因型分别为$iidd$和I^AiDd；根据自由组合定律，母亲可产生配子id，丈夫可产生I^AD、iD、I^Ad、id四种配子，随机受精可产生I^AiDd、$iiDd$、I^Aidd、$iidd$四种组合，分别表现为A型Rh+、O型Rh+、A型Rh−、O型Rh−，概率均为25%。前三种情况都可能发生不同程度的新生儿溶血，其中第一种情况即发育为此患儿，在临床上由于类似的血型不合而引发的新生儿溶血病例很多，为减少胎儿受害，保证优生优育，应加强孕产妇Rh血型及免疫抗体检查。

孟德尔在研究了豌豆的一对相对性状的遗传并总结出分离定律后，又对其两对及两对以上相对性状的遗传进行了研究，分析它们杂交后代的遗传规律，得出了自由组合定律，也称孟德尔第二定律。

一、自由组合现象

孟德尔选用子叶颜色是黄色、种子形状是圆滑（简称黄圆）的纯种豌豆与子叶颜色是绿色、种子形状是皱缩（简称绿皱）的纯种豌豆作为亲本，进行杂交，得到的F_1全部是黄色圆滑豌豆。F_1自花授粉后，F_2出现了性状分离，出现了四种表现型，分别是黄圆、黄皱、绿圆、绿皱，F_2共得到556粒种子，其中黄圆315粒、黄皱101粒、绿圆108粒、绿皱32粒。它们比例接近于9∶3∶3∶1（图3-6）。在这四种表现型中，黄圆、绿皱与亲本的性状相同，称为亲本组合，简称亲组合；黄皱、绿圆是亲本性状没有的重新组合，称为重新组合，简称重组合。

P	黄圆	×	绿皱	
		↓		
F_1	黄圆	×	黄圆	
		↓		
F_2	黄圆	黄皱	绿圆	绿皱
	(315)	(101)	(108)	(32)
	9 :	3 :	3 :	1

图3-6　黄圆与绿皱豌豆杂交实验

为什么会出现新的性状组合呢？每一对相对性状F_2是否仍是3:1的数量比呢？

孟德尔首先对每一对相对性状单独进行分析，结果如下：

$$\text{种子形状}\left\{\begin{array}{l}\text{圆滑种子}\ 315+108=423\\ \text{皱缩种子}\ 101+32=133\end{array}\right\}\text{圆滑：皱缩}\approx 3:1$$

$$\text{子叶颜色}\left\{\begin{array}{l}\text{黄色}\ 315+101=416\\ \text{绿色}\ 108+32=140\end{array}\right\}\text{黄色：绿色}\approx 3:1$$

上述分析表明，每一对相对性状依然遵循分离定律。那么，将两对相对性状的遗传一并考虑，它们之间是什么关系呢？

二、自由组合现象的解释

豌豆子叶颜色黄色和绿色是一对相对性状，假设受一对等位基因Y-y控制。从F_1子叶的颜色来看，全是黄色，没有绿色，说明黄色是显性性状，受 *Y* 基因控制，绿色是隐性性状，受 *y* 基因控制。豌豆种子形状圆滑和皱缩是另一对相对性状，假设受另一对等位基因 *R-r* 控制。从 F_1 种子的外形来看，全是圆滑的，没有皱缩的，说明圆滑是显性性状，受 *R* 基因控制，皱缩是隐性性状，受 *r* 基因控制。

Y 和 *y* 是一对等位基因，位于一对同源染色体上；*R* 和 *r* 是另一对等位基因，位于另一对同源染色体上。*Y* 和 *R*、*Y* 和 *r*、*y* 和 *R*、*y* 和 *r* 由于基因位点不同并且控制的性状也不同，因此称为非等位基因。

亲本纯种黄圆豌豆的基因型是 *YYRR*，亲本纯种绿皱豌豆的基因型是 *yyrr*。在形成配子时，分别产生 *YR* 和 *yr* 配子，故受精后 F_1 的基因型是 *YyRr*。由于 *Y* 对 *y* 是显性，故表现 *Y* 基因控制的性状黄色，*R* 对 *r* 是显性，故表现 *R* 基因控制的性状圆滑，因此 F_1 表现型均为黄圆。

F_1 产生配子时，根据分离定律，等位基因彼此分离，所以 *Y* 和 *y* 分离，*R* 与 *r* 分离，而非等位基因可以自由组合，所以 *Y* 与 *y* 分离后可以与 *R* 结合也可以与 *r* 结合，并且机会均等。同理，*y* 既可与 *R* 结合也可与 *r* 结合，并且机会均等。*Y* 与 *R* 结合了，*y* 就与 *r* 结合；*Y* 与 *r* 结合了，*y* 就与 *R* 结合，这样就形成数量相等的四种配子，即 *YR*、*Yr*、*yR*、*yr*，其比例为 1 ∶ 1 ∶ 1 ∶ 1。随机受精后 F_2 有 16 种组合，9 种基因型，分别是 *YYRR*、*YyRR*、*yyRR*、*YYRr*、*YyRr*、*yyRr*、*YYrr*、*Yyrr*、*yyrr*，4 种表现型，分别是黄圆、黄皱、绿圆、绿皱，比例为 9∶3∶3∶1(图 3-7)。

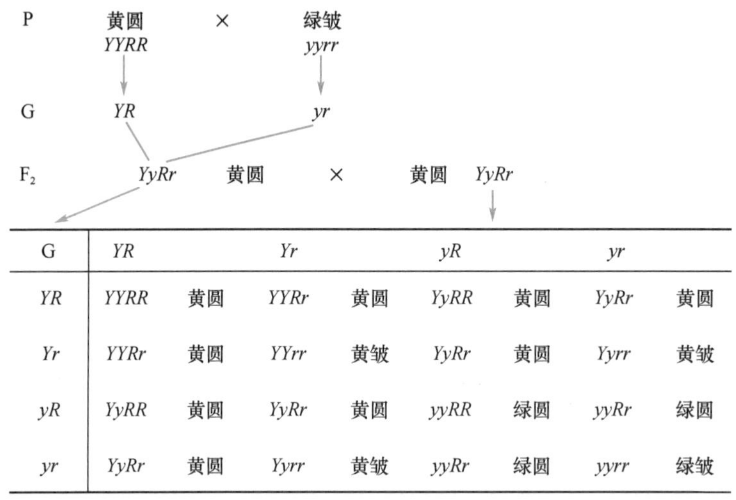

G	*YR*		*Yr*		*yR*		*yr*	
YR	*YYRR*	黄圆	*YYRr*	黄圆	*YyRR*	黄圆	*YyRr*	黄圆
Yr	*YYRr*	黄圆	*YYrr*	黄皱	*YyRr*	黄圆	*Yyrr*	黄皱
yR	*YyRR*	黄圆	*YyRr*	黄圆	*yyRR*	绿圆	*yyRr*	绿圆
yr	*YyRr*	黄圆	*Yyrr*	黄皱	*yyRr*	绿圆	*yyrr*	绿皱

F_2 黄圆∶黄皱∶绿圆∶绿皱=9∶3∶3∶1

图 3-7 黄圆与绿皱豌豆杂交遗传分析

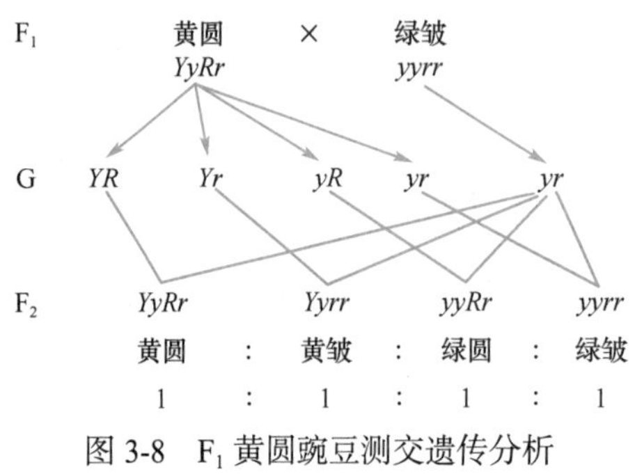

图 3-8 F_1 黄圆豌豆测交遗传分析

为了验证上述解释的正确性，孟德尔仍然进行了测交实验，即用 F_1 黄圆豌豆与隐性纯合亲本绿皱豌豆进行杂交。按孟德尔的假设，F_1 黄圆豌豆（*YyRr*）将产生 4 种数量相等的配子：*YR*、*Yr*、*yR*、*yr*；纯合绿皱豌豆（*yyrr*）只形成一种配子 *yr*，随机受精后，F_2 将出现黄圆（*YyRr*）、黄皱（*Yyrr*）、绿圆（*yyRr*）、绿皱（*yyrr*）4 种表现型，并且呈 1:1:1:1 的比例。实验中，无论以 F_1 作母本还是父本，结果都符合预期设想（图 3-8）。

三、自由组合定律的实质和细胞学基础

具有两对或两对以上相对性状的亲本进行杂交，F_1 在形成配子时，等位基因分离，非等位基因自由组合。这就是自由组合定律（law of independent assortment），或称孟德尔第二定律。

在配子形成过程中要进行减数分裂，在减数第一次分裂的后期，等位基因随着同源染色体的分开而分离；非等位基因随着非同源染色体的自由组合而组合是自由组合定律的细胞学基础。自由组合定律的实质是非等位基因的自由组合（图 3-9）。

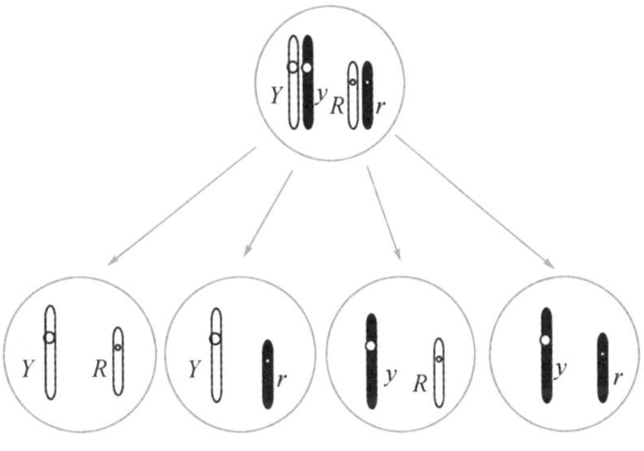

图 3-9 非等位基因自由组合示意图

四、自由组合定律的适用范围

自由组合定律也是普遍应用的遗传规律之一。例如，在一个家系中研究 2 对或 2 对以上相对性状（或单基因遗传病），且其对应的等位基因分别位于非同源染色体上时，就可以用自由组合定律分析其传递规律。

（徐琛慧）

第 3 节 连锁与互换定律

摩尔根和他的助手用果蝇作为实验材料进行杂交实验，不仅证实了孟德尔遗传规律的正确性，而且揭示了遗传的第三个定律：连锁与互换定律。

链接

摩尔根（Thomas Hunt Morgan，1866—1945）（图 3-10），20 世纪最著名的生物学家之一。1886 年获得动物学学士学位，1890 年获得博士学位。其后分别在布莱恩莫尔学院、哥伦比亚大学和加利福尼亚理工学院等任教和开展研究工作。其中发表的《基因论》提出了基因在染色体上呈直线排列的理论，补充和发展了孟德尔的遗传学说，极大地推动了遗传学的向前发展。摩尔根获 1933 年诺贝尔生理学或医学奖。

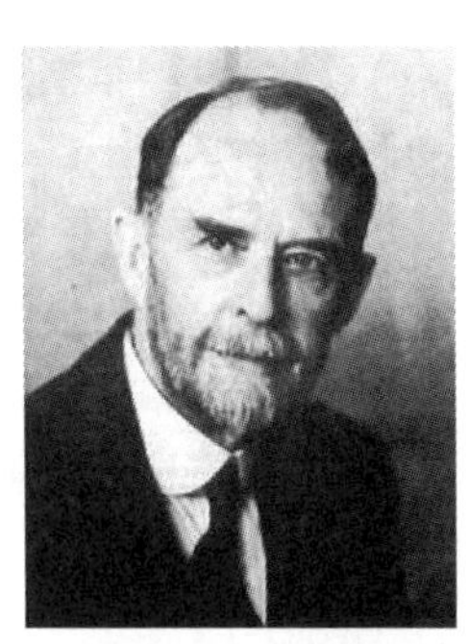
图 3-10 摩尔根

1866 年摩尔根出生时，恰巧孟德尔的论文也在这一年在杂志上公开发表。几十年后，人们发现这似乎是一种事先安排好的巧合，一种探寻生命遗传规律的巧合。成名后的摩尔根常对好友说自己诞生于 1865 年：一是因为他的母亲是在这一年的年底怀孕的，从一个生物学家的角度来说，一个新生命的诞生应从卵子受精算起；二是因为这一年孟德尔提出了关于遗传的基本定律，而摩尔根正是继承了孟德尔所开创的遗传学说，并将其发展成为现代经典遗传学理论。他好像就是为了接孟德尔的班而来到了这个世界。

一、完全连锁

果蝇是昆虫纲双翅目的一种小型蝇类，在制醋和有水果的地方常常可以见到，体长 3 ～ 4mm。因为果蝇的种类多，繁殖快（每 10 ～ 14 天就可以繁殖一代），又容易饲养，常用它作为遗传学研究的试验材料。

野生果蝇为灰身长翅类型（简称灰长）。摩尔根等在实验室培养过程中又发现了黑身残翅的突变类型（简称黑残）。用纯合的灰身长翅（*BBVV*）果蝇与黑身残翅（*bbvv*）果蝇杂交，F_1 代都是灰身长翅（*BbVv*）果蝇，因此灰色（*B*）对黑色（*b*）是显性，长翅（*V*）对残翅（*v*）是显性。然后用 F_1 代雄果蝇与黑身残翅的雌果蝇测交，测交结果显示，F_2 代只出现了灰身长翅和黑身残翅两种亲本类型，比例为 1 ∶ 1（图 3-11）。若按照自由组合定律分析，F_2 代应该出现灰身长翅、灰身残翅、黑身长翅、黑身残翅四种类型，并且比例也应是 1 ∶ 1 ∶ 1 ∶ 1，实验结果并非如此。

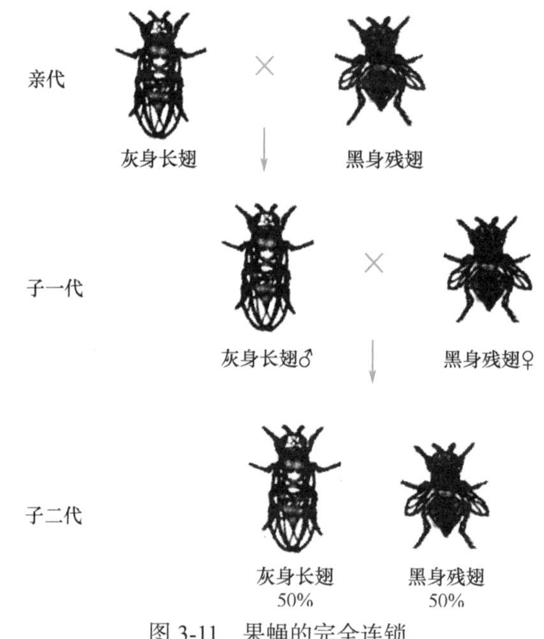

图 3-11　果蝇的完全连锁

摩尔根认为，灰身（*B*）和长翅（*V*）基因位于同一条染色体上，黑身（*b*）和残翅（*v*）基因位于另一条同源染色体上，因此 F_1 代雄果蝇产生配子过程中，仅能形成 *BV* 和 *bv* 两类雄配子，黑身残翅雌果蝇只能形成一种雌配子 *bv*，雄配子与雌配子受精后，测交后代只能是灰身长翅（*BbVv*）和黑身残翅（*bbvv*）两种类型。这种遗传方式不同于自由组合（图 3-12）。

两对或两对以上的等位基因位于同一对同源染色体上，在遗传时，位于一条染色体上的基因常连在一起不分离，称为连锁。F_1 灰身长翅雄果蝇和隐性亲本黑身残翅雌果蝇测交后代完全是亲本组合，这种遗传方式称为完全连锁。

人类的基因约有 2.5 万，分布在 23 对染色体上。同一对染色体上分布的若干对基因，彼此间相互连锁构成一个连锁群。连锁群的数目一般与染色体的对数相一致，如女性有 23 对染色体，构成 23 个连锁群；男性因性染色体 X、Y 的形态结构不同，故有 24 个连锁群。

完全连锁现象在生物界并不常见，仅在雄果蝇和雌家蚕中存在，常见的是不完全连锁遗传。

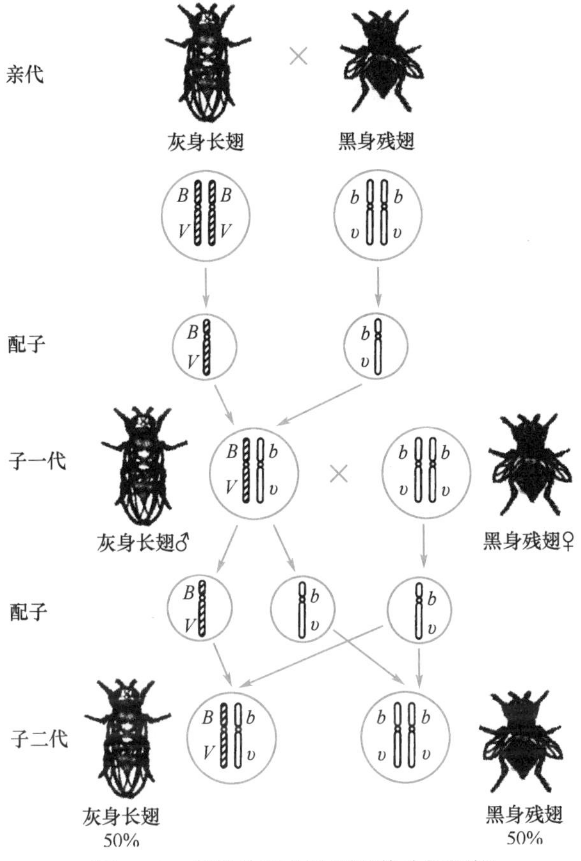

图 3-12 果蝇的完全连锁遗传分析图解

二、不完全连锁与互换

摩尔根让 F_1 代灰身长翅（*BbVv*）的雌果蝇与黑身残翅（*bbvv*）的雄果蝇测交，测交后代虽然出现了四种类型：灰身长翅（*BbVv*），黑身残翅（*bbvv*），灰身残翅（*Bbvv*），黑身长翅（*bbVv*）。但比例并不是1 ∶ 1 ∶ 1 ∶ 1。而是灰身长翅（*BbVv*）占 41.5％，黑身残翅（*bbvv*）占 41.5％，灰身残翅（*Bbvv*）占 8.5％，黑身长翅（*bbVv*）占 8.5％。其中 83％是亲本组合，17％是重新组合（图 3-13），这种遗传方式称为不完全连锁。

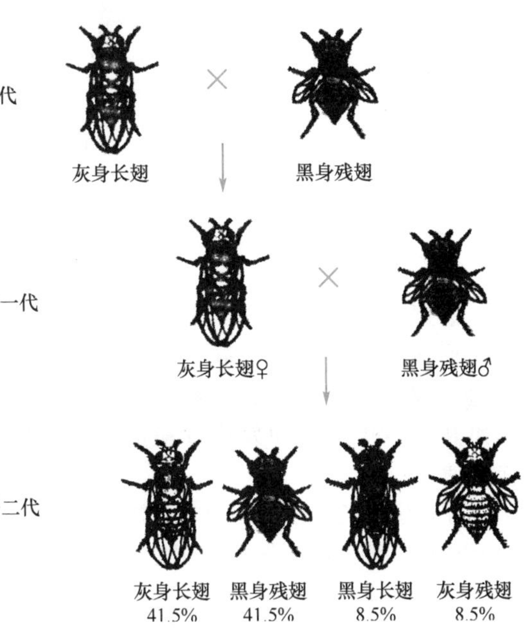

图 3-13 果蝇不完全连锁遗传

为什么会出现如此结果呢？摩尔根认为，F_1 代雌果蝇形成配子过程中，基因 *BV* 和 *bv* 多数保持原来的连锁关系，但由于同源染色体的联会和同源非姐妹染色单体间的交叉，使部分连锁基因 *BV*

和 bv 之间发生互换，这样可以产生 Bv、Bv、bv、bv 四种雌配子，当与雄配子 bv 受精后，将会形成四种类型的测交后代。由于发生同源非姐妹染色单体间的交叉互换的细胞毕竟是少数，因此 F_1 代雌果蝇产生的 Bv 和 bv 的配子数量多，而 Bv 和 bv 的配子少，这四种配子都有同等的机会和雄配子 bv 结合，所以测交后代亲本组合类型多，重新组合类型少（图 3-14）。

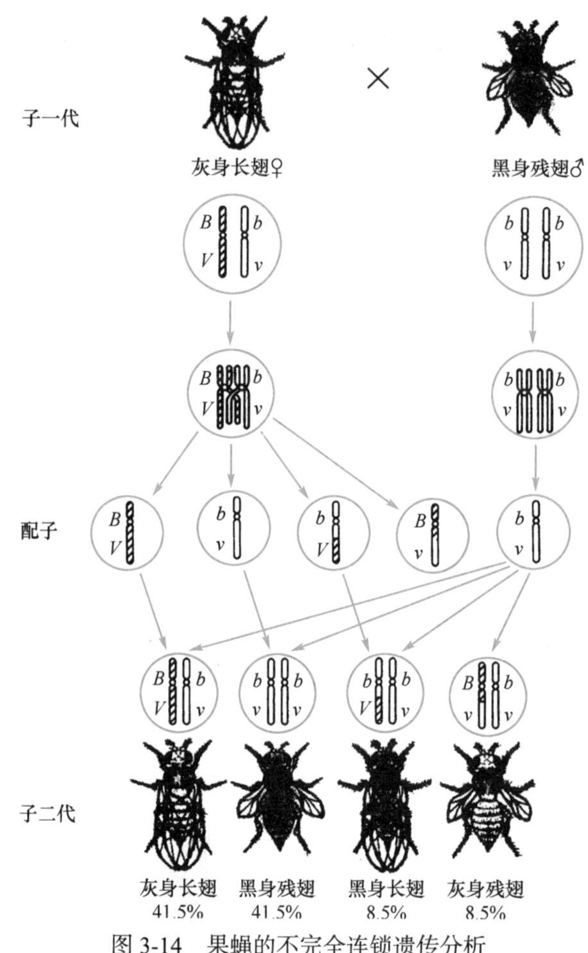

图 3-14　果蝇的不完全连锁遗传分析

三、连锁与互换定律的实质和细胞学基础

根据以上实验，摩尔根总结出连锁与互换定律，又称为遗传学第三定律。生物体在形成配子时，位于同一条染色体上的基因彼此连锁在一起，作为一个整体进行传递，称为连锁定律。生物体在形成配子时，位于同一条染色体上的基因可能由于非姐妹染色单体之间发生片段的交换而发生重新组合，构成新的连锁关系，称为互换定律。

互换定律的实质是同源非姐妹染色单体之间交换片段，使某些等位基因的位置相互对调。减数分裂时同源染色体的联会和同源非姐妹染色单体间的交叉是连锁与互换定律的细胞学基础（图 3-15）。

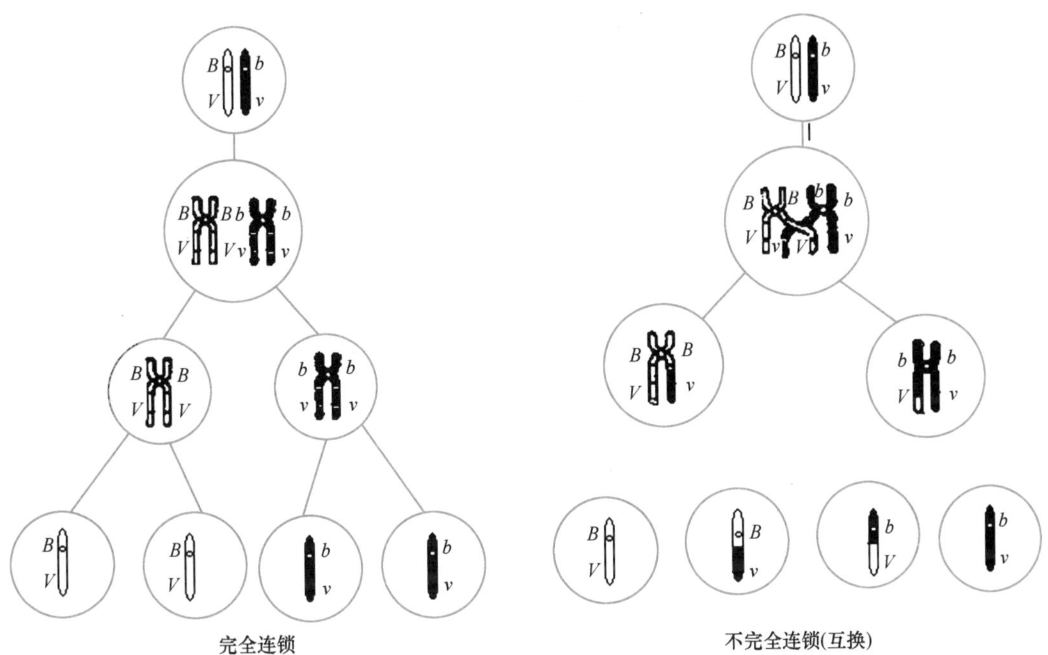

图 3-15 基因连锁与互换图解

四、连锁与互换定律的适用范围

生物基因分别存在其细胞中的各条染色体上，凡是位于同一条染色体上的基因，彼此间就必然都是连锁的，构成一个连锁群。一般来说二倍体生物所具有的连锁群数与配子中染色体数目或体细胞染色体对数是相等的。例如，果蝇有 4 对染色体，$2n=8$，$n=4$，可形成 4 个连锁群；豌豆有 7 对染色体，$2n=14$，$n=7$，可以形成 7 个连锁群；人类有 23 对染色体，$2n=46$，$n=23$，其中 22 对常染色体可以形成 22 个连锁群，X 和 Y 染色体各构成一个连锁群，因此人类可以形成 24 个连锁群。

连锁与互换定律在医学实践中具有重要的应用价值，可以用来推测某种遗传病在胎儿中发生的可能性。例如，外耳道多毛症，初生时外耳道即有绒毛状褐色霭毛，6 岁后色泽转黑，青春期外耳道部位出现变长的黑色硬毛，长度为 2 ～ 20mm。外耳道多毛症全部都表现为双侧性，且有明显的对称性。多毛的部位常常见于外耳道口、耳轮缘和耳屏。耳毛最长可达到 4.5cm，有的呈卷曲状，还有部分络腮胡与之并存。这种疾病的致病基因位于 Y 染色体上，Y 染色体上有性别决定区（SRY）基因，两者连锁在一起，因此患外耳道多毛症的常常是男性，称全男性遗传。

同一连锁群中各对等位基因可以发生互换而重组。互换率是杂交子代中重新组合类型数占全部子代总数的百分率。可用以下公式表示：

互换率（%）= 重新组合类型数 /（重新组合类型数 + 亲本组合类型数）×100%

互换率反映了连锁基因在染色体上的相对距离。一对同源染色体上的两对等位基因距离越远，发生互换的可能性越大，互换率就越高；距离越近，发生互换的可能性越小，互换率就越低。

如在一个家系中研究两对或两对以上相对性状（或单基因遗传病），且其对应的等位基因位于同一对同源染色体上，就要用连锁与互换定律分析传递规律，用互换率计算子代重组类型出现的比例。

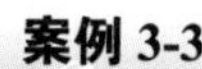

案例 3-3

指甲髌骨综合征是人类的一种显性遗传病，致病基因（*NP*）与 ABO 血型系统中的 I^A 基因连锁，已知这 2 个基因之间的互换率是 10%。

问题：该病患者后代患病的概率是多少？

解析：指甲髌骨综合征患者的主要症状是指甲发育不良，髌骨缺少或发育不良。这种病是一种显性遗传病，致病基因（用两个大写字母 *NP* 表示）与 ABO 血型的基因（I^A、I^B 或 *i*）位于同一条染色体上。在患这类疾病的家庭中，*NP* 基因与 I^A 基因往往连锁，而 *NP* 的正常等位基因 *np* 与 I^B 基因或 *i* 基因连锁，又已知 *NP* 和 I^A 之间的重组率为 10%。由此可以推测出，患者的后代只要是 A 型或 AB 型血型（含 I^A 基因）一般都将患指甲髌骨综合征，不患这种病的可能性只有 10%。因此，这种病的患者在妊娠时，应及时检验胎儿的血型，如果发现胎儿的血型是 *A* 型或 *AB* 型，最好采用流产措施，以避免生出指甲髌骨综合征患儿。

小结

通过本章学习我们认识了遗传的三大基本规律，即分离定律、自由组合定律及连锁与互换定律。性状是由基因决定的，位于不同对染色体上的基因在亲代向子代传递过程中，遵循着等位基因分离、非等位基因自由组合的规律；位于同对染色体上的基因在亲代向子代的传递过程中，不同基因往往作为一个整体随同该染色体向后代传递，连锁基因也可能发生互换。运用三大遗传规律可以推测某些遗传病的遗传方式及发病风险，从而有效地开展遗传病的咨询与防治，降低遗传病的发病率。

表 3-2　三大遗传规律比较

	分离定律	自由组合定律	连锁与互换定律
相对性状数	一对	两对及两对以上	两对及两对以上
等位基因数	一对	两对及两对以上	两对及两对以上
发生时间	减数第一次分裂后期	减数第一次分裂后期	减数第一次分裂前期
基因在染色体上的位置	位于一对同源染色体上	位于不同对同源染色体上	位于一对同源染色体上
形成配子时基因间的关系	随同源染色体分开而分离	等位基因分离，非等位基因自由组合	同一条染色体上的基因连锁，交换区段上的基因形成新的连锁
联系	在生物性状遗传过程中，三大遗传规律同时进行和作用。在形成配子时，同源染色体上的等位基因分离，非同源染色体上的非等位基因自由组合，同一对同源染色体上的基因，则按照基因连锁与互换定律来遗传		

（张晓玲）

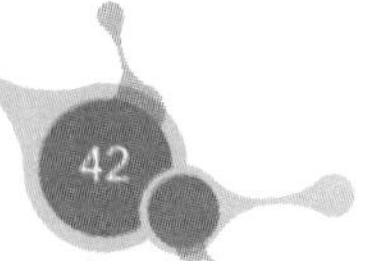

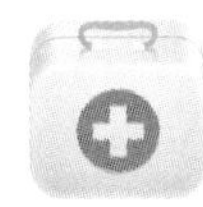

自测题

一、名词解释

1. 相对性状　2. 等位基因　3. 表现型与基因型　4. 显性性状与隐性性状　5. 显性基因与隐性基因　6. 纯合子与杂合子　7. 连锁　8. 完全连锁与不完全连锁　9. 互换　10. 互换率

二、填空题

1. 孟德尔杂交实验的材料主要是________。它是________传粉，自然状态下都是纯种；实验中选用了稳定的、容易区分的7对________。
2. 分离定律是指在________细胞中，位于一对________上的一对等位基因，各自独立存在，互不影响；当杂合子形成配子时，________随着同源染色体的分开而分离，分别进入不同的生殖细胞。
3. 自由组合定律是指具有________或________相对性状的亲本进行杂交，所产生的 F_1 在形成配子时，________分离，________可以自由组合。
4. 自由组合定律适用________或________性状的遗传规律。
5. 当________或________不同的基因位于同一对同源染色体上时，它们不________，而是联合在一起，作为一个整体进行传递，这种现象称为________。
6. 连锁与互换定律的细胞学基础：________时同源染色体的________和同源非姐妹染色单体间的________是连锁与互换定律的细胞学基础。

三、选择题

1. 下列选项中属于相对性状的是（　　）
   A. 人的身高和体重　B. 绵羊的长毛和细毛
   C. 人的色盲和近视　D. 水稻的有芒与无芒
   E. 豌豆的饱满豆荚与圆滑种子
2. 白绵羊与白绵羊后代出现了白绵羊和黑绵羊，这种现象称为（　　）
   A. 性状分离　B. 等位基因分离
   C. 同种基因分离　D. 姐妹染色单体分离
   E. 非等位基因分离
3. 分离定律的实质是（　　）
   A. F_1 均表现显性性状
   B. F_2 出现性状分离
   C. 同源染色体的分离
   D. 同源染色体上等位基因的分离
   E. 测交后代分离比为1:1
4. 绵羊白色相对于黑色为显性，两只白羊接连生下3只白色小羊，若再生第四只小羊，其毛色为（　　）
   A. 一定是白色　B. 一定是黑色
   C. 白色的可能性大　D. 黑色的可能性大
   E. 一定不是白色
5. 惯用左手和惯用右手是一对相对性状，某男孩惯用左手，其双亲却都是惯用右手，如用 *A*(*a*) 表示这对基因，则该男孩和其父母的基因型依次是（　　）
   A. *aa*、*Aa*、*AA*　B. *aa*、*Aa*、*Aa*
   C. *Aa*、*Aa*、*Aa*　D.*Aa*、*aa*、*Aa*
   E.*Aa*、*Aa*、*Aa*
6. 在人类中，双眼皮是受显性基因 *A* 控制，单眼皮是受隐性基因 *a* 控制。有一对夫妇均为双眼皮，他们各自的双亲中都有一个是单眼皮，这对夫妇生一个孩子是双眼皮的概率是（　　）
   A.10%　B.25%　C.50%
   D.75%　E.100%
7. 具有下列基因型的个体属于纯合子的是（　　）
   A.*AaYyCc*　B.*YYrrcc*
   C.*AaBBCC*　D.*Aa*
   E.*YYRrcc*
8. 孟德尔选用子叶颜色是黄色、种子形状是圆滑（简称黄圆）的纯种豌豆与子叶颜色是绿色、种子形状是皱缩（简称绿皱）的纯种豌豆作为亲本，进行杂交，得到的子一代（F_1 代）全部是（　　）
   A. 黄圆　B. 黄皱
   C. 绿圆　D 绿皱
   E. 不确定

9. 上题子一代（F_1代）黄圆豌豆自花授粉后，子二代（F_2代）出现了性状分离，出现的表现型有（　　）
   A. 2种　　B. 3种　　C. 4种
   D. 5种　　E. 6种
10. 一个配子的基因组成是*AB*，那么产生这种配子的生物体是（　　）
   A. 显性纯合子　　B. 隐性纯合子
   C. 杂合子　　D. 不能确定
   E. 没有这种生物体
11. 纯种黄圆豌豆与纯种绿皱豌豆杂交，F_1产生的配子比是（　　）
   A. 3 ∶ 1　　B. 1 ∶ 1
   C. 1 ∶ 1 ∶ 1 ∶ 1　　D. 9 ∶ 3 ∶ 3 ∶ 1
   E. 1 ∶ 3
12. 下列基因型中产生配子类型数最少的是（　　）
   A. *Aa*　　B. *AaBb*　　C. *aaBb*
   D. *AaBB*　　E. *aaBBcc*
13. 黑发对金发是显性，一对夫妇全是杂合体黑发，他们的三个孩子全是黑发的概率是（　　）
   A. 3/4　　B. 9/16　　C. 1/64
   D. 27/64　　E. 1/4
14. 自由组合定律的实质是（　　）
   A. 雌雄配子结合机会均等
   B. 非等位基因的自由组合
   C. 两组相对性状间的自由组合
   D. 细胞中染色体的自由组合
   E. 非同源染色体的自由组合
15. 摩尔根以什么为实验材料，总结出连锁与互换定律（　　）
   A. 豌豆　　B. 花生　　C. 果蝇
   D 玉米　　E. 西瓜
16. 摩尔根实验中F_1灰身长翅雄果蝇和隐性亲本黑身残翅雌果蝇测交后代有几种类型（　　）
   A. 2种　　B. 3种　　C. 4种
   D. 5种　　E. 6种
17. 摩尔根实验中F_1代灰身长翅的雌果蝇与黑身残翅的雄果蝇测交，后代出现了几种类型（　　）
   A. 2种　　B. 3种　　C. 4种
   D. 5种　　E. 6种

四、简答题

1. 详述分离定律内容。
2. 简述自由组合定律的细胞学基础及实质。
3. 豌豆红花基因（*A*）对白花基因（*a*）为完全显性，纯种红花豌豆和纯种白花豌豆杂交，分析并判断：①F_1具有怎样的基因型和表型？②F_1自交所产生的子二代可能有哪些基因型和表现型？
4. 在人类中，双眼皮是受显性基因*A*控制，单眼皮是受隐性基因*a*控制，褐色眼是受显性基因*B*控制，蓝色眼是受隐性基因*b*控制，两对基因分别位于不同对的同源染色体上。一对夫妇都是双眼皮褐色眼，生了一个单眼皮蓝色眼的孩子，问他们再生一个孩子是双眼皮蓝色眼的可能性是多大？

4

第四章 遗传病与遗传病的防治

随着科学进步，急性传染病、流行病和营养缺乏等引起的疾病已得到基本控制，但遗传性疾病的发病率和病死率却呈上升趋势。据统计，人类遗传病已经超过6000种。由于大多数遗传病没有有效的治疗方法，且治疗费用高昂，因此对于遗传病目前实行预防为主、治疗为辅的原则。杜绝遗传病的发生，减少其对人类的危害要从控制和改变遗传因素的方面做起，了解遗传病的种类、发病原理，找到预防与治疗的方法，以达到优生、最终实现提高人口素质的目标。

第1节 遗传性疾病概述

一、遗传病的概念

遗传病是指生殖细胞或受精卵的遗传物质发生改变所引起的疾病。遗传物质的改变是遗传病主要特征，遗传物质的改变包括染色体畸变及在染色体水平上看不见的基因突变。

由定义可将遗传病的特点归纳为四点：①从上一代遗传给下一代的垂直传递的特征，也就是遗传性，但并不是所有遗传病在家系中都可以看到这一现象，因为隐性遗传病的致病基因虽然是垂直传递，但是杂合子携带者表型正常，看不到垂直传递现象。②遗传物质的改变是遗传病的病因，这是垂直传递的基础，也是遗传病不同于其他疾病的主要依据。③生殖细胞或受精卵是垂直遗传的载体。不是任何细胞的遗传物质的改变都可以传给下一代，如人在遭受电离辐射后可以产生放射病，此时皮肤或骨髓细胞等体细胞的遗传物质可能会发生改变，但这种改变是不能传给下一代的，若因辐射作用导致性腺中生殖细胞的遗传物质的改变则可以遗传给后代。④遗传病具有终生性，虽然积极的治疗可以减轻患者症状，但是不能改变其遗传的物质基础，到目前为止尚未有根治方法。

随着人们对遗传病概念认识的深入，把细胞内遗传物质的改变所导致的疾病都统称为遗传病。体细胞的遗传物质的改变所导致的疾病也包含在遗传病的范畴之内，称为体细胞遗传病。例如，各种肿瘤及特定组织细胞中的染色体和癌基因、抑癌基因的变化。有些先天性畸形也属于体细胞遗传病。

遗传病与家族性疾病辨析：家族性疾病是指某一家族中有多个成员患上同一种疾病，或者说某一种疾病有家族史。有的人认为家族性疾病就是遗传病，其实这是一种误解，是不全面的。一方面一些常染色体隐性遗传病常常看不到家族性，往往是散发的，如白化病、苯丙酮尿症等；一些罕见的常染色体显性遗传病或X连锁遗传病可能是由于新的突变基因所致，人们看到的往往也是散发的。另一方面，一些环境因素导致的疾病，如缺碘导致的甲状腺肿大，往往表现在某一家庭中聚集，但是缺碘引起的甲状腺肿大不是遗传病，所以，家族性疾病不一定是遗传病，遗传病有时也看不到家族的聚集性。

遗传病与先天性疾病辨析：先天性疾病是指一个个体出生时就表现出来的疾病。现在已知的大多数遗传病都是先天性疾病，如多指症、短指症等。但不是所有的先天性疾病都是遗传病，如孕妇在怀孕期间感染风疹病毒可以导致胎儿先天性心脏病。1954 年，西德生产一种名叫“反应停”的药物来治疗妊娠反应，结果导致胎儿先天畸形，这些疾病就不是遗传病。另外也不是所有的遗传病都具有先天性的特点，有些遗传病出生时并无临床症状，而是发育到一定年龄时才发病，可以是出生后几年、十几年、甚至年过半百时才发病。例如，假性肥大型肌营养不良通常在儿童期发病；Huntington 舞蹈病多在 25 ～ 45 岁发病；阿尔茨海默病（Alzheimer 病）一般在老年阶段发病。这些虽不是先天性疾病，但却是遗传病。

二、遗传因素与环境因素对疾病发生的作用

遗传病虽然是由遗传物质改变所引起，但并不是说环境因素在发病过程中不起作用，相反，有些遗传病的发病在不同程度上需要环境因素的作用。根据在疾病的发生过程中，对环境因素和遗传因素的相对重要性分析，可分为三种情况（图 4-1）：①遗传因素起决定性作用；②遗传和环境因素共同作用；③环境因素起主导作用。

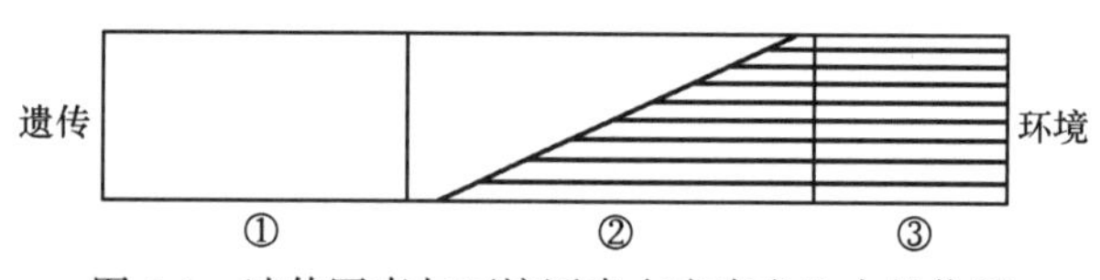

图 4-1　遗传因素与环境因素在疾病发生中的作用

（一）基本上由遗传因素决定

此类疾病中遗传因素起决定性作用。例如，甲型血友病、白化病等许多单基因病，以及染色体畸变引起的唐氏综合征等染色体病。也有的在环境因素诱发的情况下才发病。例如，苯丙酮尿症患者由于基因缺陷，导致体内苯丙氨酸代谢障碍，在摄入乳类或高苯丙氨酸饮食的情况下才会诱发苯丙酮尿症；葡萄糖 -6- 磷酸脱氢酶缺乏症（蚕豆病）患者也只有在吃了蚕豆或伯氨喹类药物后，才诱发急性溶血。

（二）遗传和环境因素对发病均起作用

此类疾病是由遗传和环境因素共同作用的结果，如哮喘病，遗传因素占 80%，环境因素占 20%，遗传因素作用大，环境因素作用小；胃及十二指肠溃疡，遗传因素占 30% ～ 40%，环境因素占 60% ～ 70%，遗传因素作用小，环境因素作用大。

（三）环境因素起主导作用

此类疾病的发生主要是环境因素引起，与遗传因素基本无关。例如，烈性传染病中的霍乱、2003 年爆发的 SARS 及外伤、中毒和营养性疾病等。

三、遗传病的分类

通常根据人体系统或遗传方式来进行分类，现代医学遗传学将人类遗传病分为五大类。

（一）染色体病

染色体数目或结构改变所致的疾病称为染色体病。染色体改变往往涉及许多基因，常常表现为复杂的综合征，包括先天发育异常、畸形及智力低下等。已知的染色体病有 300

多种。妊娠前3个月因染色体畸变而自发流产，约占各种自发性流产的一半以上。染色体病通常不在家系中传递，但也有可传递的。

（二）单基因病

单基因病由单基因突变所致。单基因突变可导致蛋白质（或酶）在质或量上发生改变，引起分子病（遗传性酶病）。这种突变发生在一对同源染色体中的一条引起的疾病常呈显性遗传，这种突变同时发生在一对同源染色体才引起的疾病常呈隐性遗传。各种单基因遗传病总的发病率约为3.5%，已知的病种约有7000种。

（三）多基因病

涉及两对以上基因的遗传病称为多基因遗传病。多基因病病因复杂，既涉及遗传因素，又涉及环境因素，两方面因素的综合作用导致发病，多基因病有家族聚集现象，但不表现单基因病那样明确的家系传递模式。多基因病发病率较高，大多超过0.1%，是最常见、最多发的遗传病。

（四）体细胞遗传病

体细胞中遗传物质改变所致的疾病称为体细胞遗传病。体细胞中遗传物质的改变只会影响由该细胞分裂产生的子代细胞，一般不会传给子女。恶性肿瘤和一些先天畸形属于体细胞遗传病，一般肿瘤是散发的，但癌家族则表现为家族性。在经典的遗传病概念中不包括此类疾病。

链接

癌症目前是威胁人类生命的主要病因之一。现已证明癌症属体细胞遗传病。“癌症会遗传吗？”这是很多癌症患者直系亲属都非常关心的一个问题。细胞分子生物学研究发现：癌症本身并不会遗传，但癌症的易发体质却会遗传，就是说如果直系亲属中有人患了某种癌症，那么这部分人群就是这种癌症的高危人群，生活中需要提高警惕，做好预防工作。

（五）线粒体遗传病

线粒体基因突变所致的疾病称为线粒体遗传病。线粒体的环状DNA是独立于细胞核基因组之外的第二套遗传系统，表现为母系遗传的特点。现已发现100余种疾病与线粒体DNA突变有关，如Leber视神经萎缩等。

第2节　染色体病

案例4-1

患者，女性，19岁，因身材矮小，性征发育差，闭经就诊。病史：出生体重、身长均正常，母亲妊娠期未使用过药物。8岁时发现身高比较矮，当时没在意，12岁时发现比同龄人矮许多，现已19岁，看上去像10多岁的小孩，身材矮小，性征发育差，原发闭经。检查：身高1.4m，体重35kg，有轻微蹼颈，肘外翻。乳房未发育，乳距宽。外生殖器发育不良，阴毛稀少。B超检查，子宫小，卵巢发育差。

问题：这是什么遗传病？如何发生？

由于染色体畸变会导致基因群的增减或位置的变化、破坏基因的平衡状态，使细胞的遗传功能受到影响而造成机体不同程度的损害，引起染色体病。

一、染色体畸变

染色体是遗传基因的载体。人类的单倍染色体组（n=23）中约有 30 000 多个结构基因，如按平均计算，每条染色体上有上千个基因。人类的 24 种染色体（1 ～ 22 号常染色体和 X、Y 性染色体）形成了 24 个基因连锁群。染色体发生任何数目异常或结构畸变，都必将导致某些基因的增减或位置改变，从而产生临床效应。染色体畸变包括染色体数目畸变和结构畸变两大类。

（一）染色体数目畸变

染色体数目畸变是指细胞中染色体数目的增加或减少，包括整倍性改变、非整倍性改变和嵌合体三种形式。

1. 整倍性改变　是指染色体在二倍体的基础上整组的增加，也就是说发生整倍性改变的细胞或个体含有 3 个或 3 个以上的染色体组，称为多倍体。以人为例，三倍体的细胞含有 3 个染色体组、染色体数为 69 条。多倍体的形成主要是由于受精卵发生了双雄受精、双雌受精或核内复制而导致，在人类中三倍体及三倍体以上的胚胎是致死的，在流产胚胎中常见。

2. 非整倍性改变　是指个体细胞内染色体数目比二倍体增加或减少一条或数条，而并非成倍的增减。染色体数目少于 46 条的细胞或个体称为亚二倍体，丢失一条染色体的也称为某号染色体的单体型。把染色体数多于 46 条的细胞或个体称为超二倍体，多一条染色体的又称为某号染色体的三体型。非整倍性改变产生的主要原因是由于生殖细胞减数分裂时发生染色体不分离或丢失所致。

3. 嵌合体　是指一个个体内含有两种或两种以上不同核型的细胞系。嵌合体的形成主要是由于受精卵在早期卵裂时发生了染色体不分离所致。嵌合体的临床症状的轻重取决于哪种细胞系占优势，而细胞系的比例又取决于染色体发生不分离时间的早晚，也就是说，不分离发生越晚，正常细胞系所占比例越大，异常细胞系比例越小，临床症状相对就较轻。

（二）染色体结构畸变

在物理、化学及生物等因素的作用下，人类的染色体可能发生断裂。如果断裂发生后，断片在原位愈合或重接，一般不会产生有害的遗传效应；如果断片没有原位重接，而是变位重接或丢失，就会形成各种不同的畸变染色体。根据染色体重接方式的不同，将染色体畸变分为以下几种类型（图 4-2）。

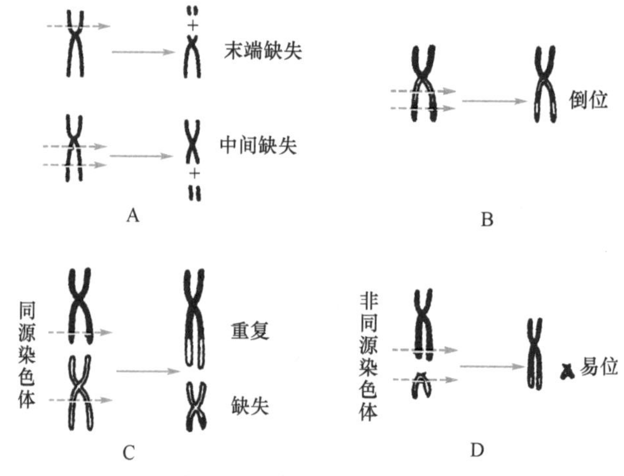

图 4-2　染色体结构畸变图解

A. 缺失；B. 倒位；C. 重复；D. 易位

1. 缺失（del）　是指染色体发生了片段的丢失，是由于染色体某处发生断裂后，其断片丢失所形成的一种结构畸变。缺失可分为末端缺失和中间缺失两种类型。末端缺失是指染色体发生一次断裂后，不含着丝粒的末端部分丢失；中间缺失是指染色体同一臂上发生两处断裂，两断裂点之间的部分丢失，其余的两个片段重接。在人类中，染色体的部分缺失常导致染色体病，如猫叫综合征就是由于 5 号染色体的短臂部分缺失所致。

2. 倒位（inv）　是指一条染色体上同时出现两处断裂，断点中间的片段倒转 180°，重新连接起来而使这一片段的基因的排列顺序颠倒的现象。倒位可分为臂内倒位和臂间倒位。颠倒片段不包括着丝粒的倒位称为臂内倒位；颠倒片段包括着丝粒的倒位称为臂间倒位。临床上臂间倒位比臂内倒位多见。在人群中 9 号染色体的臂间倒位最多，发生率可达1%。习惯性流产夫妇中，第 9 号染色体臂间倒位的发生率明显高于一般人群，这一现象提示这种倒位可能与习惯性流产有一定关系。

3. 重复（dup）　是指一对同源染色体，其中一条染色体发生一处断裂，断片接到它的同源染色体上，导致这条染色体上某个片段的重复。

4. 易位（t）　一条染色体臂的一段移接到另一非同源染色体的臂上的结构畸变。两个非同源染色体间相互交换染色体片段称为相互易位。罗伯逊易位是一种特殊的相互易位，是指两条近端着丝粒染色体在着丝粒或其附近部位断裂，然后两者长臂重接成一条染色体，两者短臂也可重接成一条很小的染色体，但因其小，遗传物质少，很容易丢失。

对于相互易位来说，因为没有遗传物质的增减，所以通常不会引起明显的遗传效应，即对个体的发育一般无严重影响，这种易位称平衡易位。具有易位染色体但表型正常的个体称平衡易位携带者。在人群中，平衡易位携带者的比例可达 2‰，即 250 对夫妇中就有一个这样的个体。虽然携带者自身表型正常，但其形成的配子异常，与正常的配子受精后形成的合子，正常的可能性极低，从而引起流产、死胎或畸形儿。

（三）染色体畸变的描述方法

为了表示各类染色体核型异常，促进国际间交流，1971 年在巴黎召开的国际会议上制订了统一的识别标准和命名原则，即《人类细胞遗传学命名的国际体制》。体制明确规定了染色体畸变的描述中所用的符号和术语。

1. 染色体数目畸变的描述　无论是整倍性改变还是非整倍性改变，描述特定核型时需要按顺序写明：①染色体总数；②性染色体组成；③增加（＋）或减少（－）的畸变染色体序号，各项之间加“，”。例如，某女性患者少了一条 X 染色体，其核型描述为 45，X；某人多了一条 21 号染色体，其核型描述为 47，XX（XY），＋21。嵌合体需用“/”隔开不同的核型。

2. 染色体结构畸变的描述　染色体结构畸变只有在显带标本上才可以精确识别，其核型表达方法包括简式和详式两种。

(1) 简式：需要表达的内容有以下几种。①染色体总数；②性染色体组成；③畸变的类型符号；④括号内写明受累染色体的序号；⑤在一括号内注明断裂点的臂区带号。

(2) 详式：简式的前 4 项内容仍然适用，不同的是第 5 项内容在括号内不只描述断裂点，还需描述畸变染色体带的组成。

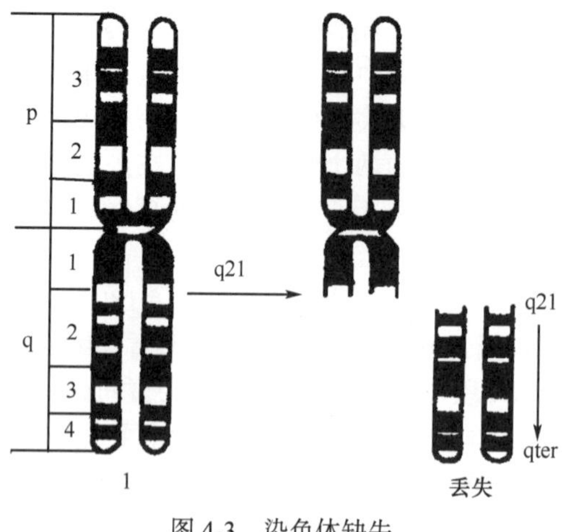

图 4-3　染色体缺失

例如，1 号染色体在长臂二区一带处发生断裂，末端缺失（图 4-3），其核型描述为：①简式：46，XX(XY)，del(1)(q21)；②详式：46，XX(XY)，del(1)(pter → q21 ：)。

（四）染色体畸变发生的原因

造成个体染色体畸变的原因是多方面的，主要有以下几种。

1. 物理因素　主要指射线照射，包括 α 射线、β 射线、γ 射线和 X 线等。α 射线穿透能力弱，容易被其他物质吸收，外照射对人和其他生物体的伤害不大，但其电离能力强，一旦进入生物体就会因内照射而造成较大的伤害。β 射线穿透能力较强，它照射生物体也会造成较大的伤害。γ 射线是穿透能力极强的电磁波，它照射生物体会造成很严重的伤害。X 线对人体健康也有一定危害，X 线照射量越大，对人体的损害就越大，X 线照射量可在身体内累积，其主要危害是对人体血液成分中的白细胞具有一定的杀伤力，使人体血液中的白细胞数量减少，进而导致机体免疫功能下降，使病菌容易侵入机体而发生疾病。

2. 化学因素　主要指一些化学物质，如一些化学药品、农药、毒物和抗代谢药等，都可引起染色体畸变。实践证明，一些抗癌药、抗痉挛药和抗癫痫类药都有不同程度的致畸作用。有机磷杀虫剂和除草剂也是诱变剂。工业毒物如苯、甲苯、铝、二硫化碳等，如果接触时间过长，也会导致染色体数目异常或染色体断裂。我们日常饮食常提的致癌物质如亚硝酸盐、食品添加剂、工业色素、黄曲霉等，如果经常食用，也会引起体细胞染色体畸变，从而引起癌变。

3. 生物因素　主要指病毒感染，常见的病毒有水痘、风疹、带状疱疹、肝炎（甲、乙型）、麻疹、流行性腮腺炎病毒等。

4. 遗传因素　生物通过生殖繁衍后代，把自己的一半染色体传给下一代，如果父母的染色体是异常的，那么子女得到的染色体也有可能是异常的。例如，母亲是 21 三体综合征患者，孩子有 50%可能还是 21 三体综合征患者。

5. 母亲年龄　某些染色体畸变的发生，常常与父母生育年龄有一定的关系。特别是当母亲生育年龄偏大时，所生子女为三体型的概率要高于一般人群。例如，母亲生育年龄大于 35 岁时，生育 21 三体综合征患儿的频率增高，其他三体型也有类似情况。这与初级卵母细胞在母体内停留时间过长及受精卵早期所处的宫内环境有关。

二、常见染色体病

染色体数目或结构异常引起的疾病称为染色体病。由于染色体畸变往往导致基因群的增减或位置的变化，严重破坏基因的平衡状态，使细胞的遗传功能受到影响而造成机体不同程度的损害，所以临床上染色体病常表现为具多器官多系统异常的综合征，如多发畸形、智力障碍、皮纹改变、生长发育迟缓等症状，故常称染色体综合征。

根据染色体的分类，将染色体病又分为常染色体病和性染色体病。

（一）常染色体病

由常染色体（1～22号）数目或结构畸变引起的疾病称为常染色体病。

1. 唐氏综合征　又称先天愚型，是人类最早确认的，也是最常见的一种染色体病。1866年由英国医生唐氏（Langdon Down）首先描述，故称唐氏综合征（Down综合征）。1959年法国细胞遗传学家勒热纳（Leieune）首先发现本病病因是多了1条21号染色体，故又称21三体综合征。

【发病率】　在新生儿中的发病率为1/800～1/600，男性多于女性。人群中受本病累及的胎儿和新生儿病死率较高，故在人群中调查所得的患病率并不太高。高龄孕妇特别是40岁以上者生育患儿的风险较高。

【临床特征】　智力低下：为轻、中度，多数是中度精神发育迟滞，其智力随着年龄的增长而逐步降低，年龄从1岁增长至10岁，其平均智商（IQ）则从58下降至40以下。也有专家认为，在青少年期智商（IQ）相对稳定，以后才降低。患儿安静、温顺，有一定的生活自理和劳动能力。

身体发育不良：本病患儿出生时身高较正常新生儿短1～3cm，前后囟及前额缝宽，闭合迟，常出现第三囟。患儿开始学说话的平均年龄为4～6岁，95%有发音缺陷。大多数患儿性情温和，常傻笑，喜欢模仿和重复一些简单的动作，可进行简单的劳动，如穿衣、吃饭等，但动作笨拙、不协调、步态不稳。40%的患者有先天性心脏病。男患者常有隐睾，无生育能力；女性患者少数有生育能力，但易将此病传给后代。

特殊呆滞面容：眼裂小、外侧上倾，眼间距宽，鼻根低平，耳位低，颌小，腭狭，口常半开，舌大外伸，流涎，故又称伸舌样痴呆（图4-4）。

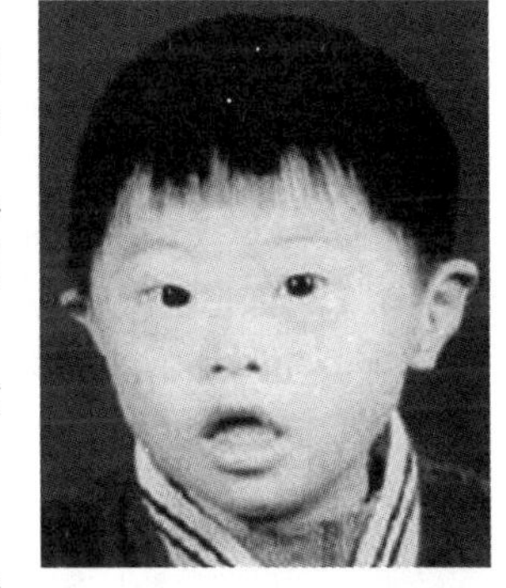

图4-4　唐氏综合征患者

皮肤纹理特征：约50%患者具有通贯手，atd角为70°～80°（正常人atd角平均为41°），拇趾与第二趾之间相距较大。

【核型】　患者的核型可分为三种类型。

单纯型：核型为47，XX（XY），+21，患者全身所有体细胞均多1条21号染色体（图4-5）。该型患者临床症状典型，约占全部病例的92.5%。此种类型产生的原因是父母生殖细胞形成过程中，主要是减数分裂过程中21号染色体发生了不分离所导致的，约95%是母亲形成卵细胞异常导致的。

嵌合型：核型为46，XX（XY）/47，XX（XY），+21。较少见，约占2.5%。此种类型的发生原因是正常受精卵在胚胎发育早期的卵裂中第21号染色体发生了不分离，其结果是产生45/46/47细胞系的嵌合体。但由于45，-21的细胞易被选择性淘汰，所以患者常表现为46/47细胞系的嵌合体。

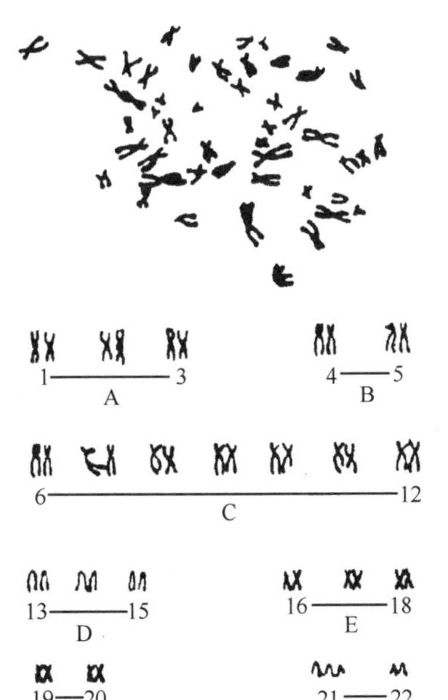

图4-5　先天愚型患者的核型

易位型：常见核型为46，XX（XY），-14，+t（14q21q）。约占全部病例的5%。此种类型产生的原因主要是14号染色体和21号染色体发生了罗伯逊易位导致的。

2. 18三体综合征 1960年，Edward首先在未显带标本上发现此病病因是多了一条E组染色体。1961年，Patau证实多的一条染色体是18号染色体，故又称Edward综合征。

【发病率】 本病在新生儿中发病率为1/8000～1/3500。

【临床特征】患者智力低下，生长发育迟缓，出生时低体重，多发畸形达115种以上，平均寿命70天。小眼、眼距宽，小颌，低位畸形耳。手呈特殊握拳状（第3、4指贴掌心，2、5指重叠其上），足内翻，摇椅形足。90%的患者伴有先天性心脏病、腹股沟疝等畸形。患者的指端弓形纹显著增多，弓形纹约占患者全部指纹的80%以上，十个指头均为弓形纹的患者超过40%，少于六个弓形纹的患者极罕见；大约53%患者的手掌可见t点高位，atd角增大；大约75%的本病患者可出现通贯手，其中25%为双侧性的。

【核型】 80%患者核型为47，XX(XY)，+18，少数患者的核型为嵌合型，即46，XX(XY)/47，XX(XY)，+18，此外还有易位型。

3. 13三体综合征 1960年，Patau首次报道，故又称Patau综合征。

【发病率】 本综合征新生儿的发病率仅为1/6000。

【临床特征】 患者的畸形比上述两种综合征患者更为严重，存活率极低。严重智力低下，小头畸形，小眼或无眼，眼距宽，耳位低、畸形，常伴有唇裂、腭裂，多指（趾），握拳如18三体综合征，足内翻，各种类型的心脏病，通贯手，atd角增大，弓形纹增多等。

【核型】 80%患者核型为47，XX(XY)，+13，约20%病例为嵌合型和易位型。

4. $5p^-$综合征 1963年由Lejune等首先报道，患儿哭声似小猫叫，命名为猫叫综合征。1964年证实本病为5号染色体短臂部分缺失所致，故又称为$5p^-$综合征。

【发病率】 本病在新生儿中发病率为1/50000。

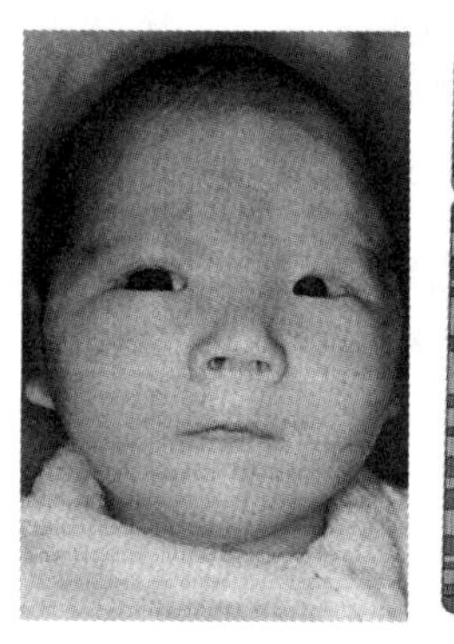

图4-6 5p-综合征患者及染色体

【临床特征】 患儿出生时面圆如满月状，由于喉肌发育不良致哭声似猫叫，即哭声尖而弱，但随年龄的增长上述表现逐渐消失。患儿生长发育迟缓，智力低下；头小，眼距宽，内眦赘皮，外眼角下斜，鼻梁扁平，小颅，牙错位，耳位低；全身肌张力低，脊柱和脚畸形，手足小，掌骨较短，并伴有掌纹异常；50%患儿伴有先天性心脏病。患儿一般2岁时才能坐稳，4岁时才能独立行走。大部分患儿可生存至儿童期，少数可活至成年，多有语言障碍（图4-6）。

【核型】 患者的核型为46，XX(XY)，$5p^-$。患者5号染色体的短臂缺失大小不一，但均包括5p14或5p15，说明5p14或5p15是该病发生的关键。

5. 慢性粒细胞白血病（CML） 它是一种影响血液及骨髓的恶性肿瘤，它的特点是产生大量不成熟的白细胞，抑制骨髓的正常造血，导致患者贫血、反复感染及脾大等。

【发病率】 据估计，我国慢性粒细胞白血病的发生率约为3/100 000。

【临床特征】 慢性粒细胞白血病可以发生于任何年龄的人群，但以50岁以上的人群最常见，男性比女性更常见。该病进展比较缓慢，早期无任何症状，之后出现乏力、低热、盗汗、体重减轻、骨关节疼痛、肝脾大、淋巴结轻度肿大等症状。

【核型】 患者的核型为46，XX(XY)，t(9；22)(q34；q11)。该病产生的原因主要是9号染色体和22号染色体发生了相互易位，易位后形成的较小的染色体称费城染色体（Ph染色体），大约95%的患者在检查中可发现此染色体（图4-7）。

（二）性染色体病

性染色体病是指人类X染色体或Y染色体结构或数目异常所引起的疾病。这类疾病共同的临床特征为性发育不全或两性畸形。

1. 先天性睾丸发育不全症　1942 年由 Klinefelter 首先从临床角度描述了这一综合征，故又称 Klinefelter 综合征。

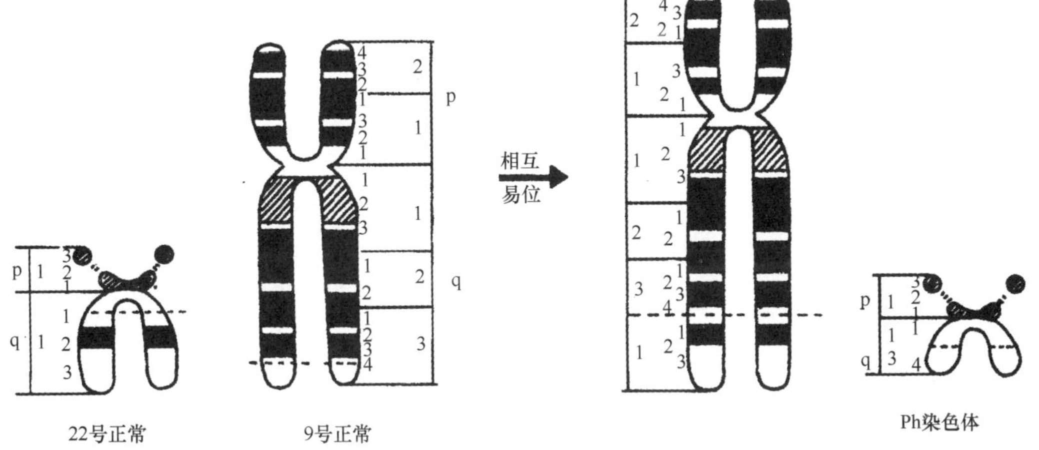

图 4-7　Ph 染色体的形成

【发病率】　发病率在新生儿男性中约为 1/1000。根据国外资料统计，身高 180cm 以上的男性发病率约为 1/260，在精神病患者或刑事收容者中约为 1/100，在男性不育症中约为 1/10。

【临床表现】　患者外观男性。儿童期一般无症状，少数患者智力低下。青春期开始后症状逐渐明显，患者身材高大（常在 180cm 以上），四肢细长，阴茎短小，睾丸小且不发育，不能产生精子，故无生育能力，第二性征发育差，无胡须，体毛、腋毛稀少，阴毛分布似女性，稀少或无，无喉结，皮肤细嫩，少数有乳房发育。部分患者心血管异常，某些患者有精神异常或精神分裂症倾向。患者总指嵴纹数显著减少，指端弓形纹增多（图 4-8）。

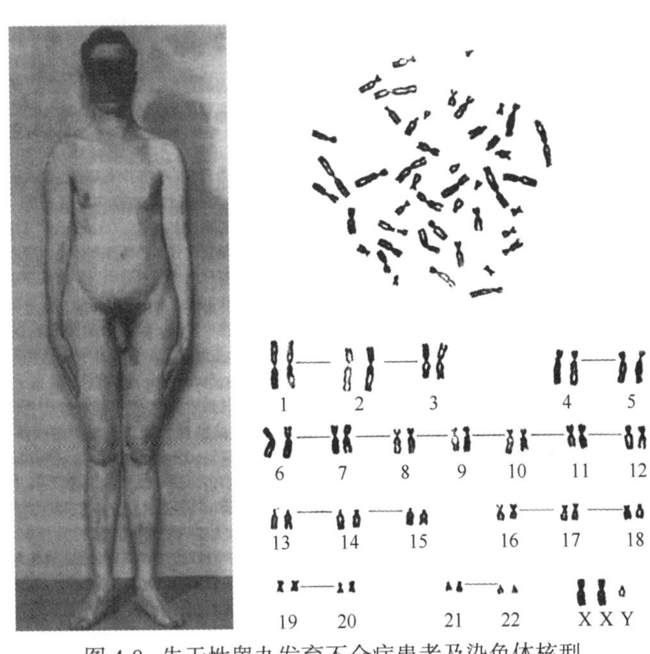

图 4-8　先天性睾丸发育不全症患者及染色体核型

【核型】 80%以上患者核型为47，XXY（图4-8），有10%～20%的患者核型为46，XY/47，XXY和46，XY/48，XXXY嵌合型。如果患者为嵌合体，其一侧可具有正常睾丸而有生育能力。

2. 先天性卵巢发育不全症 1938年美国的内分泌专家Henry Turner首次描述本病，故又称为Turner综合征，又称为先天性性腺发育不全症。案例4-1可在此得到解答。

【发病率】 在新生女婴中发病率为1/5000～1/3500，约98%的胚胎于胎儿期自然流产，故本病发病率低。

【临床特征】 患者外观为女性，身材矮小（多在120～140cm）。原发性闭经，乳房发育差，乳头发育不全，乳间距宽，卵巢发育差，呈条索状，无滤泡生成而不育，子宫发育不全，外生殖器幼稚型。60%患者有蹼颈，颈短，后发际低，上睑下垂，内眦赘皮，鲤鱼样嘴，肘外翻，指（趾）甲发育不全。约50%患者伴心、肾畸形。患者总指嵴纹数增加，多数t三叉点正常，少数为t三叉点高位。患者一般不育（图4-9）。

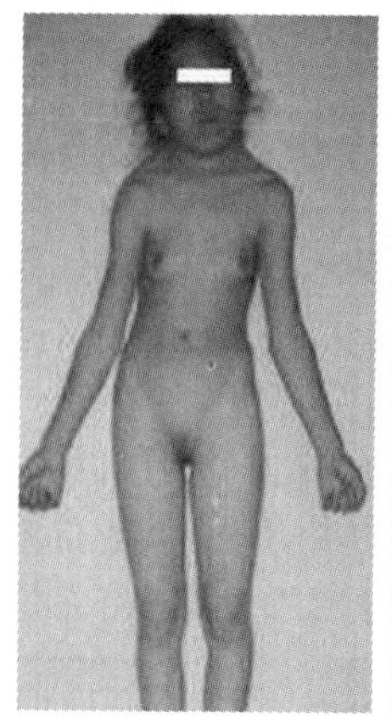
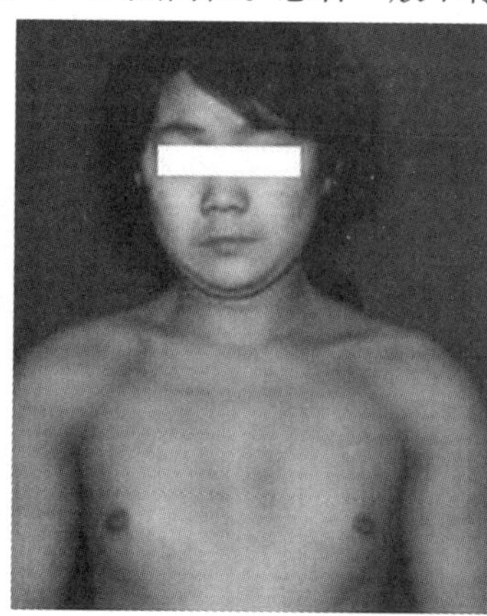
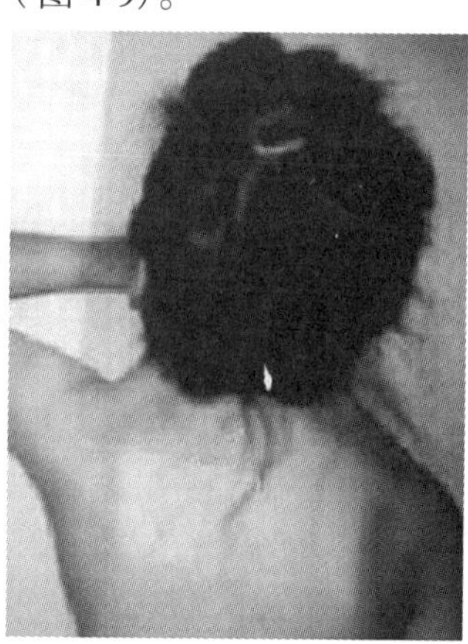

图4-9 先天性卵巢发育不全症患者

【核型】 患者大多核型为45，X（图4-10），也有部分患者核型为45，X/46，XX，嵌合型患者临床表现较轻，只有体矮、条索状性腺和原发闭经等症状，轻者可能有生育能力。一般认为，Turner综合征的发病原因是患者双亲之一在配子发生中，发生了性染色体不分离。

3. XYY综合征 1961年由Sandburg等首次报道。由于患者体细胞比正常男性多了一条Y染色体，故又称超雄综合征。

【发病率】 在男性中的发病率约为1/900。

【临床表现】 患者外观男性，身材高大，常在180cm以上。而且发病率有随个体身高的增加而升高的趋势。有人统计，身高在181～189cm的男性中发病率为1/200，身高在190～199cm者，发病率为1/30，而身高在200cm以上者，发病率可达1/10以上。患者智力正常或轻度低下。多数患者性格和行为异常，易兴奋，性情较为暴躁，自控力差，易发生攻击性的行为。一般有生育能力。

【核型】 患者核型多为47，XYY。该病的发病原因，一般认为是患者的父亲在形成精子时，减数第二次分裂过程中带有Y染色体的次级精母细胞发生了Y染色体两姐妹染色单体的不分离，产生了含有两条Y染色体的精子，与卵子结合后，便形成了XYY个体。

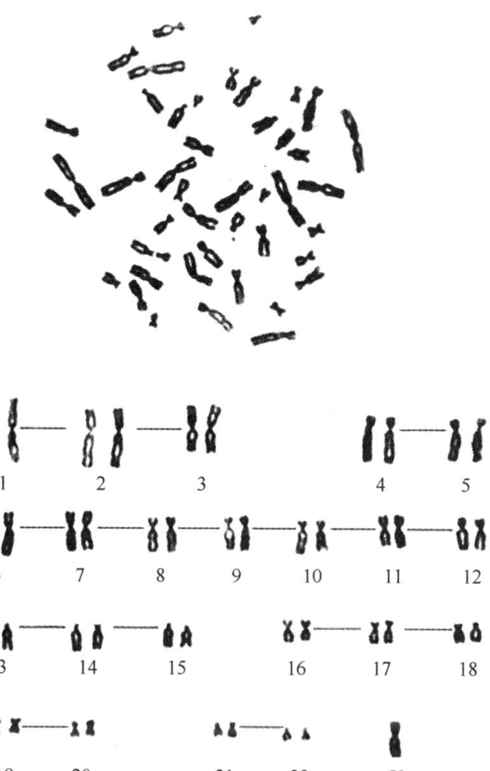

图 4-10　先天性卵巢发育不全症核型

第 3 节　分　子　病

案例 4-2

2015 年 3 月青岛某医院，25 岁的张元（化名），身高 194cm，春节期间老是感觉胸闷，到医院一查竟是主动脉瘤合并夹层，医生说它是导致马方综合征患者死亡的主因，是一种非常凶险的疾病，医生用了 4 种手术并行的方式，耗时 14 个小时救了他一命。

问题：被称为“巨人杀手”马方综合征，究竟是一种什么病？怎样防治？

解析：马方综合征是一种少见的单基因常染色体显性遗传性结缔组织病，属于分子病中胶原蛋白病的一种，主要是由 15 号染色体长臂上 FBN1 的突变致编码产物原纤蛋白缺陷引起。

马方综合征特征为患者体格细高，四肢及指（趾）细长，称为蜘蛛指（趾）。95% 的患者死于心血管并发症，未经治愈的患者平均寿命为男性 30 岁左右，女性 40 岁左右。不少运动员因马方综合征死亡，1988 年身高 194cm 的原美国女排主攻手海曼在球场因主动脉瘤破裂出血猝死，2012 年年仅 24 岁 218cm 的前辽宁男篮球员张佳迪因心脏病突发抢救无效去世。

患者要避免与心脏大负荷有关的运动，以避免充血性心力衰竭或动脉瘤破裂导致死亡。对有阳性家族史的孕妇提供产前监测。产前诊断确诊为本病的患胎，主张终止妊娠。对马方综合征家系中其他患者的早诊断、早监护、早治疗及提供治疗及保健方面的指导非常重要。

蛋白质性质是由 DNA 分子上的碱基数量和顺序决定的。如果 DNA 分子上的碱基数量和顺序发生改变，由它编码的蛋白质结构就会发生相应的改变。由于基因突变导致蛋白质分子质和量异常，从而引起的疾病称为分子病。人们习惯上把酶蛋白分子异常引起的酶蛋白病归属于遗传性代谢缺陷，实际上任何由遗传原因引起的蛋白质功能异常所带来的疾病都是分子病。

一、基因突变

基因作为遗传物质，在世代间的传递过程中是相当稳定的。但是，这种稳定是相对的，在一些物理、化学和生物因素的影响下，基因也会发生改变，即发生了基因突变。

（一）基因突变的概念

基因在分子结构上发生的碱基对的组成或排列顺序的改变，称为基因突变，又称点突变。突变后产生的基因称为突变基因。

基因突变普遍存在于自然界中，任何生物的基因都会以一定的频率发生突变。它可以发生在个体发育的任何时期，如果发生在体细胞，称为体细胞突变，它只能引起当代个体形态或生理上的改变，而不能将突变基因传给下一代。发生体细胞突变的细胞，经有丝分裂，可形成一群具有相同遗传物质改变的细胞，这些细胞是导致癌变的基础。如果发生在生殖细胞，称为生殖细胞突变，那么就可以通过受精卵将突变基因传给后代，引起后代遗传性状的改变。

（二）基因突变的诱发因素

基因突变的发生与众多诱发因素有关。根据诱变剂性质的不同分为物理因素、化学因素和生物因素三大类。

1. 物理因素 紫外线照射使 DNA 上形成嘧啶二聚体，会影响 DNA 复制中正常碱基的配对，使 DNA 复制突然停止或错误复制而诱发突变；电离辐射（X、α、β、γ 等射线）可致 DNA 断裂、染色体畸变。

2. 化学因素 具有化学诱变作用的化学物质达几十种。羟胺、亚硝酸盐、烷化剂等能作用于 DNA，直接引起 DNA 化学结构的改变而引起突变；碱基类似物在 DNA 复制时可取代正常的碱基，引起配对错误而导致突变。例如，5- 溴尿嘧啶的结构就与胸腺嘧啶相类似；吖啶类及焦宁类化合物能插入 DNA 分子的两个相邻的碱基间，使它们分开导致碱基对增加或缺失，引起移码突变。

3. 生物因素 主要是指病毒。有人认为，DNA 病毒的 DNA（RNA 病毒有可能通过反转录酶合成病毒 DNA）整合到宿主 DNA 而引起突变。真菌和细菌虽不能直接引起突变，但它们所产生的代谢物具有诱变作用，如黄曲霉菌所产生的黄曲霉素对若干种实验动物有致突变作用，被认为是引起肝癌等疾病的一种致癌物质。

（三）基因突变的机制

DNA 分子中碱基对序列变化是基因突变的分子基础。以 DNA 碱基顺序改变方式将突变分为碱基置换突变、移码突变、整码突变等。

1. 碱基置换突变 一个碱基被另一碱基取代而造成的突变称为碱基置换突变。碱基置换会导致蛋白质一级结构氨基酸组成的改变而影响蛋白质或酶的生物功能。

2. 移码突变 是指 DNA 链上插入或丢失 1 个、2 个甚至多个碱基（但不是三联体密码子及其倍数），在读码时，由于原来的密码子移位，导致在插入或丢失碱基部位以后的编

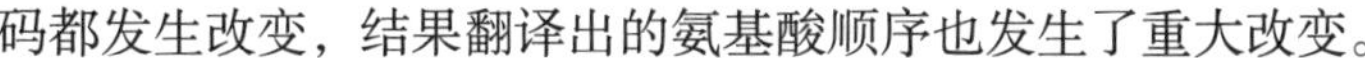

码都发生改变，结果翻译出的氨基酸顺序也发生了重大改变。

3. 整码突变　在 DNA 链的密码子之间插入或丢失一个或几个密码子，则合成的肽链将增加或减少一个或几个氨基酸，但插入或丢失部位的前后氨基酸顺序不变。

（四）基因突变产生的后果及对人类的影响

根据基因突变对机体的影响程度，可将基因突变的后果分为以下几种情况。

1. 中性突变　变异后果轻微，机体未产生可察觉的效应，这种突变称为中性突变。

2. 造成正常人体生物化学组成的遗传学差异　这种差异一般对人体并无影响。例如，蛋白质的多态现象：血清蛋白类型、ABO 血型、HLA 类型及各种同工酶型。但在某种情况下也会发生严重后果。例如，不同血型间输血，不同 HLA 型间的同种移植产生排斥反应等。

3. 可能给个体的生育能力和生存带来一定的好处　如 HbS 突变基因杂合子比正常的 HbA 纯合子更能抗恶性疟疾，有利于个体生存。

4. 产生遗传易感性　遗传易感性是指由遗传决定的易于罹患某种（某类）疾病的倾向性，许多严重影响人类寿命的疾病，如恶性肿瘤、动脉粥样硬化、冠心病、糖尿病、精神分裂症、高血压都存在遗传易感性 。

5. 引起遗传病　基因突变发生在体细胞，可导致体细胞遗传病，但不会遗传给下一代，如恶性肿瘤。基因突变发生在生殖细胞，可引起分子病和遗传性代谢缺陷，并按遗传规律传递给后代。但很多个体的致病基因不是自身突变而来，而是从双亲遗传来的。

6. 致死突变　造成死胎、自然流产或出生后夭折等。

二、分　子　病

（一）分子病概述

由于基因突变导致蛋白质分子质和量异常，从而引起的疾病称为分子病。其中把酶蛋白分子异常引起的分子病称为酶蛋白病或遗传性酶病（遗传性代谢缺陷），实际上任何由遗传原因引起的蛋白质功能异常所带来的疾病都是分子病。根据遗传方式通常划在单基因遗传病。根据影响蛋白质的类型分为血红蛋白病、血浆蛋白病、酶蛋白病、受体蛋白病、胶原蛋白病等。

镰状细胞贫血症是由于基因突变导致蛋白质分子结构或数量异常，直接引起机体功能障碍的典型代表。该病的临床表现为贫血、黄疸，患者的红细胞在氧分压低的情况下发生镰变，由于镰状细胞阻塞微循环，引起骨骼、脾、肺等组织器官缺血，甚至坏死，从而引起剧痛。分子遗传学研究表明，该病是由于控制血红蛋白的基因中的三个连续碱基 CTC 发生碱基替换变成 CAC（只是中间一个碱基的替换），从而导致 mRNA 中相应的密码子 GAG 变成 GUG，致使血红蛋白上的一个谷氨酸被缬氨酸替代，血红蛋白发生异常，引发以上临床表现（图 4-11）。这种异常血红蛋白称为镰形血红蛋白（HbS），故此病又称 HbS 病。

β链N端氨基酸序号	1	2	3	4	5	6	7	…
正常的氨基酸	缬 —	组 —	亮 —	苏 —	脯 —	谷 —	谷	…
正常的mRNA	GUU —	CAU —	UUA —	ACU —	CCU —	GAG —	CTT	…
正常的反编码链	CAA —	GTA —	AAT —	TGA —	GGA —	CTC —	GAA	…
						碱基替换		
Hbs的反编码链	…	…	…	…	…	CAC	…	…
Hbs的mRNA	GUU —	CAU —	UUA —	ACU —	CCU —	GUG —	CTT	…
Hbs的氨基酸	缬 —	组 —	亮 —	苏 —	脯 —	缬 —	谷	…

图 4-11　正常血红蛋白和 HbS β 链中氨基酸和密码子变化比较

苯丙酮尿症和白化病是遗传性酶病的典型代表。遗传性酶病发病机制是控制某一种酶合成的基因发生突变，引起酶在质或量上发生改变，其催化作用随之发生改变，从而间接导致代谢紊乱，引起机体代谢障碍。假如某个代谢反应 A → B → C → D，这三个代谢步骤都需要特定的酶催化才能顺利进行，而这三种酶又是在相应的基因 AB、BC 和 CD 的控制下，通过 mRNA 指导合成的。如果基因 CD 发生突变，变为 C/D，则突变基因 C/D 转录的 mRNA 便失去了原有的功能，不能指导正常酶的合成。这时 A → B → C 两个步骤可以正常进行，而 C → D 这步反应则因酶的缺陷不能顺利进行或完全停止，其结果是中间代谢产物 C 在体内大量积累，引起自身中毒。由于反应是可逆的，中间产物 B 及底物 A 也会因 C 的积累而积累。代谢终产物 D 又是机体所必需的，所以，机体会因 D 的缺乏而产生一些相应的症状。代谢中间产物的积累，又可引起底物 A 发生代谢转向，引起代谢紊乱（图 4-12）。

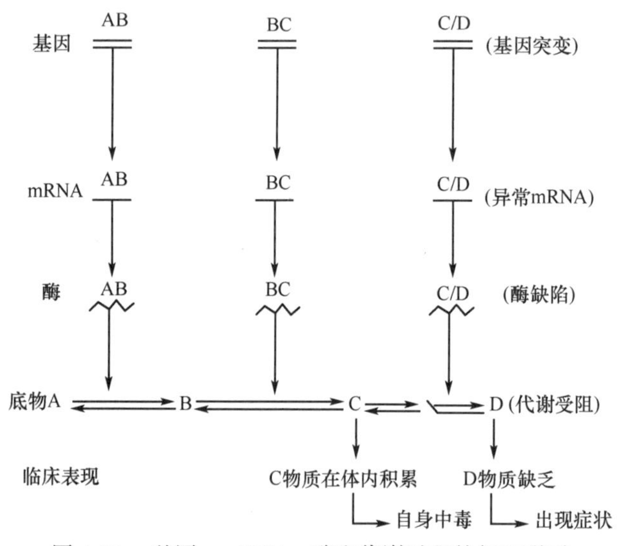

图 4-12　基因、mRNA、酶和代谢过程的相互联系

（二）典型病例

1. 地中海贫血　属典型的血红蛋白病。地中海贫血又称珠蛋白生成障碍性贫血，是由于珠蛋白基因缺失或缺陷，使某种珠蛋白肽链的合成受到抑制所引起的一组遗传性溶血性贫血。地中海贫血是我国长江以南发病率最高、影响最大的遗传病之一，广西、广东及四川的发病率为 2.19% ～ 5.1%，常见有 α- 地中海贫血和 β- 地中海贫血。α- 地中海贫血是由于 α- 珠蛋白基因缺失或缺陷，使 α- 珠蛋白肽链合成减少或缺失而引起；β- 地中海贫血是由于 β- 珠蛋白基因缺失或缺陷，使 β- 珠蛋白肽链合成减少或缺失而引起。

2. 血友病　是血浆蛋白遗传性缺陷所引起的典型病例。其致病因素主要是凝血因子缺乏所致，包括血友病 A、血友病 B 等。

(1) 血友病 A：是由于凝血因子Ⅷ遗传性缺乏所致的出血性疾病。男性发病率高(1/6000)，占血友病总数 85%。

临床表现为反复自发性或轻微创伤后出血不止，出血引起的压迫症状和并发症；一般多为缓慢持续性出血，大出血罕见。出血部位广泛，体表和体内任何部分均可出血，可累及皮肤、黏膜、肌肉和器官等，关节出血可导致关节变形，颅内出血可导致死亡。本病为 X 连锁隐性遗传，致病基因定位于 Xq28。

(2) 血友病 B：是由于凝血因子Ⅸ遗传性缺乏或其凝血功能降低所致的出血性疾病，呈 X 连锁隐性遗传。致病基因定位于 Xq27。发病率 1/10 万～ 1.5/10 万。本病出血较轻，有的患儿平时无出血，只有外伤和手术后出血不止。

3. 苯丙酮尿症　目前研究最深入的一种遗传性酶病，发病率约为 1/16 000。典型的苯丙酮尿症（PKU）患者，其临床表现为：出生时正常，3 ～ 4 个月时出现智能发育落后，并呈进行性发展。90%以上的患者毛发淡黄，皮肤白，虹膜呈淡红色。半数以上呈肌张力亢进，共济失调，震颤，出现不随意运动。严重者呈典型大脑瘫痪。

测得患者血液中苯丙氨酸浓度是正常人的 17 ～ 100 倍，说明本病与苯丙氨酸在体内的代谢异常有关。苯丙氨酸一部分参与体内蛋白质的合成，一部分转变为酪氨酸，最终形成黑色素，还有一部分经酪氨酸→对羟基苯丙酮酸→尿黑酸，最终降解为乙酰乙酸等。正常情况下，只有少量的苯丙氨酸经代谢旁路生成苯丙酮酸，机体能及时将产生的少量的苯丙酮酸氧化分解掉（图 4-13）。当控制苯丙氨酸羟化酶的基因发生突变时，将会导致此酶缺陷。此时苯丙氨酸经酪氨酸这一代谢途径被阻断，结果苯丙氨酸在血液中大量积累。过量的苯丙氨酸通过代谢旁路转变为苯丙酮酸，大量的苯丙氨酸及其衍生物（苯丙酮酸、苯乳酸、苯乙酸）积聚在血液、脑脊液中，它们大部分随尿液排出体外，少部分由汗液排出，使患者尿和周身有一种特殊的鼠臭味（霉臭味）。苯丙酮酸、苯乳酸及苯乙酸对身体有毒害作用，特别是对迅速发育的婴儿神经系统可造成不同程度的损害，引起智力低下和某些神经症状。同时由于酪氨酸量的减少，黑色素合成减少，导致患者毛发、皮肤及虹膜颜色变淡。

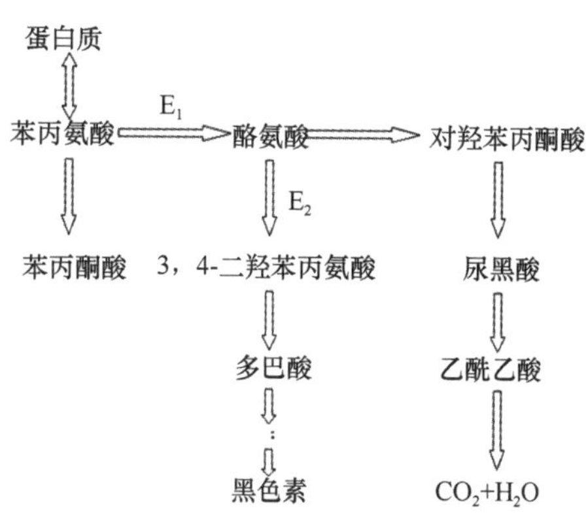

图 4-13　苯丙氨酸与酪氨酸代谢图解

E_1. 苯丙氨酸羟化酶；E_2. 酪氨酸酶

由于本病患者在出生时无任何症状，而一旦出现了临床症状，说明大脑已经受到损害，使患者失去了最佳治疗时机。因此，本病应以预防为主，做到早期诊断、早期治疗。

4. 白化病　是由于酪氨酸酶缺陷而引起的一种遗传性酶病。发病率为 1/20 000 ～ 1/10 000，典型的临床表现为：皮肤白皙，毛发淡黄，瞳孔、虹膜淡红，视网膜无色素，眼球震颤，畏光，视敏度下降。

正常情况下，在黑色素细胞中有酪氨酸酶，它可催化酪氨酸转变成黑色素。当控制此酶的基因发生突变后，导致酪氨酸酶缺陷。因此，酪氨酸→ 3，4- 二羟苯丙氨酸的通路被阻断，使黑色素不能生成，患者因缺乏黑色素而出现以上临床表现。

本病的治疗主要应针对：患者对光敏感，对皮肤癌变敏感，视敏度下降和心理缺陷。避免日光照射，在暴露皮肤部分涂护肤液，外出戴有色眼镜等。

5. 马方综合征　是一种全身结缔组织遗传性疾病。眼、骨骼和心血管系统有不同程度的受损。本病属胶原蛋白病。患者临床表现多样化，身体高瘦，四肢骨长，两臂长度大于身高，手指细长呈蜘蛛脚样，有的晶状体脱位。心血管系统的主要病变包括主动脉瓣关闭不全、主动脉夹层动脉瘤。90% 以上的患者因心血管并发症而死亡，平均死亡年龄为 40 岁。1986 年美国著名排球运动员海曼死于突发性动脉瘤破裂，这也是导致人们首次对马方综合征广泛关注的突发事件。

患者要避免参加造成心脏大负荷有关的运动，以避免充血性心力衰竭或动脉瘤破裂导致死亡。对有阳性家族史的孕妇提供产前监测。产前诊断确诊为本病的患胎，主张终止妊娠。对马方综合征家系中其他患者的早诊断、早监护、早治疗，以及提供治疗及保健方面的指导非常重要。

（李娇娜）

第 4 节　单基因遗传病

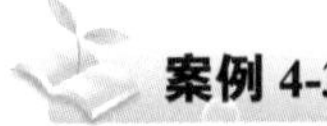

案例 4-3

有一对夫妻，外在表现正常，婚后生育了一个白化病患儿，夫妇俩来到医院进行咨询，他们想生育一个正常的孩子。

问题：有这种可能性吗，可能性有多大？

单基因遗传病是指受一对等位基因控制而发生的疾病，也称为孟德尔式遗传病。单基因遗传病通常呈现特征性的家系传递格局，根据致病基因的性质（显性或隐性）及其所在染色体（常染色体或性染色体）可分为常染色体显性遗传、常染色体隐性遗传、X 连锁显性遗传、X 连锁隐性遗传、Y 连锁遗传等不同的遗传方式。单基因病已发现有 7000 多种，并且每年在以 10 ～ 50 种的速度递增，单基因病已经对人类健康构成了较大的威胁。

临床上判断遗传病的遗传方式时，常用系谱分析法。系谱也称家系，是指记录某一家族各世代成员数目、亲属关系及有关遗传性状或遗传病在该家系中分布情况的图示。系谱分析是先对某家族各成员出现的某种遗传病的情况进行详细的调查，再以特定的符号（图 4-14）和格式绘制成反映家族各成员相互关系和发病情况的图解，然后根据孟德尔定律对各成员的表现型和基因型进行分析。

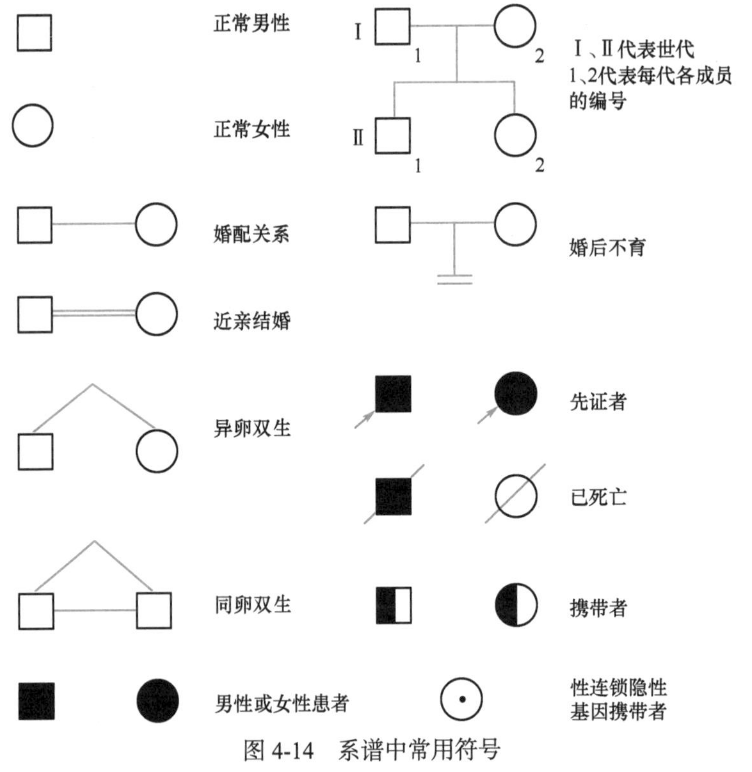

图 4-14　系谱中常用符号

系谱一般以先证者为线索，就某种性状追溯若干代家庭成员的发生情况后绘制而成。先证者指某个家系中首先被医生或遗传研究者发现的某种遗传病的患者或具有某种遗传性状的成员。根据绘制成的系谱进行家系分析，以便确定所发现的疾病或特定性状是否有遗传因素。对遗传方式的判断来说，一种遗传病的系谱越大，它所能说明的问题越确切。所以，在绘制系谱时，应力求调查更多的成员。如为遗传病，通过系谱分析可确定其可能的遗传方式，预测家系各成员的基因型频率，估计再发风险。

一、常染色体显性遗传病

控制一种遗传性状或遗传病的基因位于常染色体上，且该基因是显性基因，这种遗传方式称为常染色体显性遗传（AD）。由位于常染色体上的显性致病基因引起的疾病称为常染色体显性遗传病。

常见的常染色体显性遗传病有：家族性多发性结肠息肉、软骨发育不全症、慢性进行性舞蹈病、多囊肾（成年型）、视网膜母细胞瘤、家族性痛风、多指（趾）、短指（趾）等。

在常染色体显性遗传中，纯合子 *AA* 和 *aa* 表现出与基因 *A* 或基因 *a* 有关的性状或遗传病症状，杂合子 *Aa* 表现出基因 *A* 相应的显性性状，但由于复杂因素的影响，杂合子可能出现不同的表现形式。因此，常染色体显性遗传又可分为如下几种不同的遗传方式。

（一）完全显性遗传

在常染色体显性遗传中，杂合子（*Aa*）的表现型与显性纯合子（*AA*）的表现型完全相同，称为完全显性遗传。

短指（趾）症 A1 型属完全显性遗传。本病为较常见的手（足）部畸形，患者由于指（趾）骨短小或缺如，导致手指（趾）变短（图 4-15）。致病基因定位于 2q35。

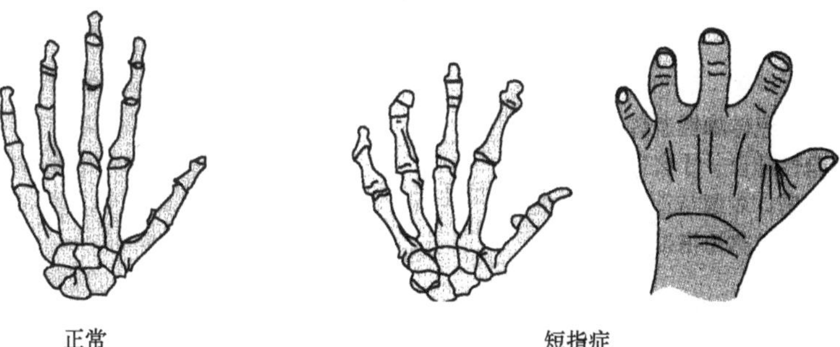

图 4-15　正常手与短指症手比较

假设用 *A* 表示决定短指（趾）的显性基因，用 *a* 表示决定正常的等位隐性基因，短指（趾）症的基因型有两种，纯合子（*AA*）和杂合子（*Aa*），他们在临床表现上无区别。大多数短指（趾）症患者的基因型是 *Aa*，而不是 *AA*。这是因为按照孟德尔分离定律，基因型中的两个 *A* 必然一个来自父方，一个来自母方，也就是说父母都是短指（趾）畸形患者时，才能生出 *AA* 型的子女，而这种婚配机会极少。临床上大都是杂合子（*Aa*）患者与正常人（*aa*）婚配（图 4-16），后代中患者与正常人的比例为 1 ∶ 1，即子女中将有 1/2 的可能性发病。

图 4-17 是一短指症家族的系谱，通过综合分析，得出常染色体显性遗传病的系谱特点：

(1) 由于致病基因位于常染色体上，因而致病基因的遗传与性别无关，故男女患病机会均等。

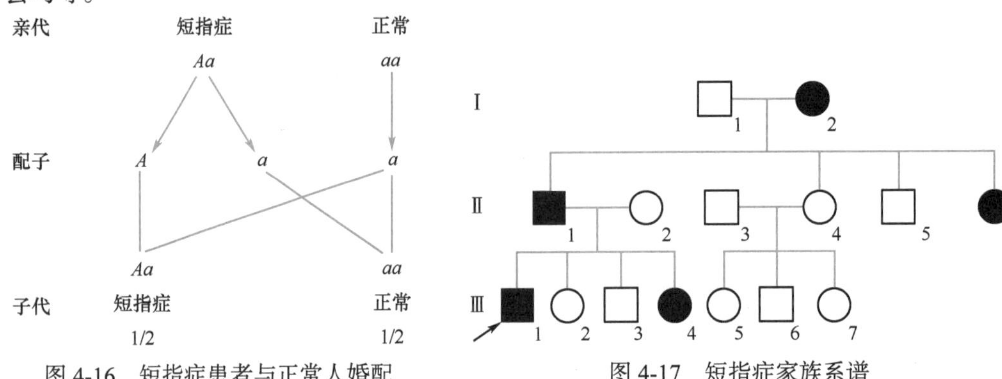

图 4-16　短指症患者与正常人婚配　　图 4-17　短指症家族系谱

(2) 系谱中通常连续几代都可看到患者，即连续传递现象。

(3) 患者双亲中必有一个是患者，而且常为杂合子。患者同胞中有 1/2 的发病可能。

(4) 患者的子代有 1/2 的发病可能。

(5) 双亲无病，子女一般不会患病（除非发生新的基因突变）。

（二）不完全显性遗传

在常染色体显性遗传中，杂合子（*Aa*）的表现型介于显性纯合子（*AA*）和隐性纯合子（*aa*）表现型之间，这种遗传方式称为不完全显性遗传。不完全显性遗传的杂合子（*Aa*）中的显性基因 *A* 和隐性基因 *a* 的作用都得到一定程度的表达。

软骨发育不全症属不完全显性遗传。显性纯合子（*AA*）患者病情严重，多死于胎儿期或新生儿期。临床上见到的软骨发育不全症患者多为杂合子（*Aa*）。这是一种短肢、侏儒的骨骼发育异常，患者四肢短粗，下肢内弯，腰椎明显前突，臀部后突，手指粗短，各指平齐，具特殊面容（头大，前额突出，鼻梁塌陷，下颚突出），身高在 130mm 左右（图 4-18）。隐性纯合子（*aa*）为健康人。

两个杂合子（*Aa*）患者婚配后，后代中显性纯合子患者、杂合子患者、正常人的比例为 1 ：2 ：1，即子女中将有 1/4 的概率为显性纯合子患者（*AA*），1/2 的概率为杂合子患者（*Aa*），1/4 的概率为正常人（*aa*）（图 4-19）。

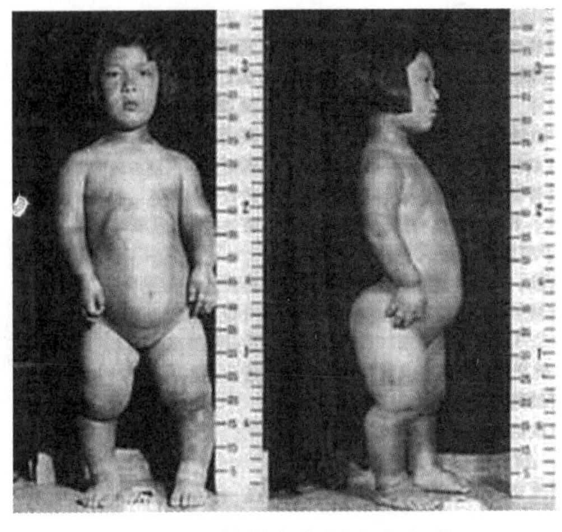

图 4-18　软骨发育不全症患者

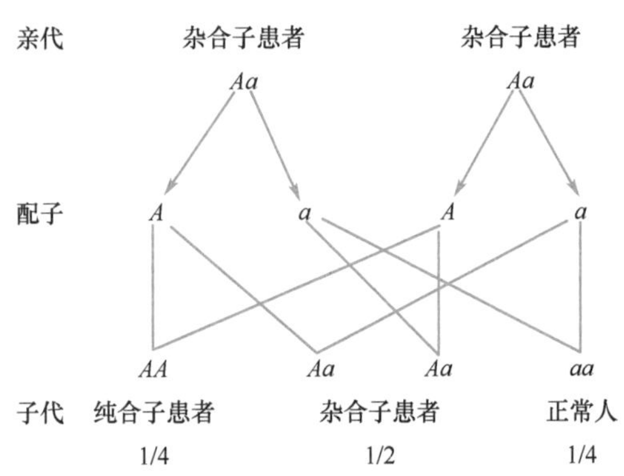

图 4-19　软骨发育不全症杂合子婚配图解

（三）共显性遗传

一对等位基因在杂合子状态下，没有显性和隐性的区别，两种基因的作用能同时得到表现，各自独立地产生基因产物，这种遗传方式称为共显性遗传。人类 ABO 血型系统中的 AB 血型即是共显性遗传。ABO 血型分为 A、B、AB 和 O 型，分别由基因 I^A、I^b、i 组合的基因型决定（表 4-1）。

表 4-1　ABO 血型系统的基因型和表现型

基因型	表现型
I^AI^A 或 I^Ai	A
I^BI^B 或 I^Bi	B
I^AI^B	AB
ii	O

ABO 血型的基因定位于 9p34 上，由三个复等位基因即 I^A、I^B 和 i 控制。基因 I^A、I^B 对 i 为显性，而 I^A 和 I^B 没有显性和隐形的区别，表现为共显性。所以基因型 I^AI^B 个体表型为 AB 血型。根据孟德尔分离定律，已知双亲血型，就可以估计出子女可能出现的血型和不可能出现的血型（表 4-2），即双亲和子女之间的血型上具有特定的遗传关系，这在法医学的亲子鉴定中有一定意义。

表 4-2　双亲和子女之间 ABO 血型的遗传关系

双亲血型	子女中可能出现的血型	子女中不可能出现的血型
A×A	A，O	B，AB
A×O	A，O	B，AB
A×B	A，B，AB，O	—
A×AB	A，B，AB	O
B×B	B，O	A，AB
B×O	B，O	A，AB
B×AB	A，B，AB	O
AB×O	A，B	O，AB
AB×AB	A，B，AB	O
O×O	O	A，B，AB

链接

人类的血型系统是根据人的红细胞表面同族抗原的差别而进行的一种分类。最常见的为 ABO 血型系统，除此之外还有 Rh 血型系统和 MN 血型系统等。其中 Rh 血型系统主要分为 Rh 阳性和 Rh 阴性。Rh 阴性俗称为熊猫血，比较罕见，而 AB 型 Rh 阴性血更加罕见；MN 血型系统也属共显性遗传。

（四）不规则显性遗传

杂合子（*Aa*）个体的显性基因在一些个体中表现出来，在另一些个体中未表达出来，这样导致显性遗传规律出现不规则，称为不规则显性遗传。

在不规则显性遗传中，有些杂合子并不发病，这是因为显性致病基因的表达程度可能受到各种因素的影响而表现出轻重不同的临床症状，甚至不表达。未外显的杂合子尽管表现正常，但由于携带有致病基因，可以生出该病患儿，因此系谱中可以出现隔代遗传现象。例如，多指（趾）症（图 4-20）、视网膜母细胞瘤就有外显不完全现象。

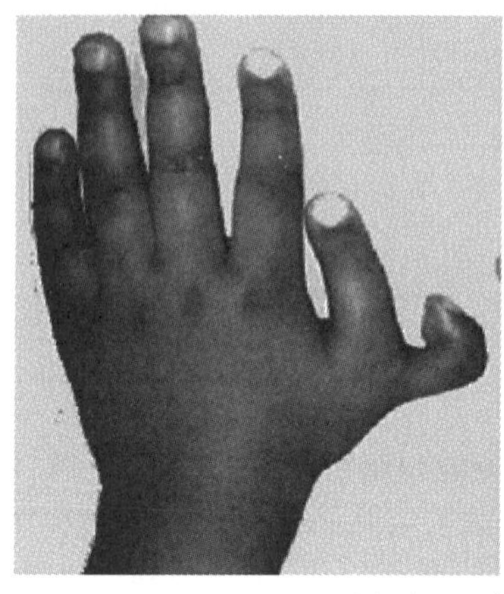

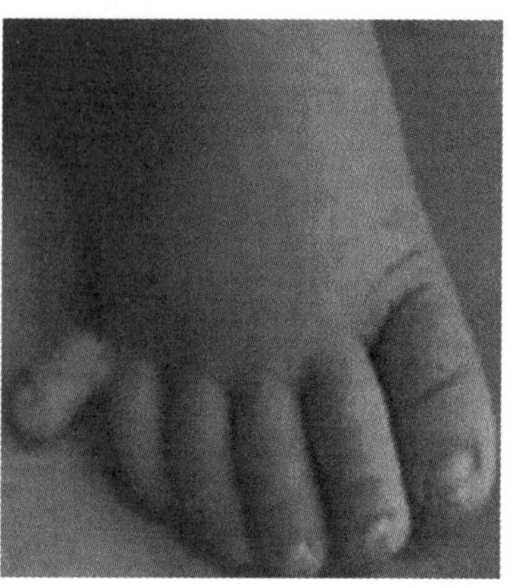

图 4-20　多指（趾）症

（五）延迟显性遗传

有些常染色体显性遗传病，并非出生后即表现出来，而是需要发育到一定的年龄阶段才能表现出疾病，这种遗传现象称为延迟显性遗传。较为常见的有慢性进行性舞蹈病、脊髓小脑共济失调 I 型、家族性多发性结肠息肉等。

慢性进行性舞蹈病可作为延迟显性遗传的实例，致病基因定位于 4p16。杂合子（*Aa*）在 20 岁时只有少数发病，多在 40 岁以后发病，随年龄增大发病率逐渐增加，到 60 岁时发病率可达 94%。患者有进行性不自主的舞蹈样动作，以下肢舞蹈动作最常见，并可合并肌强直。病情加重时，可出现精神症状，如抑郁症，并有智能减退，最终成为痴呆。

二、常染色体隐性遗传病

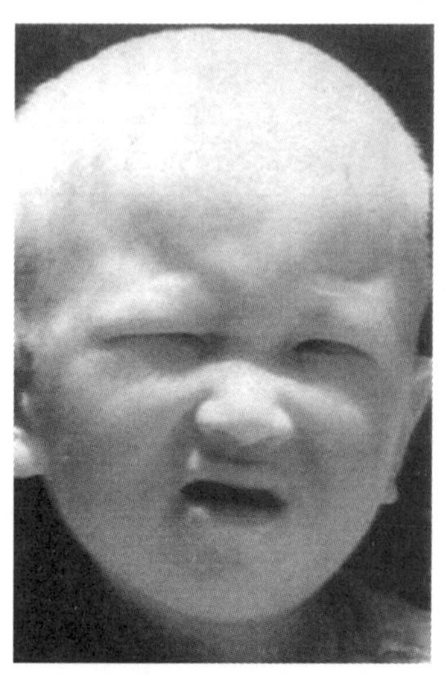

图 4-21　白化病患者

控制遗传性状或遗传病的基因位于常染色体上，其性质是隐性的，这种遗传方式称为常染色体隐性遗传（AR）。位于常染色体上的隐性基因控制的疾病称为常染色体隐性遗传病。

常见的染色体隐性遗传病有先天性聋哑、苯丙酮尿症、尿黑酸尿症、半乳糖血症、肝豆状核变性、高度近视、白化病、镰刀红细胞贫血症、β- 地中海贫血等。

白化病是常染色体隐性遗传病（案例 4-3 可在此得到解答）。本病是由于缺乏黑色素导致皮肤呈白色或淡红色，毛发很白或淡黄色，虹膜及瞳孔红色，并且畏光（图 4-21）。

用 *A* 表示决定正常的显性基因，*a* 表示决定白化病的等位隐性基因，当隐性致病基因（*a*）发生纯合时个体才会患病，所以患者的基因型是纯合子（*aa*）。当个体为杂合状态（*Aa*）时，虽然本人不发病，但为致病基因携带者（携带有致病基因而表现型正常的个体），他（她）能将致病基因 *a* 传给后代。因此，患者父母双方都应是致病基因的携带者。如果两个携带者（*Aa*）婚配（图 4-22），后代中正常人与患者的比例为 3 ∶ 1，即子女中将有 1/4 的可能性为患者（*aa*），3/4 的可能性为正常人。表现型正常的子女中携带者的可能性为 2/3。

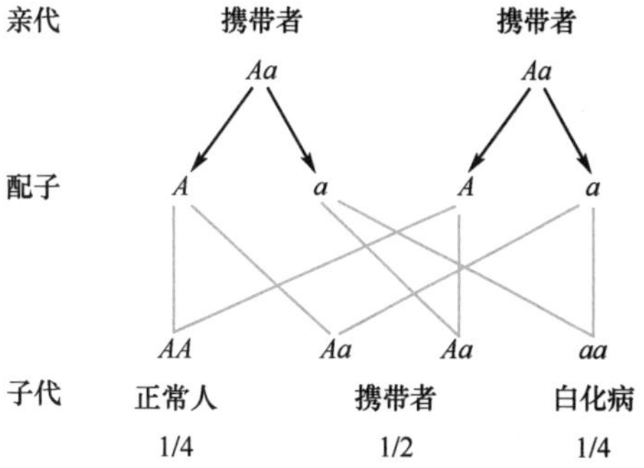

亲代　携带者 *Aa*　携带者 *Aa*

配子　*A*　*a*　*A*　*a*

子代　*AA* 正常人 1/4　*Aa* *Aa* 携带者 1/2　*aa* 白化病 1/4

图 4-22　白化病携带者婚配图解

图 4-23 是一白化病家族的系谱，通过综合分析，得出常染色体隐性遗传的系谱特点：

（1）由于致病基因位于常染色体上，因而致病基因的遗传与性别无关，故男女患病机会均等。

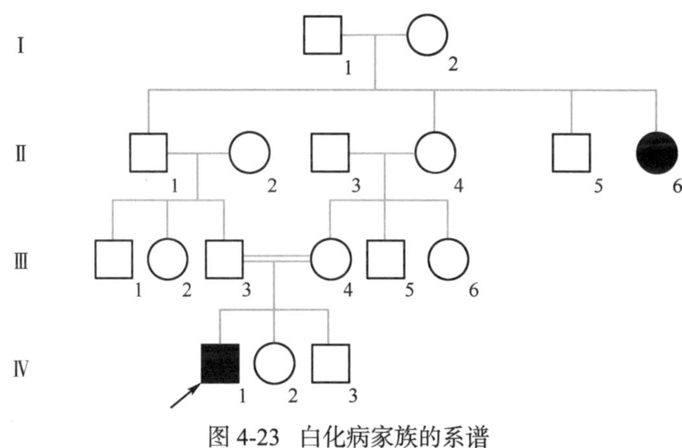

图 4-23　白化病家族的系谱

（2）不连续传递，即所谓的隔代遗传现象。常为散发，有的系谱只有先证者一个患者。

（3）患者双亲无病，但都是携带者。

（4）患者同胞有 1/4 的发病可能。患者子女一般不发病，但肯定都是携带者。

（5）近亲婚配比随机婚配后代发病风险高，这是由于他们从共同的祖先得到相同致病基因的可能性较大。

案例 4-4

有一对夫妇都很健康，婚后却生出一个白化病患儿和一个正常孩子。

问题：1. 这对夫妇基因型是什么？

2. 如果这个白化病患儿和正常人结婚，其后代的基因型和表现型会怎样？

3. 如果这个正常孩子和正常人结婚，其后代的基因型和表现型又会怎样？

近亲婚配是指 3 ～ 4 代以内有共同祖先的个体之间婚配。近亲婚配子女患病风险比非近亲婚配高，这是由于他们可能带有从共同祖先继承的某种相同致病基因，他们后代致病基因纯合的概率比随机婚配高。血缘关系越近，携带相同致病基因的概率越高。

父母和亲生子女及同胞兄妹之间有 1/2 基因是相同的，称为一级亲属；祖孙之间、伯、叔、舅、姑、姨与内外侄女、侄舅之间有一个人和他的祖父母、外祖父母、叔、伯、姑、舅、姨之间有1/4基因是相同的，称为二级亲属；堂兄妹和表兄妹之间有1/8基因是相同的，称为三级亲属。群体中携带者的频率在1/500～1/50。如某一常染色体隐性遗传病在群体中携带者的频率是1/50，两个随机婚配的夫妇生出患儿的可能性为：1/50×1/50×1/4=1/10 000；表兄妹生出患儿的可能性为：1/50×1/8×1/4=1/1600，表兄妹婚配生出患儿的可能性是随机婚配的6.25倍。如果某一常染色体隐性遗传病在群体中携带者的频率是1/500，两个随机婚配的夫妇生出患儿的可能性为：1/500×1/500×1/4=1/1 000 000。表兄妹生出患儿的可能性则为：1/500×1/8×1/4=1/16 000，表兄妹婚配生出患儿的可能性是随机婚配的62.5倍。因此，近亲婚配不仅可以增加群体中隐性遗传病的发病率，而且发病率越低，其后代患病的风险越大。

链接

达尔文是19世纪伟大的生物学家，也是进化论的奠基人。1839年1月，30岁的达尔文与他舅舅的女儿爱玛结婚。他们的6个孩子中竟有3人中途夭亡，其余3人又终身不育。这件事情让达尔文百思不得其解，他与爱玛都是健康人，生理上也没有什么缺陷，精神也非常正常，为什么生下的孩子却都是如此呢？达尔文到了晚年，在研究植物的生物进化过程时发现，异花授粉的个体比自花授粉的个体结出的果实又大又多，而且自花授粉的个体非常容易被大自然淘汰。这时，达尔文才恍然大悟：大自然讨厌近亲婚配。

三、X连锁显性遗传病

控制遗传性状或遗传病的基因位于X染色体上，这些基因随X染色体而传递，这种遗传方式称为X连锁遗传（XL）。在X连锁遗传中，男性的致病基因只能从母亲获得，将来只能传给女儿，不存在从男性到男性的传递，故称交叉遗传。

控制遗传性状或遗传病的基因位于X染色体上，其性质是显性的，这种遗传方式称为X连锁显性遗传（XD），位于X染色体上的显性基因控制的疾病称为X连锁显性遗传病。

常见的X连锁显性遗传病有酶缺乏症、遗传性肾炎、抗维生素D佝偻病等。

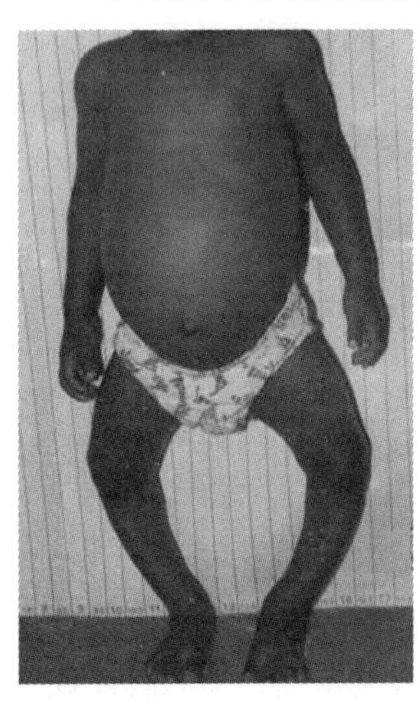

图4-24　抗维生素D性佝偻病患者

在X连锁显性遗传病中，假定致病基因是X^A，则女性的基因型有3种：X^AX^A、X^AX^a、X^aX^a，其中X^AX^A、X^AX^a的个体患病，X^aX^a的个体正常。男性的基因型有2种：X^AY、X^aY，其中X^AY的个体患病，X^aY的个体正常。由于女性有2条X染色体，只要其中任何一条带有致病基因就会发病，故人群中女性患者多于男性患者，约是男性患者的2倍。另外，由于群体中致病基因的频率很低，故临床上很少见到纯合子（X^AX^A）女性患者。女性患者的基因型绝大多数是杂合子（X^AX^a）。杂合子女性患者病情一般较轻，可能是正常等位基因起到一定的功能补偿作用。

抗维生素D佝偻病（图4-24）是X连锁显性遗传病。患者由于肾小管对磷酸盐的再吸收障碍，1岁左右发病，表现出骨骼发育畸形，生长发育迟缓等佝偻病的症状和体征。大剂量维生素D治疗不能改善，故有抗维生素D佝偻病之称，致病基因定位于Xp22。

图 4-25 是一抗维生素 D 佝偻病系谱，该系谱基本反映出了 X 连锁显性遗传的特点，归纳 X 连锁显性遗传系谱特点如下：

(1) 人群中女性患者多于男性患者，但女性患者的病情较轻。

(2) 患者双亲之一是患者；如双亲无病，则源于新生突变。

(3) 由于交叉遗传，男患者的女儿全部为患者，儿子都正常；女患者（杂合子）的儿子和女儿各有 50% 的可能性发病。

(4) 系谱中常可看到连续传递现象。

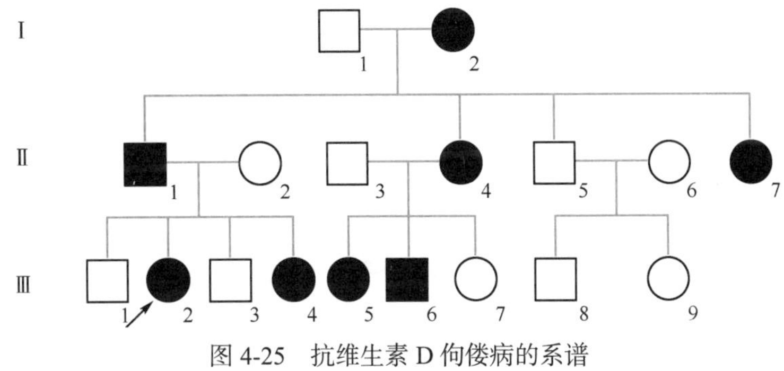

图 4-25 抗维生素 D 佝偻病的系谱

案例 4-5

某家庭母亲是抗维生素 D 佝偻病（X 连锁显性遗传）患者，父亲正常，生有一个儿子是抗维生素 D 佝偻病患者。

问题：1. 如果这对夫妻以后生女儿，患病的可能性多大？

2. 如果这对夫妇以后生儿子，患病的可能性多大？

3. 该家庭中母亲的父母具有怎样的基因型？

四、X 连锁隐性遗传病

控制遗传性状或遗传病的基因位于 X 染色体上，其性质是隐性的，并随着 X 染色体而传递，这种遗传方式称为 X 连锁隐性遗传（XR）。位于 X 染色体上的隐性基因控制的疾病称为 X 连锁隐性遗传病。

常见的 X 连锁隐性遗传病有红绿色盲、血友病 B、鱼鳞病、假肥大型进行性肌营养不良、遗传性酶缺乏病（蚕豆病）等。

在 X 连锁隐性遗传中，由于女性有 2 条 X 染色体，当隐性致病基因在杂合状态（X^AX^a）时，隐性基因控制的性状或遗传病不显现出来，这样的女性是表型正常的致病基因携带者。只有当 2 条 X 染色体上的基因都是隐性致病基因，即纯合子（X^aX^a）时才表现出来。在男性细胞中，只有 1 条 X 染色体，Y 染色体上缺少同源节段，所以只要 X 染色体上有一个隐性致病基因（X^aY）就发病，故男性患者较女性多。

红绿色盲是 X 连锁隐性遗传病。表现为对红、绿色的辨别力降低，致病基因定位于 Xq28。

图 4-26 是一红绿色盲系谱，该系谱基本反映了 X 连锁隐性遗传的特点，归纳 X 连锁隐性遗传系谱特点如下：

(1) 人群中男性患者多于女性患者，系谱中往往只有男性患者。

(2) 双亲无病时，儿子可能发病，女儿不会发病。

(3) 由于交叉遗传，男性患者的兄弟、外祖父、舅父、姨表兄弟、外甥、外孙等有可能是患者。

(4) 男性患者母亲一定是携带者，其男同胞有 1/2 发病可能、女同胞有 1/2 携带者可能。

(5) 如果存在女性患者，其父亲一定是患者，母亲是一定是携带者。

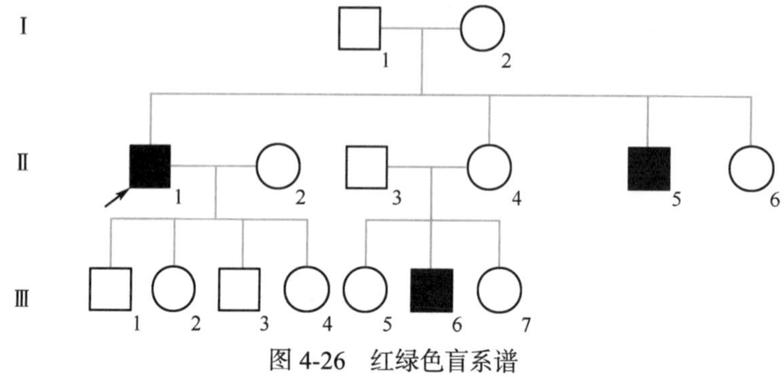

图 4-26　红绿色盲系谱

五、Y 连锁遗传病

控制遗传性状或遗传病的基因位于 Y 染色体上，并随着 Y 染色体而传递，这种遗传方式称为 Y 连锁遗传（YL）。致病基因只由父亲传给儿子，再由儿子传给孙子，女性没有 Y 染色体，故女性不会出现相应的遗传性状或遗传病，因此又称为全男性遗传。

外耳道多毛症是 Y 连锁遗传病。到了青春期，患者外耳道中可长出 2 ～ 3cm 成簇的黑色硬毛，常伸出耳孔之外。

图 4-27 是一个外耳道多毛症的系谱，该系谱中祖孙三代患者全为男性。

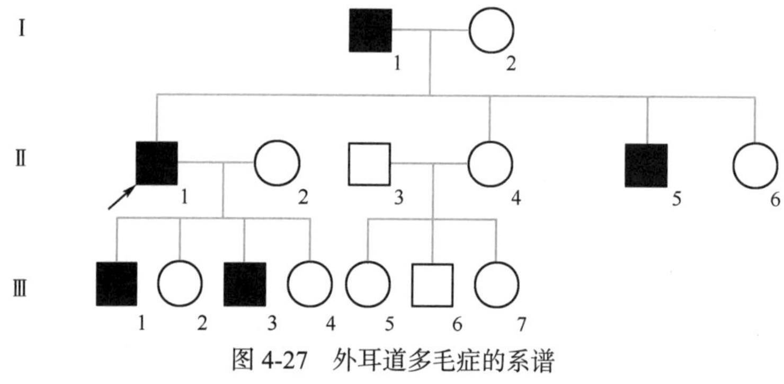

图 4-27　外耳道多毛症的系谱

第 5 节　多基因遗传病

案例 4-6

小明近期持续出现多饮、多尿、多食和消瘦等症状，来医院就诊，经过检查确诊为糖尿病，医生在临床诊断时，询问小明家族中是否也有糖尿病患者，这引起了小明的好奇。

问题：你能解答小明的好奇吗？

一、多基因遗传

多基因遗传是指一种性状（数量性状）由多对基因共同决定，而非单一基因的作用。多基因遗传中，基因间没有显性与隐性的区别，每对基因的作用都很微小，称为微效基因。多对微效基因的作用，累加起来可以产生明显的表型效应，这种现象称为累加效应，因而这些基因也称为累加基因。

多基因遗传性状除受微效基因的作用外，还受环境因素的影响。例如，人的身高、体重、肤色、智力和血压等属多基因遗传。

多基因遗传的数量性状为连续变异性状，呈正态分布。例如，人的身高，在一个随机取样的成人群体中，可以看到他们的身高是由矮到高逐渐过渡的，大部分人的身高接近平均值，很高和很矮的人只占少数。

多基因遗传具有三个特点：

1. 两个极端类型个体杂交，子代表现为中间类型，但由于环境因素的影响，子代会出现一定的变异。

2. 两个中间类型的个体杂交，子代大多数表现为中间类型，少数表现为极端类型。

3. 在一个随机杂交的群体中，子代大多数个体近于中间类型，极端变异的个体很少。由于环境因素的作用，子代表现的变异范围更加广泛，呈连续分布。

二、多基因遗传病

多基因遗传病简称多基因病，是指受多对基因和环境因素的双重影响而引起的疾病。多基因病表现出家庭倾向，但不表现出孟德尔遗传规律。一些先天畸形（神经管缺陷、唇裂、腭裂等）和常见病（糖尿病、高血压、冠心病、精神分裂症等）属多基因遗传病。据报道，人群中 15% ～ 20% 的个体受累于多基因遗传病。

（一）易患性、发病阈值

由遗传基础决定个体患病的风险称为易感性。由遗传因素和环境因素共同作用决定个体是否易于患病的风险称为易患性。在多基因遗传病的群体中，易患性很高和很低的个体很少，大多数人的易患性都接近平均值，因此群体易患性变异呈正态分布。如果一个人的易患性达到一定限度，这个个体就患病，那么使个体患病的易患性最低限度就称为发病阈值。阈值的存在将易患性变异分为两部分：即正常群体和患病群体（图 4-28）。在一定环境条件下，阈值代表个体患病所必需的、最低的致病基因的数量。

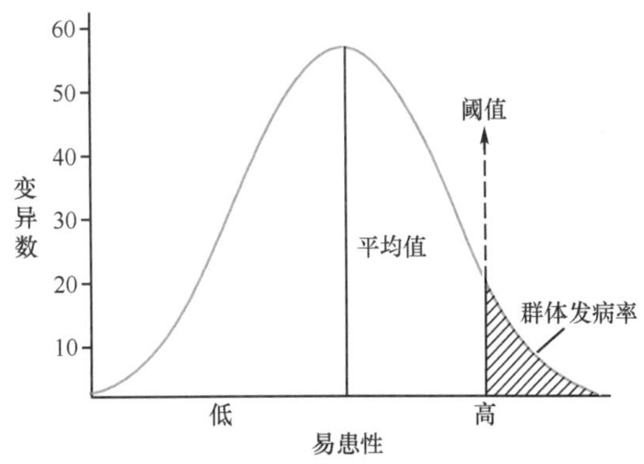

图 4-28 多基因病的群体易患性变异分布图

（二）遗传度

在多基因遗传病中，表型是遗传因素和环境因素共同作用的结果，其中遗传因素所起作用的大小称为遗传度，又称遗传率，一般用百分率（%）来表示。遗传度越大，说明遗传因素所起的作用越大。如果某种疾病完全由遗传因素作用，遗传度就为100%；如果某种疾病完全由环境因素作用，遗传度就为0，当然以上两种情况极少见到。某些疾病遗传度高达70%～80%，这表明遗传基础在决定易患性变异上起重要作用，环境因素所起作用较小；相反，如果遗传度为30%～40%，这表明环境因素在决定易患性变异上所起作用较大，遗传因素所起的作用较小。一般某种疾病遗传度越低，家族聚集现象越不明显。以下列举一些常见多基因遗传病和先天畸形的群体发病率和遗传度（表4-3）。

表4-3　一些常见多基因遗传病的群体发病率和遗传度

疾病	群体发病率（%）	遗传度（%）	疾病	群体发病率（%）	遗传度（%）
唇裂±腭裂	0.17	76	精神分裂症	1.0	80
腭裂	0.04	76	糖尿病（早发型）	0.2	75
先天性髋关节脱位	0. 07	70	原发性高血压	4～8	62
先天性畸形足	0.1	68	冠心病	2.5	65
先天性巨结肠	0.02	80	哮喘	4	80
脊柱裂	0.3	60	消化性溃疡	4	37
无脑儿	0.2	60	强直性脊柱炎	0.2	70
先天性心脏病（各型）	0.5	35	先天性幽门狭窄	0.3	75

（三）多基因遗传病的特点

1. 多基因病发病有家族聚集倾向，但在系谱分析中不符合任何一种单基因遗传方式。患者同胞发病率一般为1%～10%，高于该病的群体发病率。

2. 家族中多基因病患者越多或病情越严重，亲属再发风险越大。

3. 随亲属级别的降低，患者亲属发病风险迅速下降。

4. 近亲婚配时，子女再发风险也增高，但不如常染色体显性遗传病那样显著。

（四）多基因遗传病再发风险估计

1. 遗传度与再发风险有关　大多数的多基因病的群体发病率在0.1%～1%、遗传度为70%～80%，患者一级亲属的发病率（f）近似于群体发病率（P）的平方根（Edward公式）。如果群体发病率过高或过低、遗传度偏小时，就不适用Edward公式。

例如，唇裂±腭裂的群体发病率为0.17%，遗传度为76%，则经计算可得出：患者一级亲属的发病率为4%。

2. 亲属级别与再发风险有关　多基因遗传病中，患者亲属患病率高于群体患病率，随着患者亲缘关系变远，患病率会大大降低，向群体患病率靠近。

3. 家庭中患者人数与再发风险有关　当一个家庭中患者人数越多，则亲属再发风险越高。例如，一对夫妇已有一个唇裂的患儿，再次生育时其子女患病的再发风险为4%；如果这对夫妇又生了第二个唇裂患儿，第三胎子女患病的再发风险则上升到10%。

4. 病情严重程度与再发风险有关　患者病情越严重，其一级亲属的再发风险越高。例如，一侧唇裂患者，其同胞的再发风险为2.46%；一侧唇裂并腭裂患者，其同胞的再发风险为4.21%；两侧唇裂并腭裂患者，其同胞的再发风险为5.74%。

5. 性别与再发风险有关　某种多基因病的发病存在性别差异时，说明该病在不同性别中的发病阈值是不同的。群体患病率高但阈值较低的性别的患者，其亲属再发风险低；相反，群体发病率低但阈值高的性别的患者，其亲属再发风险高。例如，先天性幽门狭窄，男性的群体患病率为 0.5%，女性的群体患病率为 0.1%。男性患者的儿子患病率为 5.5%，女儿患病率为 2.4%；而女性患者的儿子患病率为 19.4%，女儿患病率为 7.3%。

（五）几种多基因遗传病

1. 精神分裂症　是一组较为常见的精神障碍疾病，多起病于青壮年，具有特征性的思维、情绪和行为互不协调、联想散漫、情感淡漠、言行怪异、脱离现实等方面的障碍，其终生发生率为 1%，社会负担占各类疾病的前列。

虽然目前其病因尚不明确，但大量研究显示，遗传因素在精神分裂症发生中起着重要作用，遗传度为 70% ～ 85%，同时也受一定环境因素的诱导。

对于精神分裂症的预防，从二级预防角度主要着重于早期诊断、早期治疗和预防复发。从一级预防考虑，可注意以下几点：做好婚前检查，杜绝精神分裂症患者间的婚配和生育子女；防止两个高发家系中的正常男女间通婚；开展遗传咨询，估计子女再发风险，从而对未来孩子的取舍作出决定。一般判断标准是再发风险超过 5% 以不生育为好，超过 10%，劝其不生。若已生下患儿，须加强精神卫生指导，以防发病。

2. 糖尿病　是继心血管疾病和肿瘤之后的第三大非传染性疾病，是世界第五位死亡主因，现已成为严重威胁人类健康的全球性公共卫生难题。临床表现为以慢性血糖升高为特征的糖类、蛋白质、脂肪代谢紊乱的综合征，慢性高血糖导致眼、肾、神经及心血管等各种器官的长期损害、功能不全以至衰竭。其又分为各种亚型。

该病是与遗传和环境有关的复杂的代谢紊乱性疾病，虽然 95% 以上的糖尿病属多基因遗传，但环境因素对发病的影响很大。

2010 年我国成人（包括 18 岁）本病患病率高达 11.6%，糖尿病前期的患病率为 50.1%，据此估计约有 1.14 亿糖尿病患者及 4.93 亿糖尿病前期人群。糖尿病前期是指机体内已经出现了葡萄糖代谢异常，但尚没有达到糖尿病发病的程度，此阶段可以进行有效的预防；即使到了糖尿病的早期，如果进行积极的干预和治疗，仍然可以有效地减少糖尿病并发症的发生，降低糖尿病的危害。

案例 4-6 解析：小明出现了糖尿病典型的“三多一少”症状，即多饮、多尿、多食和消瘦，医生在临床诊断时，询问小明家族中是否也有糖尿病患者，是因为 95% 以上的糖尿病属多基因遗传，这有利于通过检查和家系谱分析加以确诊。糖尿病虽然尚无根治的方法，但可以通过患者自我检测血糖、饮食治疗、运动治疗和药物治疗等多种治疗手段加以控制。

3. 先天性心脏病　简称先心病，是胎儿时期心血管发育异常而导致的畸形疾病，是少年儿童最常见的心脏病，常见类型有房间隔缺损、室间隔缺损、法洛四联症等。据调查统计，先天性心脏病的发生率占活产婴的 0.70% ～ 1.17%。

由遗传因素决定或与遗传因素有关的先心病占该病的 95% ～ 98%，单纯由环境因素所致的占 2% ～ 5%。

预防先天性心脏病的发生，应注意母亲妊娠期特别是妊娠早期保健，如积极预防风疹、流行性感冒、病毒性腮腺炎等病毒感染；避免接触放射线及一些有害物质；在医生的指导下用药，避免服用对胎儿发育有影响的药物；积极治疗原发病，如糖尿病等；注意合理膳食，避免营养缺乏；防止胎儿周围局部的机械性压迫。

一级亲属再发风险低于 5% 时，可以生育第二胎。高危孕妇为避免患儿出生，可通过产前诊断，根据知情同意原则选择性流产。产前诊断的主要方法是超声波或超声心动图，可在妊娠 16 周进行，20 ～ 22 周即能获得满意图像，包括二维超声心动图、M 型超声和彩色多普勒。先天性心脏病病例一旦确诊，均应实施手术治疗。

4. 神经管缺陷 是由神经管闭合不全引起的一类先天畸形，常见的有无脑儿和各种类型的脊柱裂，此病常造成死胎、死产和瘫痪。

神经管缺陷的病因比较复杂，可由遗传因素（多基因遗传）或环境因素（叶酸缺乏、乙醇、高热及药物等）及这些因素共同干扰神经管的闭合造成。

大部分神经管缺陷是可以预防的。比较公认的能有效预防神经管缺陷发生的方法是给孕妇增补叶酸。母亲生过一胎患神经管缺陷者再发风险为 5%，二胎为 10%，三胎为 15% ～ 20%。故已生过神经管缺陷者再次妊娠前应进行遗传咨询，在妊娠中期做孕妇血清甲胎蛋白（AFP）和 B 超检查，必要时羊膜穿刺取羊水做 AFP 和乙酰胆碱酯酶测定，辅助 X 线检查和其他实验室检查确诊。

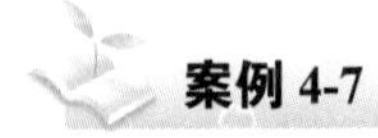

链接

高血压属多基因遗传，也是心脑血管病最主要的危险因素，以体循环动脉血压 [收缩压和（或）舒张压] 增高为主要特征（收缩压≥ 140mmHg，舒张压≥ 90mmHg），长期血压升高会引起肾损害、心脏疾病、脑血管病等严重的脏器损害，引发的原因除遗传因素外，还受到年龄、肥胖超重、精神压力大、高盐饮食、过量饮酒、经常吸烟、缺乏运动等因素的影响。

（张瑞霞）

第 6 节　遗传病的防治

案例 4-7

女王之痛

19 世纪，英国维多利亚女王有 4 个王子和 5 个公主。其中长子是血友病患者，早年夭折；长公主嫁至瑞典王室，又生有一血友病儿子，不久便夭折；二公主嫁至西班牙王室，也不幸生出血友病儿子。女王的一个外孙女与俄国沙皇尼古拉二世结婚后也生有血友病儿子。随着女王家族中的血友病传播，这种病很快蔓延到瑞典、俄罗斯等各欧洲国家，当时被称为“皇室病”的这种病使很多欧洲王室成员的健康受到严重的威胁。

问题：这是怎么造成的？如果放在今天你会有什么办法呢？

解析：血友病是一种属于 X 连锁隐性遗传的血液系统疾病，主要表现为反复的自发性出血不止或在损伤后出血不止。大手术或大创伤后的出血不止，其后果非常严重。本案经分析可确定维多利亚女王是血友病致病基因的携带者，因为她的儿子和外孙中出现了不少血友病患者。携带者的女儿有 50% 的概率还是携带者，携带者的儿子有 50% 的概率是患者。患者的女儿一定是携带者。

确定是携带者或有可能是携带者的，其妊娠时就必须去做胎儿性别鉴定，如系男胎有 50% 的概率是血友病患者，现在有了产前基因诊断技术，已有办法诊断出这男胎究竟是不是患者而加以预防。

再分析维多利亚女王携带的血友病致病基因从何而来？遗传学家认为是由于女王的母亲在卵子发生过程中有一次新发生的基因突变，因为女王的父亲不是血友病患者，她的母系亲属中也从未有过血友病患者，她的血友病致病基因不会是由上代传递而来。

一、遗传病的诊断

遗传病的诊断是指医生为确定某病是否为遗传性疾病所做出的诊断。根据诊断时期的不同分为产前诊断、症状前诊断和现症患者诊断三种类型。产前诊断即在婴儿出生前确定其是否患有遗传病；症状前诊断即在症状出现之前确认其是否患有遗传病；现症患者诊断是当患者出现了一系列的临床症状之后对其进行诊断。前两种诊断可较早地确诊遗传病患者或携带者，便于及早采取预防措施。

确诊一种疾病是否为遗传病，是一项复杂的工作，除采用一般疾病的诊断方法外，还必须辅以遗传学特殊的诊断手段，如系谱分析、染色体检查、生化检查、基因诊断、皮纹分析、产前诊断等。

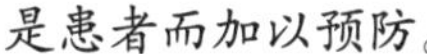

链接

唐氏筛查是目前临床常用的一种产前检查方法，通过抽取孕妇血清，检测母体血清中甲胎蛋白、绒毛促性腺激素和游离雌三醇的浓度，并结合孕妇的预产期、体重、年龄和采血时的孕周等，计算生出先天缺陷胎儿的危险系数的检测方法。唐氏综合征是人类常见的一种染色体病，由于唐氏综合征患儿智力严重低下，生活完全不能自理，几乎所有的发达国家对孕妇都会进行唐氏筛查。唐氏筛查只是针对唐氏综合征的风险系数做的检查，与胎儿的性别完全没有关系。

（一）遗传病的临床诊断

1. 病史　除应了解一般病史外，还应着重采集与遗传病家族聚集现象有关的以下项目。

(1) 家族史：整个家系患同种疾病的病史，能充分反映患者父系和母系各家族成员发病情况。

(2) 婚姻史：结婚的年龄、次数、配偶的健康状况及是否为近亲婚配。

(3) 生育史：生育年龄、子女数及其健康状况，有无流产、死产、早产史、畸胎等。

2. 症状与体征　遗传病和某些疾病的症状与体征是有共性的，但大多数遗传病在婴幼儿期即有特殊的症状出现，而且这些症状持续存在，据此可与一般疾病相区别。例如，智力低下伴有眼间距宽、眼裂小、外眼角上斜、口半开、伸舌、流涎等是先天愚型的特征；而性腺发育不全或生殖能力下降、继发性闭经、行为异常则可疑为性染色体病。

3. 系谱分析　是指通过调查先证者家庭成员的发病情况，绘出系谱，以确定疾病遗传方式的一种方法。经过分析有助于判断：明确是否是遗传病，区分单基因病和多基因病，明确遗传方式，确定家系中每个成员的基因型，预测再发风险。

（二）细胞遗传学检查

细胞遗传学检查主要适用于染色体异常综合征的诊断。它可以从形态学的角度直接观察染色体数目、结构等是否出现异常。其主要包括染色体检查和性染色质检查。

1. 染色体检查 又称核型分析，是辅助诊断和确诊染色体病的主要方法之一。标本主要取自外周血、脐血、羊水脱落细胞和绒毛细胞等。

2. 性染色质检查 包括 X 染色质和 Y 染色质检查，一般作为性染色体检查的辅助性手段。检查材料可取自口腔或阴道黏膜、羊水细胞及绒毛膜细胞等。性染色质检查对于确定胎儿性别、两性畸形及性染色体数目异常所致疾病的诊断具有一定意义，但确诊仍须进行染色体检查。

（三）生化检查

基因突变引起的单基因病往往表现在酶和蛋白质的质和量的改变或缺如。因此，酶和蛋白质的定量、定性分析是诊断单基因病或先天代谢病的主要方法。生化检查就是以生化手段定性、定量地分析机体中的酶、蛋白质及其代谢产物，是临床上诊断单基因病的首选方法。基因病的本质是基因突变。基因控制酶、蛋白质的合成，因此基因实际上也控制细胞内一系列生化反应。基因突变所致的单基因病必然导致某些酶、蛋白质异常，其参与的代谢过程中的中间产物、底物、终产物也会发生质和量的变化。通过这些物质的检测，可以反映基因的病变。例如，苯丙酮尿症患者，可检查尿中苯丙酮酸的含量，若苯丙酮酸明显增高或过量，一般可作为诊断依据。

（四）基因诊断

1. 基因诊断的概念 基因诊断是以 DNA 或 RNA 为诊断材料，应用分子生物学技术，通过检查基因的结构及其表达功能来诊断疾病的方法和过程。其临床意义为：有助于诊断疑难疾病、预防重大疾病、预测疾病发生、改善器官移植效果、提高人口质量，使血源和各种生物制剂的安全性得到保障。基因诊断的特点主要表现在：针对性强、特异性高、灵敏度高、适应面广。

基因诊断材料来源广泛。机体各种组织的有核细胞都可以作为基因诊断的材料，这是因为基因存在于所有的有核细胞中，机体有核细胞的基因组成都是一致的。不论基因是否表达，不论症状是否出现，基因都存在于细胞内。因此基因诊断不受个体发育阶段和实验取材的限制，既可在临床水平进行，也可在症状出现前甚至产前进行。

2. 基因诊断的原理 核酸分子杂交是基因诊断的最基本的方法之一。基因诊断技术的基本原理是：互补的 DNA 单链能够在一定条件下结合成双链，即能够进行杂交。这种结合是特异的，即严格按照碱基互补的原则进行，它不仅能在 DNA 和 DNA 之间进行，也能在 DNA 和 RNA 之间进行。

当用一段已知基因的核酸序列作为探针，与变性后的单链基因组 DNA 接触时，如果两者的碱基完全配对，它们即互补地结合成双链，从而表明被测基因组 DNA 中含有已知的基因序列。由此可见，进行基因检测有两个必要条件，一是必需的特异的 DNA 探针；二是必需的基因组 DNA。当两者都变性呈单链状态时，就能进行分子杂交。

3. 基因诊断的应用 从临床诊断、血清诊断、生化诊断到基因诊断，诊断技术的发展已经历 4 代。每一代新的诊断技术的出现，都使诊断水平大幅提高。基因诊断在不到 30 年的时间已经取得很大进步，其实用性不断提高。

应用基因诊断技术可以诊断疾病和预测疾病，进行疗效评价和用药指导，也可以进行个体识别和亲子鉴定。

（五）皮纹分析

染色体病患者的皮肤纹理具有值得注意的特征性变化，在遗传病诊断中具有一定的诊

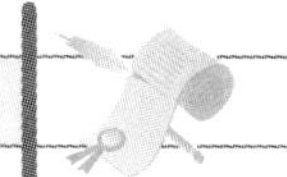

断价值，注意正常人也可出现“异常”皮纹，每个人都有特殊的皮肤纹理，在胚胎的第 14 周就已形成，出生后定形且终生不变，说明皮纹具有重要的遗传基础。正常人也可出现“异常”皮纹，皮纹分析仅可作为某些遗传病诊断的初筛手段。

（六）产前诊断

产前诊断常用的方法如下：

1. 磁共振显像　磁共振是以射频脉冲作为能源，经计算机将脉冲信号排列处理以灰阶的形式所显示的医学影像学检查方法。近年来，国外已将磁共振技术用于胎儿检查，取代了 X 线检查。主要用于检查先天性畸形，如无脑儿、脑积水、骨骼畸形、侏儒、多指、短指或缺肢、脊柱裂及胸廓畸形等。

2. 超声波检查　是一项非常简便而几乎无创伤的产前诊断手段。可应用于：①确定多胎妊娠，如子宫轮廓明显较停经月份大，可探出两个或多个胎头、肢体及胎心，一般于妊娠 4 个月左右即可作出准确的诊断。②胎盘定位，超声波检查能显示胎盘位置宽度和厚度，以便选择羊膜穿刺进针部位，也可在早期妊娠时，显示着床部位以指导绒毛吸取术。③先天畸形的诊断，如无脑儿和脊柱裂；超声心动图可检查先天性心脏病，扫描图形可诊断胎儿腹水、多囊肾、畸胎瘤等。④胎儿发育异常，通过观察胎囊大小、形状、位置和胎体活动度来判断胚胎发育情况。⑤宫内发育迟缓及其他。通过胎儿双顶径、头围、胸腔前后径判断有无生长迟缓、脑积水等；还可以动态观察其生长发育情况及性别等。

3. 胎儿镜检查　主要用于超声显像技术所不能显示的体表微小畸形，它插入羊膜腔后可直接观察胎儿畸形如羊水量、面部畸形、多发畸形综合征、神经管畸形、性别；也可采取胎儿活体组织和胎儿血进行染色体、基因及其产物的分析；还可以进行一定的宫内治疗。胎儿镜检查最适宜时间为妊娠第 15 ～ 18 周，采胎儿血通常延迟至 18 ～ 20 周进行。

4. 羊膜腔穿刺　羊膜腔内的液体称为羊水。羊水可在每三小时内完全更新。羊水中有 98%～ 99%的水，此外还含有糖类、类脂、蛋白质、代谢产物、激素及多种酶类和羊水细胞。因此进行羊膜腔穿刺可为产前诊断提供多种可利用的标本。羊膜腔穿刺是在无菌条件下采取不受污染的羊水，其取材最合适的时间是 16 ～ 20 周，此时羊水比较多，一次成功率较高。羊水可直接反映胎儿发育情况，如脓性羊水说明感染，金黄色羊水说明有母子血型不合，暗红色羊水说明死胎等，羊水内的细胞可用来诊断胎儿的性别、染色体疾病，并进行 DNA 分析。此外，羊水上清液还可用来做生物化学检查，诊断遗传性酶病。

羊膜腔穿刺应在 B 超监视下进行，避开胎盘选择穿刺点，一般每次抽取羊水 10 ～ 20ml。羊膜腔穿刺术对母儿仍有一定的危险性，穿刺过程中可能出现子宫收缩、腹部胀痛、阴道出血、感染或胎儿损伤等症状，还可能出现羊膜自破、子宫旁组织血管破裂引起的内出血及肠管损伤后引起的腹膜炎。因此，穿刺前必须得到孕妇及其家属的充分理解，对于有出血倾向、贫血或宫腔感染、稽留流产或先兆流产及妊娠小于 14 周或大于 24 周者均不宜采用。

5. 绒毛吸取术　采取绒毛组织，一般以妊娠 7 ～ 9 周为宜，这时绒毛细胞比较容易培养。绒毛采取方法不一，可经宫颈或经腹壁穿刺，用宫腔镜或吸管在超声波引导下或盲吸法取材。抽取以后可直接或经培养后进行类似羊水细胞的各项检查，进行产前诊断。虽然采取的绒毛，仅为胎盘组织的极少碎片，对胎盘功能几乎无影响，但仍有一定的风险性，可能导致流产、宫腔感染、母儿血型不合致敏、致畸、胎儿生长迟缓、早产等并发症。下列情况者应视为禁忌：超声波示胚囊异常或无胎心、宫颈狭窄、阴道或盆腔感染、重度宫颈炎、子宫肌瘤、Rh 致敏等。

6. 孕妇血中胎儿细胞检查 利用孕妇外周血中胎儿细胞进行产前诊断是最近几年发展起来的一种简便、易行的非损伤性新技术。研究表明，胎儿细胞大约在孕 5 周后进入母血循环；母血中胎儿细胞含量随孕龄呈规律性波动，其中滋养层细胞主要出现在妊娠早期，而孕中期则主要是胎儿幼红细胞。由于母血中胎儿细胞的含量极其稀少，不能直接用于产前诊断，因此，目前采用富集技术来分离母血中的胎儿细胞，之后运用单克隆抗体技术、基因体外扩增技术和染色体荧光原位杂交技术对一些已知突变性质的基因病进行产前诊断，也可对各种染色体病及一些常见的遗传性酶病进行产前诊断。但利用母血胎儿细胞进行产前诊断时，尚不能有效地排除母体细胞的干扰，因此，还需要进一步寻找胎儿细胞特异的标记抗原，发展更加有效的分离富集胎儿细胞的方法，提高胎儿细胞的分离纯度，才能保证诊断的可靠性。

7. 生物化学测定 进行生物化学测定依取材及检测物不同可以分为如下几种：①甲胎蛋白（AFP）测定：用于诊断开放性神经管畸形如无脑儿、脊柱裂等，也可诊断 Rh 血型不合、先天性肾病、先天性食管闭锁、脐疝、脑积水、囊性水肿等。②乙酰胆碱酯酶测定：用于诊断神经管缺陷，准确性更高。③母体血及尿的测定：测定母血 AFP 可用于胎儿神经管缺陷的筛查，母尿雌三醇的升高可用于胎儿肾上腺皮质增生症的诊断，也可以通过从母血中富集胎儿细胞技术或直接以睾丸决定因子基因互补的寡核苷酸引物，判断胎儿性别，用于性连锁遗传病的产前诊断或其他遗传性疾病的产前基因诊断。④血红蛋白分析：用于诊断胎儿是否患有珠蛋白生成障碍性贫血及异常血红蛋白病等一些分子病。⑤酶及代谢产物的检测：用于诊断遗传性酶病。

此外，产前诊断的方法还有细胞遗传学检查、分子细胞学检查等，利用这些方法可以诊断性染色体病及染色体结构畸变引起的染色体病。随着科技的发展，产前诊断的方法会越来越多，手段也会越来越先进。

二、遗传病的防治

（一）遗传病的预防

鉴于遗传病具有的遗传性和终生性等特性，到目前为止，对遗传病的治疗，仍难改变生殖细胞中的致病基因。我们对遗传病防治原则是预防为主、治疗为辅。实行以预防为主，避免有遗传缺陷的患者出生，控制遗传病的蔓延，是切实可行之策。为了预防遗传病的发生，应抓住以下几个主要环节。

1. 环境保护 人类赖以生存的环境中的一些物理或化学因素如电离辐射、化学药品等环境污染可对人类的遗传物质造成损害，从而影响人类健康。因此，一些新合成的化学药品的遗传毒理学检查是必不可少的。对于个体的防护，妇女在孕早期尤其应该注意避免接触致畸剂和诱变剂，如各种射线、肾上腺素、苯、甲氨蝶呤、甲丙氨酯（眠尔通）等，以防生出先天畸形患儿；还应注意病毒感染，如风疹病毒、巨细胞病毒、单纯疱疹病毒等也可诱发畸形。此外，乙醇和尼古丁对生殖细胞也有损伤作用，酗酒可能造成精子畸形，影响受精卵的质量，导致“酒精儿”；吸烟更会污染环境，危害后代及他人。总之，搞好环境保护，防止环境污染是预防遗传病发生的重要措施之一。

2. 遗传病的群体普查与登记 为了预防遗传病的发生，应有计划地进行遗传病的群体普查，其目的是掌握人群中遗传病的种类、分布、遗传方式及发病率、致病基因频率、携带者频率等，以便对患者及其家属进行婚姻和生育指导，减少遗传病的发病率。通常来说，采用的普查方法应该简便易行，而且准确性较高。所选病种应是：发病率较高、疾病危害较严重、可以治疗、有可靠的筛查方法并适合大规模进行的。

遗传病登记是在普查的基础上，对所发现的遗传病患者进行系统的登记，以便进行深入的观察和分析。登记时应做到详细和全面，通常包括以下几个方面：本人病史、发育史、婚姻及生育、家庭史。这样不仅有利于对遗传病特点的认识，而且可以积累资料，利于探讨发病机制和研究防治措施。

3. 携带者的检出 携带者是指表型正常而带有致病基因的杂合体，包括隐性遗传病的杂合体、染色体平衡易位的个体、倒位染色体的携带者、表型正常的延迟显性个体及带有外显不全致病基因但不发病的个体。当他们生育后代时便可能有患儿出现，因此携带者筛查是非常必要的，对预防遗传病、实现优生有着重要意义。杂合子携带者的检测方法大致可分为：临床水平、细胞遗传学水平、酶和蛋白质水平及 DNA 或基因水平。临床水平不能准确检出携带者，一般只能提供线索。细胞遗传学水平主要是染色体检查，多用于平衡易位携带者的检出。酶和蛋白质水平的测定，主要是检测一些代谢病杂合子。随着分子遗传学技术方法的应用，可以从 DNA 或 RNA 分子水平直接检出杂合子，尤其是对一些致病基因的性质和异常基因产物还不清楚的遗传病，或者用一般生化方法不能准确检测的遗传病取得了良好的效果。

4. 婚姻指导及生育指导 对于到了结婚年龄的青年男女及家属，特别是对那些遗传病患者及其家属要进行婚姻及生育指导，以减少由于婚配不当而使遗传病绵延的危险，达到优生和提高人口素质的目的。

5. 新生儿筛查是在新生儿期针对某些疾病进行的检查 一般采取脐血或足跟血的血纸片进行检测。新生儿筛查是群体筛查的一种，是能在症状出现前及时诊断某些遗传性酶病患者的有效手段。筛查的病种通常是发病率高、可致死、致残、致愚和能防治的疾病。利用新生儿筛查，往往能早期发现某些遗传性疾病，达到早期诊断、早期治疗的目的。因此，重视新生儿筛查及症状出现前预防，对预防遗传病及减轻遗传病的损害具有重要意义。

目前我国的新生儿筛查工作开展得较好的是对苯丙酮尿症（PKU）、半乳糖血症、葡萄糖 -6- 磷酸脱氢酶缺乏症和先天性甲状腺功能低下患儿的筛查。例如，苯丙酮尿症患者，如果能在出生后 2 ～ 3 个月以内被确诊并开始治疗，其发育可基本正常。如果不及时诊断和治疗，则患者会出现非常严重的智力低下。

6. 遗传咨询 是一个交流过程，是一个通过咨询医生与咨询者共同商讨咨询者提出的各种遗传学问题，在医生指导下帮助患者合理解决这些问题的全过程，又称遗传商谈。即是医生或遗传学工作者通过询问、检查、收集家族史来解答遗传病患者或其亲属提出的有关该病病因、遗传方式、诊断、治疗及预后等问题，并估计再发风险，提出各种处理方案，供患者或其亲属参考。遗传咨询是做好优生工作，预防遗传病发生的最主要手段之一。

（二）遗传病治疗的主要方法

随着分子生物学、医学遗传学的迅速发展，越来越多的遗传病的发病机制得以阐明，从而能在遗传病发病之前就采取有效措施，以减轻或消除某些遗传病的临床症状。重组 DNA 技术的应用，使遗传病的治疗有了质的飞跃，正逐渐从传统的手术治疗、药物治疗、饮食治疗等步入基因治疗，近年来基因治疗已取得了一些突破性进展，为彻底根治遗传病带来了光明的前景。

1. 手术治疗　是治疗遗传病的一种重要手段。如果遗传病已出现明显的临床症状，尤其是器官组织出现了损伤，可应用手术方法对病损器官进行切除、修补、整形或移植。但手术治疗只能缓解或改善患者的症状，还起不到根治的目的。

(1) 切除：用手术切除病变器官的治疗方法。例如，家族性多发性结肠息肉症的息肉、睾丸女性化的睾丸，都有较高的恶变率，应尽早手术切除。多指（趾）和并指（趾）必须经手术治疗。遗传性球形红细胞增多症和 α- 珠蛋白生成障碍性贫血，由于异常红细胞脆性大而导致溶血性贫血及黄疸，异常红细胞随血流经脾脏时易被脾脏破坏，故切除脾脏后溶血性贫血可好转。

(2) 修补：用手术修补病变器官的治疗方法。有些先天性心脏病，如室间隔缺损、房间隔缺损等都可采用手术进行修补。

(3) 整形：用手术矫正病变器官的治疗方法。例如，唇裂、腭裂、并指（趾）、白内障、先天性幽门狭窄、外生殖器畸形等病，均可经手术得到矫正。

(4) 移植：利用正常器官或组织替换病损的器官或组织。例如，家族性多囊肾、遗传性肾炎患者，可进行肾移植；重型珠蛋白生成障碍性贫血和镰刀细胞贫血症患者，可进行骨髓移植；青少年型糖尿病患者，可进行胰腺移植。

2. 药物治疗　药物治疗的原则之一是“补其所缺”。例如，先天性无丙种球蛋白血症患者，可定期补充丙种球蛋白；糖尿病患者，可补充胰岛素；抗维生素 D 性佝偻病患者，可补充大剂量维生素 D 和磷酸盐；甲型血友病患者，给予抗血友病球蛋白治疗；肾上腺皮质增生症患者，使用可的松控制性异常发育，可恢复月经，甚至有生育的可能；性腺发育不全症患者，可给予雌激素对症治疗；生长激素缺乏性侏儒症患者，给予生长激素治疗；分子病及遗传性酶病是由于蛋白质或酶遗传性缺陷引起，故补充所缺乏的蛋白质、酶或其终产物，常可收效。

药物治疗的原则之二是“去其所余”。例如，对那些酶促反应产物过多，造成机体功能障碍，即所谓“中毒”的遗传病患者，可用药物除去这些多余的产物或抑制它们的生成；家族性高胆固醇血症患者，可用考来烯胺将胆固醇转化为胆酸从胆道排出。

3. 饮食治疗　饮食治疗遗传病的原则是“禁其所忌”，即针对患者因酶缺陷导致底物堆积的情况，制定特殊的食谱，用限制底物摄入量的办法控制病情，以达到治疗疾病的目的。例如，葡萄糖 -6- 磷酸脱氢酶缺乏症患者，应严格禁食蚕豆和接触蚕豆花粉，严禁服用伯氨喹、阿司匹林等药物，便可避免溶血性贫血的发生；半乳糖血症患者，如早期发现，应禁食乳制品，可以收到良好效果；高胆固醇血症患者应限制胆固醇的摄入；苯丙酮尿症患者，应限制苯丙氨酸的摄入。

采取饮食治疗时，需要对疾病做到早期发现、早期诊断和早期治疗。例如，苯丙酮尿症患者，如果在出生后立即采取低苯丙氨酸饮食，使体内的苯丙氨酸明显减少，则患者不会出现智力低下等症状，如到 5 岁左右各种症状已出现时，则难以逆转。

4. 基因治疗　随着分子生物学的发展，分子遗传学的理论和技术与临床医学逐步相结合，人类对遗传病的治疗出现了新的方法即基因治疗，它是人类征服遗传病的有效手段。

(1) 基因治疗的概念：基因治疗是指将外源正常基因导入靶细胞，以纠正或补偿因基因缺陷和异常引起的疾病，达到治疗遗传病的目的。也就是将外源基因通过基因转移技术导入患者适当的受体细胞中，使外源基因表达的产物能治疗某种疾病。

(2) 基因治疗的分类：按照针对细胞种类的不同，将基因治疗分为生殖细胞基因治疗和体细胞基因治疗。生殖细胞基因治疗是将外源基因导入生殖细胞、受精卵或胚体内，治疗生殖细胞中的基因缺陷，使有害基因消失。生殖细胞基因治疗不仅能使生殖细胞受精后产生正常个体，而且还能使该个体的后代也免除患遗传病的痛苦，这无疑是最理想的治疗遗传病的途径。利用生殖细胞基因治疗技术，已成功地治疗了小鼠颤抖症。尽管动物生殖细胞基因治疗已有成功先例，但目前难以用于人体，困难在于：①人类实行生殖细胞基因治疗势必导致世代相传，这涉及伦理学问题。②目前技术上尚未攻克几个难关：一是如何及时诊断大部分遗传病有缺陷的受精卵或卵裂早期的细胞；二是目前的基因转移仍只是做到随机整合，不能避免随机插入引起突变造成新的遗传缺陷，这些困难还有待于进一步解决。体细胞基因治疗是将外源性基因导入特定的体细胞内，治疗体细胞中的基因缺陷，使机体恢复健康。体细胞基因治疗只限于治疗某种被选择的细胞，并不能阻断遗传病基因传给后代。常选用易于从体内取出和回输，并能保持相当长寿命或是有分裂能力的细胞，如骨髓中的造血干细胞、淋巴细胞、成纤维细胞、肝细胞、肾细胞和内皮细胞等。

按照基因治疗方式的不同，将基因治疗分为以下三种：①代偿性基因治疗：通过增强有代偿功能的类基因的表达以代偿功能异常的基因。②补偿性基因治疗：导入正常基因以补偿缺陷基因表达的不足。这就是治疗腺苷酸脱氨酶（ADA）缺陷症和乙型血友病 B 的方法。③替换性基因治疗：以正常基因原位替换有缺陷的基因。这种方法尚未进入临床。

(3) 基因治疗的策略：基因治疗的主要策略有两种。①基因修正：即以正常基因原位修复有缺陷的基因，如替换性基因治疗。这种治疗策略难度较高，仍停留在实验阶段。②基因添加：即导入正常基因，用正常基因的表达产物补偿缺陷基因的功能异常，原有的缺陷基因并未除去，如补偿性基因治疗。这种策略目前正在临床实践中实施。

(4) 基因治疗的现状与展望：在目前发现的遗传病中，适用于基因治疗者主要是单基因或一簇相连锁基因缺陷引起的蛋白质或酶的缺失。这在 20 世纪 80 年代已开始进入临床尝试阶段。

基因治疗刚刚起步，已经显示出强大的生命力。全世界已进行基因治疗的遗传病有血友病、ADA 缺乏症、囊性纤维化、苯丙酮尿症、家族性高胆固醇血症等，还有免疫缺陷症、肿瘤、艾滋病、乙型肝炎、血管疾病等。基因治疗尽管困难重重，但正在逐一被克服。随着基因转移技术的高速发展，基因治疗领域的不断扩大，基因治疗这一全新的技术将成为治疗遗传病的主要手段，为遗传病的治疗开辟出新的广阔的前景。

小结

通过以上学习，我们明白，遗传病是由于细胞内遗传物质发生突变而引起的疾病。染色体病是由于染色体数目异常或结构畸变所致；单基因病是单基因突变所致，遗传中受一对等位基因控制。多基因病受多对基因和环境因素的双重影响。掌握了各类常见的典型遗传病的发生机制、遗传规律和防治要点。由于遗传病尚无法根治，遗传病的预防已成为目前优生优育、提高人口素质的一个重要途径。遗传病的预防应从环境保护、遗传病的群体普查和登记、携带者的检出、婚姻指导及生育指导、新生儿筛查和遗传咨询等方面着手。遗传病的主要治疗方法有手术治疗、药物治疗、饮食治疗和基因治疗。

（魏　宇）

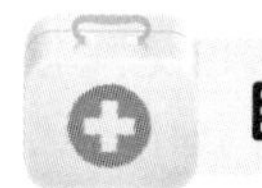

自测题

一、名词解释

1. 遗传病 2. 染色体病 3. 基因突变 4. 单基因遗传病 5. 先证者 6. 系谱 7. 多基因遗传病 8. 遗传度

二、填空题

1. 现代医学遗传学将人类遗传病分为________、________、________、________、________五大类。
2. 染色体数目畸变分为________、________；染色体结构畸变包括________、________、________、________等。
3. 染色体畸变诱发原因：________、________、________、________、________等。
4. 携带者就是表现型________但带有________的个体。
5. 一个白化病（AR）患者与一个基因型正常的人婚配，后代是患者的概率是________，后代是携带者的概率是________。
6. 一个红绿色盲（XR）女性患者与一个正常男性婚配，其后代中女儿为红绿色盲的概率为________。
7. 多基因遗传时，基因间没有显性与隐性的区别，每对基因的作用都是微小的，称为________。多对微效基因累加起来可以产生明显的表型效应，这些基因也称为________。
8. 在多基因遗传病中，易患性的高低受______和________的双重影响，其中遗传因素所起作用的大小称为________。
9. 对遗传病防治原则是________、________。为了预防遗传病的发生，应抓______、______、________、________、________等环节。
10. 药物治疗遗传病的原则是______、________；饮食治疗遗传病的原则是________。

三、选择题

1. 染色体数目畸变的主要原因是（　　）
   A. 染色体分离　　B. 染色体不分离
   C. 染色体断裂　　D. 染色体丢失
   E. 染色体易位
2. 染色体结构畸变引起的疾病有（　　）
   A. 唐氏综合征　　B. 白血病
   C. 猫叫综合征　　D. Turner 综合征
   E. 18 三体综合征
3. 先天性卵巢发育不全症患者得病的原因是（　　）
   A. 多了一条 X 染色体
   B. 少了一条 X 染色体
   C. 多了一条 21 号染色体
   D. 少了一条 21 号染色体
   E. 多了一条 Y 染色体
4. 一个碱基被另一碱基取代而造成的突变称为（　　）
   A. 单码突变　　B. 碱基置换突变
   C. 移码突变　　D. 多码突变
   E. 整码突变
5. 苯丙酮尿症临床表现最突出的特点是（　　）
   A. 智力低下
   B. 毛发黄褐色
   C. 皮肤白嫩
   D. 尿和周身有一种特殊的鼠臭味（霉臭味）
   E. 抽搐发作
6. 从系谱中能体现出（　　）
   A. 患者性别
   B. 患者出现规律
   C. 患者人数
   D. 患者与正常人的大约比例
   E. 以上选项都是
7. 已知双亲血型为 A 型和 B 型，子女中可能出现的血型是（　　）
   A. A 型　　B. B 型　　C. O 型
   D. AB 型　　E. 以上均有可能
8. 属于延迟显性的遗传病为（　　）
   A. 软骨发育不全症　　B. 多指症
   C. 慢性进行性舞蹈病　　D. 短指症
   E. 早秃
9. 一对正常夫妇生了一个先天性聋哑（常染色体

隐性遗传病）患儿，问再生第二胎是聋哑患儿的可能性为（　　）

A. 1/2　　B. 1/4　　C. 3/4

D. 1/16　　E. 3/16

10. 表型正常，但带有致病基因的个体称为（　　）

A. 携带者　　B. 基因型

C. 表现型　　D. 纯合子

E. 杂合子

11. 外耳道多毛症属于（　　）

A. 常染色体显性遗传

B. 常染色体隐性遗传

C. X 连锁显性遗传

D. X 连锁隐性遗传

E. Y 连锁遗传

12. 遗传度属于下列何种情况时环境因素作用小（　　）

A. 30% ～ 40%　　B.70% ～ 80%

C. 0　　D.100%

E.50% ～ 60%

13. 控制多基因遗传病的微效基因间的关系是（　　）

A. 共显性

B. 隐性

C. 没有显、隐性的分别

D. 有显性和隐性的区分

E. 主要受环境因素的影响

14. 染色体检查是诊断什么病的主要方法（　　）

A. 单基因病　　B. 多基因病

C. 染色体病　　D. 遗传性酶病

E. 传染病

15. 可改善和矫正遗传病患者症状的临床治疗方法是（　　）

A. 手术治疗　　B. 饮食治疗

C. 药物治疗　　D. 酶的补偿治疗

E. 心理治疗

16. 治疗遗传病最理想的方法是（　　）

A. 手术治疗　　B. 饮食治疗

C. 药物治疗　　D. 基因治疗

E. 心理治疗

四、简答题

1. 遗传病的主要特征是什么?
2. 遗传病与先天性疾病、家族性疾病有哪些联系与区别?
3. 说出以下染色体病的核型：

(1) 唐氏综合征

(2) 18 三体综合征

(3) 猫叫综合征

(4) 先天性卵巢发育不全症

(5) 先天性睾丸发育不全症

4. 列出基因突变产生的后果。
5. 在某妇幼保健院里，四个同日出生的婴儿，其血型分别是 O、A、B 和 AB，这四个婴儿的父母的血型是 O 与 O；A 和 B；AB 与 O；B 和 B。请判断这四个婴儿分别属于哪对父母？
6. 一男子患有家族性多发性结肠息肉（AD），和一正常女性结婚后，已生育一个正常孩子和一个结肠息肉症患儿，问再生育患儿的风险是多少?
7. 某色觉正常的女子，其父亲是红绿色盲，该女子与一色觉正常的男子结婚，请分析他们的子女患色盲的可能性有多大？
8.《婚姻法》为什么要规定禁止“直系血亲和三代以内旁系血亲”结婚?
9. 预防遗传病应采取哪些措施?
10. 简述遗传病的诊断方法。

5

第五章　影响优生的非遗传因素

优生是一个高度复杂的过程，每个新生命的诞生都有可能受到遗传、环境、营养和疾患等因素的影响。一般来说，出生缺陷发生的主要原因，20%～25%是遗传引起，10%～20%来自环境致畸源，60%～65%来自遗传和环境因素联合作用的结果。遗传因素对优生的影响，近年来有增加的趋势。有关影响优生的遗传因素在本书有关章节已有讲述，本章将着重介绍影响优生的非遗传因素，包括理化因素、生物因素、营养因素、健康因素、不良嗜好、生育年龄等。

第1节　环境因素

案例 5-1

小笙和小琛是大学同学，毕业后携手步入婚姻殿堂。小笙在一家印刷厂工作，小琛在一家合资企业任业务代表。两人琴瑟和鸣，互相激励，努力工作。小笙特别喜欢小动物，家里养了一只波斯猫。小琛由于业务原因经常出差。小琛不在家时，小笙和朋友常去酒吧跳舞，沉浸在激昂动感的音乐里。小琛在家时，经常工作至深夜，喜欢不断抽烟，房间里总是烟雾缭绕。某天，小笙突然晕倒在车间里，到医院就诊，医生诊断小笙怀孕并有流产征兆。

问题：什么原因导致小笙出现流产征兆？可以避免吗？

土壤、空气、水、阳光，构成了人类生存的自然生态环境，社会环境、人际关系、文化背景、人生目标与信仰构成了人类的人文生态环境。上述环境因素，均可对人体的内环境造成影响，从而影响优生。人们可以通过种种方法消除和减轻环境因素对优生造成的负面影响，从而孕育出健康的胎儿。

一、物理因素

人类在生产和生活过程中，应避免接触各种有害物理因素，包括电离辐射、电磁辐射、紫外线、红外线、高温、噪声、振动、高气压等。其中电离辐射是最严重的物理致畸因素。

（一）电离辐射及医疗照射

1. 电离辐射　包括α、β、γ射线，X线，以及电子、中子等放射线。环境中放射性污染的来源有核武器爆炸散落物、放射性废弃物的排放、原子能工业和放射性物质应用和运输事故、从事诱变育种工作等。大剂量电离辐射会引起染色体畸变明显增加，小剂量引起基因突变，导致胚胎及胎儿发育缺陷，以中枢神经系统的发育缺陷最常见，如小头畸形和

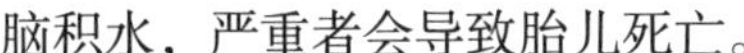

脑积水，严重者会导致胎儿死亡。

2. 医疗照射　是指用于诊断、治疗和研究的目的时，患者所受的一切类型的辐射照射。它包括临床诊断治疗用的 X 线、镭和放射性同位素等。根据联合国原子能辐射效应科学委员会统计资料，人类因人工电离辐射源而受到的照射中，医疗照射在数量上居首位。妇女在妊娠期 X 线诊断应用比较多，如骨盆测量、胎盘造影、胎位测定等。对于妊娠妇女，电离辐射可引起胚胎及胎儿发育缺陷、畸形、白血病、恶性肿瘤、死胎等，胚胎及胎儿受电离辐射影响的程度主要取决于放射线剂量、照射时间和胚胎发育时期，妊娠期越早，损害程度越重，最易受到损伤的部位是胎儿的中枢神经系统，常见的异常表现是新生儿小头畸形及脑积水。由于医疗或其他原因，在宫内受到照射的胎儿，出生后 10 ～ 15 年恶性肿瘤和白血病的发病率明显增高。如果对孕妇采取放射性碘来诊断和治疗疾病，则可导致胎儿出现甲状腺先天性缺陷和肿瘤。1945 年日本广岛和长崎发生的两颗原子弹爆炸，1986 年发生的切尔诺贝利核电厂四号反应堆爆炸，都导致放射线波及区域内的新生儿出生缺陷和疾病。

根据胚胎效应的发生，有人主张在怀孕 12 周前应避免受 0.1Gy（10rad）以上的 X 线照射，这段时间是人类胚胎各器官形成的时期，可发生流产、死胎，还可以使胎儿神经系统发育缺陷，产生小头畸形，智力低下及严重的四肢畸形等。怀孕 12 周以后也应尽量避免做 X 线检查。

（二）电磁辐射

电磁辐射主要由电力供应设备和各种家用电器产生，如多种电压等级的输电线、电脑、电视机、手机、电磁炉、微波炉等。有学者认为电磁辐射暴露强度高的孕妇比暴露强度低的孕妇流产风险增加，暴露强度更高的妇女甚至有反复流产或不孕史。有研究提示，孕妇使用电热毯或电热床垫会增加后代儿童肿瘤发生率。有关电磁辐射对妊娠结局是否有影响目前尚无定论，还有很多方面值得进一步研究。但是，妊娠早期胎儿对物理因素高度敏感，在未能对电磁辐射的胚胎致畸作用得出定论之前，孕妇还是尽量避免接触电磁辐射最为安全。

（三）高温

高温是一种人类环境致畸原，对人的生殖功能和胚胎有影响，可使男性出现精子减少症、精子无力或精子畸形等；可使女性月经量减少、月经周期延长等。母体体温升高，都可能引起胎儿的先天畸形，如神经管缺陷、智力低下、癫痫、四肢畸形、面部发育不全等。发育中的脑对高温最敏感，体温升高 1 ～ 4℃以上即可诱发畸形。因此，妊娠期女性不宜处于高温环境中，应避免感染发热、中暑、高温作业、母体洗桑拿浴等。

（四）噪声与振动

噪声是畸形的诱发因子，其机制是噪声刺激母体的丘脑下部、腺垂体、卵巢轴系统，使母体内部激素发生变化，影响性周期异常和卵巢成熟过程，进而影响受精卵的发育，对机体细胞分裂和 DNA 合成造成不良影响，使染色体结构畸变率明显增加，长期噪声刺激可导致子宫、胎盘缺血，胎儿缺氧，发育障碍，也容易引起自然流产。

振动对人体的不良作用与振动的频率和振幅的大小有关，女性受振动易出现自然流产及影响生殖能力，还可发生妊娠高血压综合征。振动对胚胎的影响，可能是母体受影响的间接后果。纺织女工、列车乘务员、售票员或者居住在机场、闹市区附近等振动剧烈的场所，有可能造成自然流产、早产、死产等。

二、化学因素

与人类生存息息相关的许多化学物质都会损害人体健康，能够影响胎儿的正常发育，如化学工业物质、农药、食品添加剂、防腐剂、调味品、化妆品、除垢剂等。

（一）化学工业物质

1. 铅及其化合物 铅及其化合物为最常见的工业毒物，如铅矿废气、汽车尾气、含铅彩釉餐具、含铅化妆品、染发剂、铅质焊锡罐头、松花蛋、爆米花等，可由呼吸、饮食、直接接触等多种途径摄入。经常接触高浓度的铅及其化合物，男性可导致精子数目减少、运动无力、畸形增多，女性可造成不孕、自然流产、早产、死产、低出生体重儿、智力低下儿等。在高浓度铅尘及铅蒸气中作业的女工，妊娠期间，应脱离含铅环境。

2. 汞及其化合物 汞在自然界中能够转化成剧毒的甲基汞，工作中接触汞的机会是很多的，如汞矿的开采及冶炼，用汞齐法提炼金、银等贵重金属，荧光灯及温度计、血压计等仪器仪表制造过程中，均可接触到金属汞蒸气。在汞化合物中甲基汞毒性最大，主要经从呼吸道、消化道进入体内。甲基汞可引起精子和卵子畸变，染色体异常而导致多发畸形。汞作业女工自然流产、早产及妊娠高血压疾病的发病率较高。甲基汞还可以穿过血-脑屏障，进入中枢神经系统，因此对胎儿的毒性作用最大。轰动全球的日本“水俣病事件”就是一个很好的证明。

链接

震惊世界的水俣病

20世纪50年代初，在日本南部熊本县的一个叫水俣镇的地方，出现了一些患口齿不清、面部发呆、手脚发抖、精神失常的患者，这些患者久治不愈最终全身弯曲，悲惨死去。这个镇有4万居民，几年中先后有1万人不同程度地出现此种病状。经过数年调查研究，日本熊本国立大学医学院研究报告证实，这是由于居民长期食用了含有汞的海产品所致，并病命名为水俣病。起因是当地一家氮肥公司，将含甲基汞的废水排入水俣湾，鱼虾贝体内蓄积了比水中还要高万倍的甲基汞，人们因食用受甲基汞污染的鱼虾贝而中毒，3年中死亡40余例。水俣病发生2年后开始出现先天性水俣病，这是由于母体摄入了甲基汞，通过胎盘引起胎儿的中枢神经系统损害，主要临床表现为：严重的精神迟钝、协调障碍、步行困难、生长发育不良、斜视怪笑等。本次事件共有数千人因水俣病而死亡。先天性水俣病成为世界上首先被确认的因环境污染而诱发的一种先天畸形病，而水俣病则成为环境污染中有毒微量元素造成的最严重的公害病之一。

3. 其他化学工业物质 二硫化碳对胚胎有毒性作用，汽油可以在胎儿组织中蓄积引起胎儿损伤，多氯联苯、氯乙烯、苯乙烯、氯丁二烯等都可以对生殖细胞及胚胎产生毒性作用。食用硝酸盐或亚硝酸盐含量较高的腌制肉制品、泡菜及变质的蔬菜，饮用硝酸盐或亚硝酸盐含量高的蒸锅水、含有枯草杆菌的奶制品、长时间加热煮沸的水等而引起中毒。亚硝酸盐可透过胎盘进入胎儿体内，6个月以内的胎儿对亚硝酸盐特别敏感，可造成致畸作用。

（二）化学药物

许多药物可通过胎盘屏障，进入胎儿体内及羊水中，对胎儿产生不利影响。其影响程度主要与用药时的胎龄、药物的毒性、服药剂量、用药时间等因素有关。妊娠期如何选择药物，已成为临床医师关注的问题而日益受到重视。妊娠早期的药物效应以致胎儿畸形为主，在妊娠的中、晚期，药物对胎儿产生的不良影响主要是使胎儿发生功能障碍和中枢神经系统的发育障碍。以下常用药物可对孕妇和胎儿的健康造成不良影响，目前已肯定对人类有致畸作用的药物见表5-1。

表5-1　致畸药物种类及致畸表现

药物种类	药物名称	致畸表现
抗癌药	甲氨蝶呤	无脑儿、脑积水、脑脊膜膨出、腭裂、流产、死胎
	巯嘌呤	脑积水、脑脊膜膨出、唇裂、腭裂
	环磷酰胺	四肢或外耳缺损、唇裂、腭裂、发育迟缓
	苯丁酸氮芥	肾、输尿管缺损
	白消安	多发畸形
激素	己烯雌酚	女婴男性化、男婴女性化、女孩阴道腺癌、男孩尿道异常
	孕酮	女婴男性化
	睾酮	女婴男性化、阴蒂肥大、子宫阴道发育不全
	可的松	无脑儿、腭裂、独眼、白内障、腹裂、隐睾
	避孕药	脑积水、脑脊膜膨出、血管错位
抗菌药	四环素	心脏畸形、手指畸形、先天性白内障、颅内压增高、牙本质及牙釉质发育不全、骨发育不全
	链霉素	先天性耳聋、小鼻、多发性骨畸形
	卡那霉素	先天性耳聋
	氯霉素	肝损害、灰色综合征、死胎
	长效磺胺	新生儿高胆红素血症、器官畸形
镇静药	甲丙氨酯（眠尔通）	唇裂、腭裂、发育迟缓
安眠药	氯氮䓬（利眠宁）	唇裂、腭裂、发育迟缓
	地西泮	多发畸形、胆红素脑病、唇裂、腭裂、腹股沟疝
抗过敏药	美克洛嗪（敏克静）	肢体缺损、腭裂、黄疸、新生儿呼吸抑制、脐疝、死胎
	布克力嗪（安其敏）	肢体缺损、腭裂、黄疸、新生儿呼吸抑制、脐疝、死胎
	氯苯那敏	肢体缺损、腭裂、黄疸、新生儿呼吸抑制、脐疝、死胎
	苯海拉明	肢体缺损、腭裂、黄疸、新生儿呼吸抑制、脐疝、死胎
抗疟疾药	乙胺嘧啶	脑积水、四肢缺陷、耳聋、血小板减少、视网膜病变、死胎
	奎宁	脑积水、四肢缺陷、耳聋、血小板减少、视网膜病变、死胎
	氯喹	脑积水、四肢缺陷、耳聋、血小板减少、视网膜病变、死胎
兴奋药	丙米嗪	短肢
	苯丙胺	脑积水、足或肢畸形、腭裂
	咖啡因	唇裂、腭裂
抗癫痫药	苯妥英钠	先天性心脏病、唇裂、腭裂、多指畸形、智力障碍
	扑痫酮	唇裂、腭裂、多指畸形
抗血栓药	双香豆素	软骨发育不全、鼻缺陷、脑出血、胎盘早剥、死胎
退热药	阿司匹林	新生儿出血、畸形、宫内发育迟缓
降血糖药	苯乙双胍（降糖灵）	畸形、新生儿血小板减少、低血糖、乳酸中毒
	氯磺丙脲	唇裂、新生儿血糖过低、死胎
	甲苯磺丁脲	短肢、心血管及泌尿生殖器官畸形、死胎、类白血病

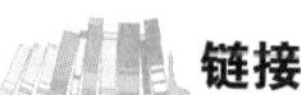

链接

反应停与海豹胎

德国 Chemie Gruenenthal 公司于 1957 年将反应停（沙立度胺）正式推向了市场，厂商吹嘘它没有任何副作用，可用于治疗晨吐、恶心等妊娠反应。由于疗效好，20 世纪 60 年代前后，欧美至少有 15 个国家的医生用这种药治疗妇女妊娠反应，本药是“孕妇的理想选择”（当时的广告语）。于是，反应停被大量生产、销售，仅在联邦德国就有近 100 万人服用过反应停，月销量甚至达 1 吨。但随即而来的是，诞生了大量畸形婴儿，没有臂和腿，手和脚直接连在身体上，很像海豹的肢体，故称为“海豹肢畸形儿”及“海豹胎”。1961 年，这种症状终于被证实是孕妇服用反应停所导致的，而反应停对灵长类动物有很强的致畸性，于是，该药终于被禁用。经过媒体的进一步披露，在反应停出售之前，有关机构并未仔细检验其可能产生的副作用，记者的发现震惊了全世界，引起了公众的极大愤怒，并最终迫使反应停（沙立度胺）的销售者支付了赔偿。而此时，反应停已经被销往全球 46 个国家！受其影响的婴儿已多达 1.2 万名，每一个海豹肢患儿的背后都是一个父母破碎的梦，以及一个孩子痛苦的一生。反应停事件自此成为 20 世纪人类用药史上的最大悲剧，让后人警醒。

（三）农药

在我国，农药的应用十分广泛，造成了水源、土壤、空气和食品的严重污染，目前已发现 30 多种农药对胚胎有毒性作用，如杀虫脒、叶蝉散、乐果、保棉丰、马拉硫磷、甲基对硫磷、三氯杀螨醇、拟除虫菊脂、稻瘟净、百草枯、敌百虫等。在胚胎发育过程中的器官形成期（受孕后的第 15 ～ 60 天）对农药致畸物最敏感，因为人体的几乎所有器官都在这期间形成，因此，妇女在妊娠期和哺乳期应避免接触农药。男性也应尽量避免接触农药，因为有些农药可引起精子异常，导致不育症。

三、生物因素

生物因素主要指病原体感染，某些病原体感染孕妇后能通过胎盘绒毛屏障或子宫颈上行感染胎儿，使正处于发育期的胎儿某些器官致畸。引起胎儿发育畸形的主要生物因素是病毒、原虫和螺线体三类，其中最主要的是病毒。

（一）风疹病毒感染

风疹是由风疹病毒引起的一种急性传染病，是造成胎儿先天性畸形的主要原因之一。孕妇在妊娠早期若患风疹，风疹病毒可以通过胎盘感染胎儿，可出现先天性心脏畸形、白内障、耳聋、发育障碍等，称为先天性风疹综合征。3 ～ 5 月份是感染高峰期，预防风疹病毒的关键是减少与风疹患者面对面的接触，孕妇应尽量避免去公共场所。孕前筛查是降低新生儿先天性风疹综合征发病率的有效手段，计划妊娠妇女如既往未曾患过风疹，也未接种过风疹疫苗，应先测定血清中风疹抗体，如为阴性可注射风疹疫苗。风疹初愈的育龄妇女，6 个月内最好不要怀孕。

（二）巨细胞病毒感染

巨细胞病毒属于疱疹病毒，近年研究证明，在我国，妊娠初期受巨细胞病毒原发感染，是引起胎儿宫内感染和发育缺损的重要原因，甚至被认为其在致畸病因方面比风疹更重要。本病病死率高，受感染的胎儿除流产死产外，常引起先天性畸形，其中神经系统受损最为

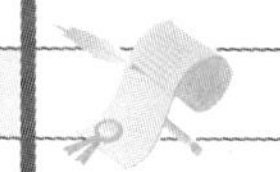

严重，常出现脑积水、小头、视网膜脉络膜炎及智力障碍。妊娠早期如果确诊为巨细胞病毒感染应当中止妊娠。

（三）单纯疱疹病毒感染

单纯疱疹病毒有Ⅰ、Ⅱ两个血清型，Ⅰ型大多引起腰以上的皮肤、眼、口唇疱疹，由口腔、呼吸道途径传播；Ⅱ型多引起腰以下和外生殖器皮肤疱疹及子宫颈黏膜疱疹，传播途径以性接触为主。胎儿和新生儿有关的主要是Ⅱ型。孕妇如果感染了单纯疱疹病毒，可造成胎儿宫内感染而致畸，如小头畸形、小眼球、视网膜发育不全及脑钙化等，死亡率高。单纯疱疹病毒是较易侵犯人的一种病毒。

（四）弓形虫感染

弓形虫感染是一种流行很广的人畜共患寄生虫病。孕期原发弓形虫病，多是由于孕妇食用了含弓形虫包囊的生肉或食物，或者吸入了受染动物（如猫、狗）排出的卵囊所致。如果准妈妈在怀孕期间传染上弓形虫，可通过胎盘传给胎儿，直接影响胎儿的发育，严重致畸，甚至死亡。本病在我国分布很广，正常人群的平均感染率在 4% ～ 9%。几乎所有的哺乳动物和一些鸟类，均有弓形虫的寄生，并相互传播。孕妇应避免与猫、狗、鸟等生物接触，勿食生肉，防止猫粪污染食物、饲料和水源。

除此以外，流感病毒可致胎儿唇裂、中枢神经系统异常缺陷，孕妇患乙型肝炎可造成流产、早产、死产和新生儿窒息。人类免疫缺陷病毒（HIV）是引起艾滋病的病原体，对胎儿更是凶险，如果孕妇是一个 HIV 阳性或艾滋病的患者，其感染给胎儿的概率是 25%，胎儿感染艾滋病毒后，可迅速发病，病情严重，常在 2 岁前死于艾滋病的并发症。

链接

寨卡病毒引发小脑畸形首次得到验证

2015 年 5 月以来，巴西发生了大规模寨卡病毒感染疫情，寨卡病毒类似于登革热病毒，由埃及伊蚊叮咬传播。寨卡暴发流行中发现了很多小头畸形的新生儿病例，小脑畸形的患儿典型特征是在出生时颅围≤ 33cm。

2015 年 11 月 18 日，由巴西奥斯瓦多 - 克鲁兹研究所验证，寨卡病毒可以穿过胎盘并进入羊水，导致胎儿小头畸形的成果在世界医学界还是第一次被证实。科研人员在两名孕妇的羊水中发现了寨卡病毒，胎儿被诊断有小头畸形。“从科学的角度上讲，这样的发现是首次，这还是全世界第一次在羊水中发现了寨卡病毒。”奥瓦瓦多 - 克鲁兹实验研究部门负责人罗德利格表示，这种病毒在巴西出现还很新近，第一次被确认是在 2015 年 4 月份，但此前还不清楚这种病毒是否会在妊娠期间穿透胎盘。“胎盘是婴儿的天然保护层，可以防止病毒和细菌的入侵，但是实验显示，寨卡病毒可以穿过这一重要屏障，并在羊水中集中。”

第 2 节　孕妇科学营养与优生

案例 5-2

36 岁张女士终于出院了，这是她的二胎，一个 9 斤 (4.5kg) 重的儿子。虽然最终平安出院，但回想起生产的过程，她一家人都觉得后怕。决定生二胎前，张女士的父母和公婆就开始给她“上课”：年纪有点大了，不比生头胎，要好好休养，多吃点好东西，否则身体吃不消，孩子也长不好。怀孕后，张女士也挺“争气”，总是觉得饿，每顿饭都要吃两三碗米饭，鱼肉、蔬菜水果顿顿不少。张女士和很多人一样，别说运动了，连家务都不做了，恨不得一天 20 个小时都躺在床上安胎。整个孕期下来，她的身体像吹气球似的胖了起来，她身高 1.53m，原本只是有点丰满，结果到生产时，体重已达到了 89kg，大大超标。因为头胎是剖宫产，综合评估后，这次还是剖宫产，但在生产的过程中，因为胎儿巨大，导致她的子宫过度扩张，失去正常弹性不能收缩，造成产后大出血，出血量达 3000ml 左右，这相当于一个成年人体重总血量的 60%。当时情况非常危险，经过医院几位产科专家的抢救，总算捡回一条命。

问题：应如何避免生产“巨大儿”？

孕妇的营养不仅关系母体自身的健康，而且还会影响胎儿及出生后的生长发育，因此，要根据妊娠的不同时期和地区特点，遵照医嘱进行补充。要根据妊娠的不同时期和地区特点，遵照医嘱进行补充。

一、孕期营养的重要性

充足的营养是胎儿健康发育的基础。胎儿在母腹中孕育约 280 天，从一个直径不到 0.2mm 的受精卵，发育成为一个约 3kg 重的婴儿，所需要的一切热量和营养素都来源于母亲的膳食。孕妇营养不良或热量摄入不足，可影响胎儿生长发育，使低体重儿（小于 2500g）发生率增加，也容易发生流产、早产、死胎。孕妇营养过剩则会刺激脂肪细胞分化，使巨大儿（大于 4000g）发生率增加。此外，孕妇若摄取过多的维生素 A、维生素 D，可造成胎儿出生缺陷。由此可见，科学合理的营养才有利于优生。

二、孕期营养需求

妊娠分为 3 个主要时期：妊娠早期（1 ～ 3 个月），胎儿生长发育很快，重要脏器萌芽，但体重平均每天仅增加 1g，对营养的要求是质高量少，此期孕妇与正常人要求相近或略减；妊娠中期（4 ～ 6 个月），胎儿体重增长加速，平均每天增加 10g，对热能和各种营养素的需要量均相应增加；妊娠晚期（7 ～ 9 个月），胎儿体重增加迅速，尤以妊娠 32 ～ 38 周时最为明显，此时母体还需额外储备营养为分娩和哺乳作准备。

（一）热量的需求

孕期营养的热量需求应根据孕妇的年龄、身高、体重、职业及劳动的情况而不同。一般情况下，孕早期 3 个月与非孕期大致相同，每日需热量为 8372kJ（2000kcal）；孕中期 3 个月为 8790kJ（2100kcal）；孕晚期 3 个月为 9418kJ（2250kcal）。孕妇的热能供给应按蛋白质、脂肪、糖类 15 ∶ 20 ∶ 65 的比例。粮食应占 65%，其余 35% 来自食用油、动物性食品、豆类及蔬菜。

（二）蛋白质

蛋白质是构成人体组织和器官的重要成分之一，具有促进胎儿生长发育、增强身体健康，抵抗疾病和供给机体能量的作用。若孕期蛋白质摄入不足，可能影响垂体分泌激素，出现妊娠终止，胎儿发育不良或妊娠高血压综合征。

中国营养学会 2000 年建议的孕妇每日膳食蛋白质参考摄入量在原基础上，孕早期增加 5g/d，孕中期增加 15g/d，孕末期增加 20g/d，保证有一定活动量的孕妇每日蛋白质摄入总量达到孕早期 65g/d、孕中期 80g/d、孕末期 90g/d。能为人体提供优质蛋白质的食物有大豆、蛋类、鱼类、乳类和肉类等。

（三）脂类

脂肪是热量的主要来源，还是组成人体的重要成分之一。脂类提供胎儿正常发育所需要的必需脂肪酸，以及脑、心、肝、肾等器官分化、发育过程中新细胞合成所必需的磷脂与胆固醇。妊娠期若缺乏脂类，还会影响脂溶性维生素的吸收，推迟胎儿脑细胞的分裂和增殖。孕期脂类需要量为每日 60 ～ 80g，奶类、烹调用油及肉类等均可提供所需的脂类。

（四）糖类（碳水化合物）

糖是人体热量的主要来源，是生命的燃料，对胎儿健康发育具有重要作用。若热能供应不足，会直接影响胎儿的生长发育，使出生婴儿体重下降。主要含糖食物是糖类，来源有米饭、面食等谷类食物。如果孕妇每日摄入的肉、鱼、蛋等营养素充足，则每日对糖类的需要量是：孕早期 200g，孕中期 250g，孕晚期 300g。

（五）无机盐及微量元素

1. 钙　是构成骨骼和牙齿的主要成分，钙还能维持神经与肌肉活动，参与凝血过程、维持体液酸碱平衡等。孕妇每日摄入的钙应达到 1.5g，若孕妇缺钙严重或时间过长，将影响胎儿骨骼的正常发育，引起先天性佝偻病，甚至出现死胎。含钙丰富的食物有乳及乳制品、含草酸少的蔬菜、豆制品、坚果类、虾米、虾皮、肉骨头汤等。

2. 铁　是人体生成红细胞的主要原料之一，孕期患缺铁性贫血，不但可导致孕妇出现心慌气短、头晕、乏力，还可导致胎儿宫内缺氧，生长发育迟缓，早产、死产，生后智力发育障碍，生后 6 个月之内易患营养性缺铁性贫血等。孕妇要为自己和胎儿在宫内及产后的造血做好充分的铁储备，因此，在孕期应特别注意补充铁。含铁丰富的食物有动物肝脏、动物血、蛋黄、瘦肉以及绿色蔬菜、黑木耳、海带等。

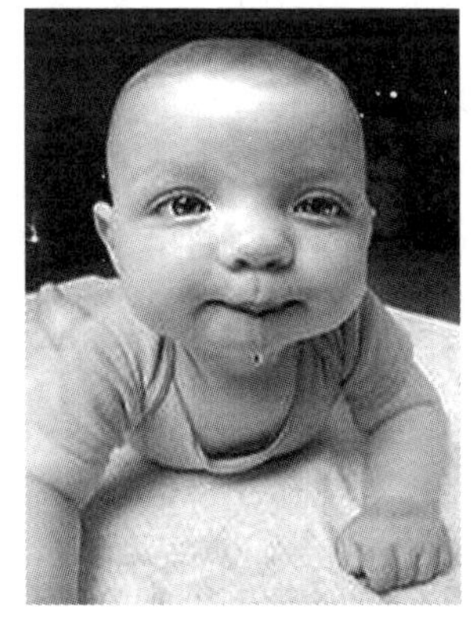

图 5-1　呆小症患者

3. 碘　是合成甲状腺素的重要成分，甲状腺素能促进蛋白质的生物合成，促进胎儿脑和骨骼的生长发育。孕妇缺碘将导致胎儿大脑不可逆的损害，婴儿出生后生长缓慢、反应迟钝、智力低下，成年后身高不足 1.3m，此病名为呆小症（图 5-1）。食用碘盐是补碘的有效方法，含碘丰富的食物有海带、紫菜及其他海产品。

4. 镁　孕妇缺镁对胎儿的造血系统有明显的影响，红细胞的形成受到损害，最终导致溶血性贫血。镁缺乏还会引起染色体的异常改变，使胎儿肝细胞染色体出现终端缺失及碎片。镁含量丰富的食物有：谷类、豆类、蔬菜、坚果类、肉类、海产品等。

5. 锌　在人体中起着转运物质和交换能量的作用，被誉为“生命的齿轮”。锌是许多重要酶的成分，缺锌将导致 DNA 和含有金属的酶合成发生障碍。如孕妇不能摄入足够的锌，可导致胎儿脑细胞分化异常，脑细胞总数减少，新生儿出生体重低下，甚至出现发育畸形。孕期锌的每日摄入量为 20mg。含锌量高的食物主要是动物性食品，如动物肝脏、鱼、肉类、海产品等，特别是牡蛎中含锌量最高。其他如香蕉、植物的种子、卷心菜等也含丰富的锌。

（六）维生素

1. 维生素A　妊娠期内母亲体内的细胞组织的增加和物质储备，以及胎儿的正常发育，都需要大量的维生素A。孕期缺乏维生素A易导致胎儿畸形和死亡、流产。严重缺乏的孕妇，还可引起胎儿多发畸形，诞生无眼儿及小头畸形儿。我国推荐孕期每日维生素A的摄入量为2400μg。维生素A只存在于动物性食品如动物肝脏、蛋黄、乳类中，有色蔬菜和黄色水果如胡萝卜、黄绿蔬菜、豌豆苗、柑橘等含类胡萝卜素较多，在小肠内可以转化成维生素A。

2. 维生素D　参与调节人体钙磷代谢，促进体内钙、磷的吸收，促进骨钙化，是钙磷代谢的最重要调节因子之一。孕期维生素D缺乏，可导致孕妇骨质软化症，新生儿先天性佝偻病和低血钙症。维生素D摄入量过高会导致新生儿高钙血症及骨质硬化，所以孕期使用维生素D制剂应慎重。中国营养专家推荐怀孕后期维生素D的摄入量是每日10μg。皮肤经紫外线照射便可制造维生素D，因此又称“日光维生素”。膳食中维生素D的来源则有牛奶、动物肝脏、鱼肝油和蛋类。

3. 维生素E　又称生育酚，与生殖系统正常功能的维持有很重要的关系，维生素E的缺乏会导致不孕及流产，也是婴儿产生水肿、过敏和溶血性贫血等症状的关键原因。推荐孕妇每日维生素E的摄入量为12mg生育酚当量。维生素E的食物来源有植物油、谷类、蛋类和新鲜蔬菜等。

4. 维生素B_1　又称硫胺素，是参与体内糖及能量代谢的重要维生素，其缺乏可导致消化、神经和心血管诸系统的功能紊乱。孕妇缺乏硫胺素，婴儿可出现先天性脚气病，表现为急性心血管症状，不及时救治可引起死亡。硫胺素的食物来源比较丰富，如五谷类、花生、瘦肉、动物内脏、大多数种类的蔬菜等。

5. 维生素C　对胎儿骨骼及牙齿的正常发生、发育，造血系统的健全和机体抵抗力的维持，都有良好的促进作用。孕妇缺乏维生素C易致贫血，也可导致早产、流产。所以孕期妇女应当摄取充足的维生素C。维生素C大量存在于新鲜的绿色蔬菜、辣椒、酸味水果中，特别是枣、山楂、橘子与柿子。最简单的补充维生素C的办法就是多吃各种新鲜蔬菜和水果。

6. 叶酸　对于维持人类正常胚胎发育有着重要作用。大量研究已经证明，孕妇在孕早期缺乏叶酸，是胎儿发生神经管畸形的主要原因之一。我国是世界上神经管畸形高发的国家，发生率占世界的1/4。原卫生部已建议所有育龄妇女从计划怀孕时起至孕后3个月，每天服用0.4mg叶酸增补剂。

（七）水

水也是人不可缺少的一种化学物质，所以也被列入七大营养素之一。水占人体体重的60%，不但是人体的基本组成部分，还具有参与机体代谢、调节体温、润滑等重要的生理作用。因此，水的平衡对人体维持内环境的稳定具有非常重要的作用。孕妇怀孕时细胞外液增加，加上胎儿的需要，水的需求量比未孕时增多，所以要适当多喝些水。

链接

如何补叶酸

准备怀孕的女性们，应在怀孕前就开始每天服用400μg的叶酸。另外，怀孕期间，正确地摄取维生素是很重要的，复合维生素（含丰富的维生素A、维生素B_6、维生素B_{12}、维生素C、叶酸）和综合矿物质（要含有1000mg的钙、500mg的镁），对预防宝宝的脑部、神经缺陷也非常重要。含叶酸的食物很多，但由于叶酸遇光、遇热就不稳定，容易失去活性，所以人体真正能从食物中获得的叶酸并不多。例如，蔬菜贮藏2～3天后叶酸损失50%～70%；煲汤等烹饪方法会使食物中的叶酸损失50%～95%；盐水浸泡过的蔬菜，叶酸的成分也会损失很大。因此，人们要改变一些烹制习惯，尽可能减少叶酸流失，还要加强富含叶酸食物的摄入。孕妈妈补充叶酸要注意保持食品营养的几点通用准则：①买回来的新鲜蔬菜不宜久放。②淘米时间不宜过长。③熬粥时不宜加碱。④做肉菜时，最好把肉切成碎末、细丝或小薄片，急火快炒。大块肉、鱼应先放入冷水中用小火炖煮烧透。⑤最好不要经常吃油炸食品。

第3节 不良习惯与嗜好

近年来，随着围生期医学的快速发展，不良嗜好对优生的影响，已经越来越受到人们的关注。吸烟、酗酒、吸毒、摄入咖啡因等种种不良嗜好，不仅危害自身健康，而且累及后代。

一、吸 烟

吸烟能引起男、女生殖功能障碍并影响胎儿正常发育的观点早已被确认。烟草中不仅含有人们熟知的尼古丁，而且烟叶在燃烧过程中还会产生十余种有害的化学物质，如一氧化碳、焦油、氰化物等。如果孕妇吸烟，或长时间置身于烟雾腾腾缭绕的环境中“被动吸烟”，这些有害物质就会通过血液循环带给胎儿，使胎儿深受其害，孕妇吸烟会导致体内慢性缺氧，血管弹性降低，引起胎儿宫内发育迟缓、先天性心脏病、自然流产率高、围产期死亡率增高、新生儿出生体重偏低等，其影响程度与吸烟数量及吸烟年限有关。男子吸烟可能导致精子异常，引起胎儿先天缺陷率增高。

二、酗 酒

酒精是人类优生的一大天敌，是已经确定的人类致畸物质。酒精可迅速通过胎盘进入胎儿体内，并阻碍胎儿的成长及体重，造成独特的脸部特征，破坏神经元及脑部结构，并引起体质、心智或行为等问题。孕妇长期服用酒精可引起胎儿酒精综合征（图5-2），图5-2中患儿明显可见上嘴唇变薄、人中不明显、鼻子短等面度特征。发生率和程度与妊娠期饮酒量呈正比关系。人和动物实验均见酗酒后精子形态变化，活动能力降低，以及无精子。父亲饮酒可能在下一代产生持续影响，如会影响孩子将来的情绪，造成人格障碍等。

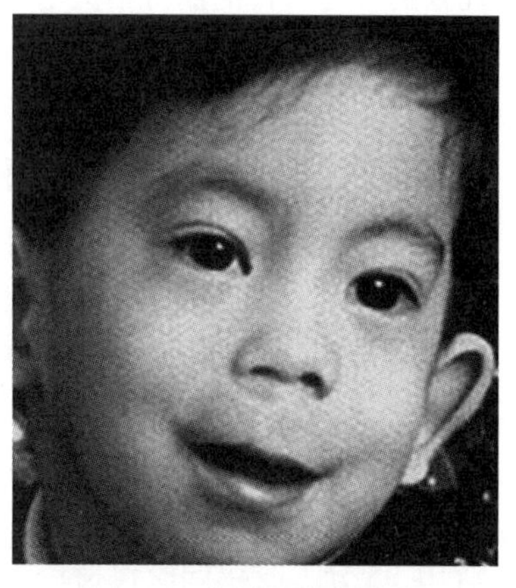

图5-2 酒精综合征患者

三、毒品、兴奋剂、麻醉剂

吸毒与滥用毒品也具备生殖发育毒性。动物实验证明，大麻可引起新生儿神经行为异常、宫内生长缓慢、神经管缺陷、死胎。安非他命、可卡因等兴奋剂也可引起胎儿畸形，前者可致宫内生长迟缓、心血管异常、胆道闭锁，后者可引起智力迟钝、小头畸形。海洛因、美沙酮等麻醉剂可致胎儿中枢神经系统及呼吸受到抑制、胎儿宫内生长迟缓、新生儿药瘾症等。

第 4 节　孕妇健康及年龄因素

案例 5-3

张先生与张夫人是一对职场伉俪，由于工作压力大一直未生育。今年张夫人终于怀孕了，可是张夫人是年近 40 岁高龄职场孕妇，因此很担心以自己的生理状况能否生一个健康宝宝，故心里矛盾重重。

问题：张夫人的担心有无道理？为什么？

一、孕妇应保持健康的心态

古代医学和现代医学都认为，母亲的心理状态可影响胎儿的健康和生长发育。孕妇处于积极乐观状态时，能促进胎儿的生长发育；处于消极焦虑状态时，易导致胎儿发育不良。

（一）孕妇的心理特点

妊娠早期，孕妇可因身体的不适，而出现明显的心理变化。表现为情绪多变，自相矛盾，过敏和过度反应时有发生，容易接受暗示，在与外部刺激无关的情况下，经常明显地从兴奋状态转变为消沉：依赖性增强，欲望增加，变得偏食，特别喜欢某些食物；过度忧虑，担心胎儿健康，对性生活产生畏惧。妊娠中期，孕妇对生理和心理变化已经较为适应，心理状态一般较平稳，因担心自身健康状况和胎儿发育是否正常，可能产生轻度焦虑，但一般无不良影响。妊娠晚期，胎儿生长迅速，孕妇躯体过度负荷，行动笨拙，对分娩及随之而来的哺育后代的期待不甚明了和担忧，容易出现情绪不稳定、压抑、恐惧、紧张、焦虑等。大部分孕妇都能比较好地适应妊娠期生理和心理变化，如果不能适应变化，可能会出现心理障碍，包括产前焦虑、产前抑郁、分娩恐惧、强迫症等。

（二）心理因素对胎儿发育的影响

悲伤、痛苦、烦恼、气愤、不满等消极情绪，可使孕妇体内肾上腺素增多，引起孕妇血压升高、心率加快、妊娠期呕吐加剧，导致流产、早产、死胎。妊娠早期，孕妇如受到强烈精神刺激，可导致胎儿唇裂、腭裂、智力低下。此外，孕妇的不良心理状态，对胎儿的中枢神经系统发育影响较大，可直接影响新生儿的性格和智力。相反，积极的情绪可以增加血液中有利于健康的化学活性物质，促进胎儿的生长发育。据资料统计，在母腹中经历了 1976 年唐山大地震的孩子，平均智商为 84.43 分，而没有经历过的孩子平均智商可达到 91.95 分。故孕妇应保持心情舒畅，生活有规律，常听悦耳的音乐，多看优美的画境，适当参加文娱活动，消除各种不良情绪。

二、孕妇应预防妊娠合并症

孕妇的健康对胎儿的发育非常重要，孕妇的许多疾病都会影响胎儿发育。常见的对胎儿影响较大的妊娠合并症如下：

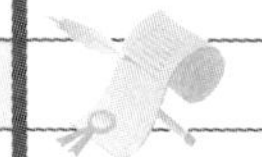

（一）高血压

患有高血压的妇女是否适合怀孕要视患者的病情而定。如早期或轻度高血压患者，可以怀孕，但必须加强监护；对妊娠早期就出现蛋白尿的患者则应及时终止妊娠。重度高血压病妇女死亡率较高，妊娠中、晚期很容易发生妊娠高血压综合征。本症典型表现有高血压、蛋白尿和水肿，可导致子宫胎盘供血不足，引起宫内胎儿缺氧、羊水胎粪污染或发生智力不全、脑性瘫痪等，严重的会引起死胎。

（二）心脏病

妊娠合并心脏病病种包括先天性、风湿性、高血压性心脏病、甲状腺功能亢进引起心脏病和冠心病等。其是产科最严重的合并症，也是引起孕产妇死亡的主要原因，可能造成胎儿长期慢性缺氧，宫内发育不良和胎儿窘迫。心脏病患者是否能安全妊娠、分娩，取决于心脏的病变程度及心脏的功能。故妊娠期间必须严格按照医嘱，加强监控，如有危险，必须马上中止妊娠。

（三）糖尿病

糖尿病对妊娠的影响，取决于病情的严重程度及血糖控制程度。患妊娠糖尿病对胎儿的影响很大，易出现“巨大儿”，并常因呼吸窘迫综合征而发生新生儿死亡。孕妇患妊娠糖尿病时，胎儿先天畸形的发生率比正常人群高出 2 ～ 4 倍，如神经管缺陷、先天性心脏病等。

（四）贫血

妊娠期贫血很常见，其中缺铁性贫血最多。孕妇轻度贫血对胎儿影响不大，但重度贫血，会使胎儿发育迟缓，甚至引起早产或死胎，故应积极预防和治疗贫血。孕妇要多吃含铁丰富的食物。

三、适龄适时生育

（一）婚育年龄与优生密切相关

生理学家研究认为，我国男女青年一般要在 23 ～ 25 岁才完全发育成熟。男 25 ～ 27 岁，女 23 ～ 25 岁婚配，性功能强，生育力旺盛，精子和卵子的质量也较好，先天性畸形发生率和难产率低，孕育的孩子体质也最好。如果婚育过早，男女生殖器官和骨盆还处于发育阶段，未充分成熟，孕育后易发生流产、早产或造成一些并发症、后遗症。如果婚育过晚也会影响优生优育。

医学上把 35 岁以上的孕妇定为高龄孕妇。高龄妇女妊娠，要担一定的风险，所以也称“高危产妇”。其中最突出的问题是先天痴呆儿和某些先天畸形儿的发生率较高。国外统计表明；最常见的先天愚型（伸舌样痴呆）在 35 岁以下的孕妇中发生率为 1/800 以下；35 ～ 39 岁孕妇中发生率为 1/250；40 ～ 44 岁孕妇中发生率为 1/100；45 岁以上孕妇中发生率为 1/50。这是因为高龄孕妇的卵子容易发生“老化”现象。育龄妇女年龄越大，卵巢中的卵子越容易衰老；卵子在卵巢中储存的时间越久，受到感染、放射线等有害因素影响的可能性越大。这些都会增加染色体突变的机会，给胎儿带来畸形变化的可能。

另外，高龄妇女妊娠期患各种合并症的机会增加，如高血压、糖尿病等，这对母体健康和胎儿体质都不利。高龄妇女分娩时，由于骨盆、韧带及会阴肌肉弹性降低，会使产程延长，难产，手术助产的机会也增多，新生儿患合并症的机会也增多。

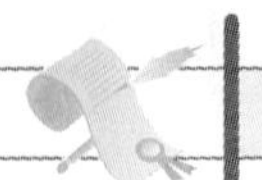

（二）选择最佳受孕季节

从优生学角度讲，夏末秋初的 9 月份受孕，春末夏初的 5 月份分娩为最佳。因为在此期间妊娠，正值蔬菜、瓜果大量上市，气候也宜人，好过“早孕反应”关。孕妇食欲好，睡眠好，胎儿能通过母体获得充足的营养，对促进胎儿大脑发育十分有利。到临产时，正好是气温适中的春末夏出，有利于产妇康复和婴儿哺育。

因此，选择最佳的婚育年龄和受孕时机，对优生优育和孕妇健康都是十分有益的。

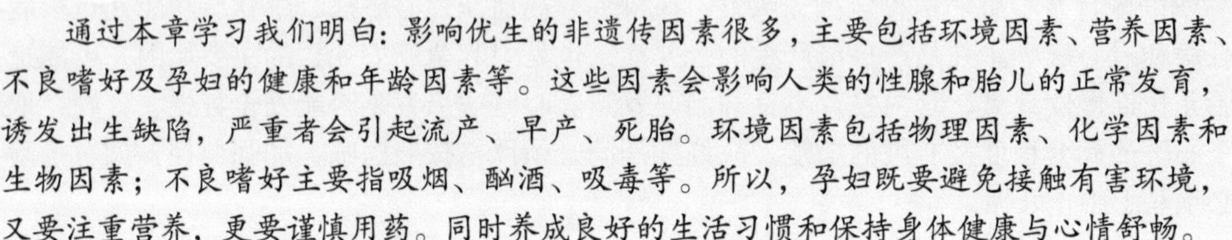

小结

通过本章学习我们明白：影响优生的非遗传因素很多，主要包括环境因素、营养因素、不良嗜好及孕妇的健康和年龄因素等。这些因素会影响人类的性腺和胎儿的正常发育，诱发出生缺陷，严重者会引起流产、早产、死胎。环境因素包括物理因素、化学因素和生物因素；不良嗜好主要指吸烟、酗酒、吸毒等。所以，孕妇既要避免接触有害环境，又要注重营养，更要谨慎用药。同时养成良好的生活习惯和保持身体健康与心情舒畅。

（张晓玲）

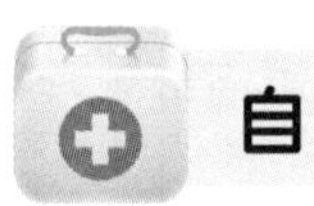

自 测 题

一、填空题

1. 遗传因素和非遗传因素都会影响下一代的优生。影响优生的非遗传因素，包括________、________、________、________、________、________。
2. 影响优生的环境因素是指________、________和________。
3. 孕妇既要避免接触________，又要注重________，更要谨慎________。同时养成________和保持________。
4. 引起胎儿发育畸形的生物因素主要有________病毒、________病毒、________病毒和弓形虫等。
5. 育龄妇女在怀孕期间应当摈弃诸如________、________、________、________等不良习惯与嗜好，这不仅危害自身健康，而且累及后代。
6. 孕妇的________、________、________、________、________等消极情绪都会影响胎儿的发育，严重者可以导致流产、早产、死胎。
7. 医学上把________岁以上的孕妇定为高龄孕妇。育龄妇女年龄________，卵巢中的卵子越容易________；卵子在卵巢中储存的时间________久，受到感染、放射线等有害因素影响的可能性________。这些都会增加染色体突变的机会，给胎儿带来畸形变化的可能。

二、选择题

1. 孕期孕妇维生素 E 缺乏会导致新生儿（　　）
   A. 贫血和水肿　　B. 骨骼发育异常
   C. 智力障碍　　D. 畸形
   E. 色盲
2. 妊娠期贫血非常常见，其中最多见的是（　　）
   A. 巨幼红细胞性贫血
   B. 缺铁性贫血
   C. 再生障碍性贫血
   D. 珠蛋白生成障碍性贫血
   E. 遗传性球形红细胞增多症
3. 孕妇在孕早期缺乏叶酸，是胎儿发生哪种畸形的主要原因（　　）
   A. 头面部畸形　　B. 心脏畸形
   C. 手脚畸形　　D. 神经管畸形
   E. 生殖器官畸形
4. 孕妇缺乏哪种微量元素会导致呆小症患儿的出生（　　）
   A. 碘　　B. 硒　　C. 铁

D. 锌　　E. 铜

5. 下列选项中不属于化学致畸因素的是（　　）
A. 农药　　B. 哌替啶（度冷丁）
C. 除草剂　　D. 苯
E. 汽油

6. 婴儿出生后易哭闹，孕妇缺乏的维生素是（　　）
A. 维生素 B_1　　B. 维生素 B
C. 维生素 A　　D. 维生素 C
E. 维生素 D

7. 孕妇受孕 27 周时，胎儿最易受药物影响的部位是（　　）
A. 心脏　　B. 脑　　C. 肾
D. 肝　　E. 脾

8. 下列关于孕妇选择用药原则，错误的是（　　）
A. 小剂量用药
B. 毒副作用小的药物
C. 临床使用时间长的药物
D. 不能大剂量用药
E. 联合用药

9. 下列关于吸烟对妊娠的影响，错误的是（　　）
A. 女性嗜烟可导致不孕
B. 男性嗜烟可导致精子畸形
C. 孕妇嗜烟可导致早产
D. 父亲嗜烟对胎儿无影响
E. 丈夫嗜烟可导致妻子被动吸烟

10. 1953 年，日本“水俣市”发生婴儿先天性水俣病，造成此病的物质是（　　）
A. 汞　　B. 铅
C. 亚硝酸盐　　D. 苯
E. 农药

11. 李女士妊娠 2 个月后，为转变面部肤色，使用增白化妆品，保健医生提醒她增白化妆品中有易导致流产的物质，这种物质是（　　）
A. 汞　　B. 铅
C. 亚硝酸盐　　D. 苯
E. 农药

12. 孕期不宜食用的食品是（　　）
A. 泡菜　　B. 动物肝脏
C. 牛奶　　D. 干果
E. 粗糙谷物

13. 王女士怀孕后，母亲将其宠物狗带走，是怕感染（　　）
A. 风疹病毒　　B. 巨细胞病毒
C. 单纯疱疹病毒　　D. 弓形虫
E. 艾滋病病毒

14. 林女士妊娠 20 周，缺钙比较严重，可能导致胎儿疾病的是（　　）
A. 先天性心脏病　　B. 先天性克汀病
C. 先天性佝偻病　　D. 智力低下
E. 耳聋

15. 黄女士妊娠 16 周，孕检显示缺铁，她可能出现（　　）
A. 贫血　　B. 呕吐　　C. 抽筋
D. 高血压　　E. 夜盲症

16. 钱女士日常生活中特别喜欢喝饮料，妊娠后建议只喝（　　）
A. 咖啡　　B. 浓茶　　C. 雪碧
D. 可乐　　E. 果汁

三、简答题

1. 简述影响优生的非遗传因素。
2. 为什么孕妇不宜吸烟、饮酒？
3. 为什么要适龄生育？

6 第六章 优生宣教

某单位的小王与其表妹感情深厚，最近女方不顾双方家庭的强烈反对，偷偷拿了身份证和户口簿到当地民政部门欲与其表兄小王办理结婚登记手续。民政部门会给他们办理结婚登记吗？你认为应如何对他们进行劝导？

优生学是一项宏大的系统工程，不仅需要政府倡导、立法，还需要社会多学科、多部门的密切合作及群众的积极参与。做好优生工作，提高人口素质，不仅需要贯彻落实优生相关政策与法规，而且还需要动员社会力量，大力开展优生宣传教育，使广大人民群众形成良好的优生意识，使宣传教育对象特别是婚龄、育龄男女内心产生共鸣，主动参与和实施优生，达到提高人口素质的目的。

第 1 节 优生相关政策与法规

案例 6-1

张某与李某是亲姨表兄妹，青梅竹马，两情相悦，在南方打工时为节省房租同居一室。去年 8 月，两人各自回家向父母提出要结婚，由于所在农村边远落后，尚有“亲上亲”的观念等，父母同意二人结婚。但民政部门在得知两人是表亲关系后，拒绝给他们办理结婚证。于是，两人协商后女方当即到医院做了绝育手术，并且向医院索要了手术证明。今年 1 月，两人再次来到婚姻登记部门要求办理结婚登记，但仍被拒绝。于是两人将民政局婚姻登记部门起诉至法院，要求为其办理结婚登记手续。

问题：你认为法院将会作出什么判决？判决的法律依据是什么？

我国相继颁布的与优生相关的法律法规有《人口与计划生育法》《婚姻法》《母婴保健法》《母婴保健法实施办法》和《新生儿疾病筛查管理办法》等，使我国优生工作有法可依。

一、中华人民共和国人口与计划生育法

《人口与计划生育法》于 2001 年 12 月 29 日第九届全国人民代表大会第二十五次会议通过，经 2015 年 12 月 27 日第十二届全国人大常委第十八次会议修改。这是我国第一部以人口与计划生育工作为主要内容的基本法律。《人口与计划生育法》与优生相关的条文如下。

第十一条 人口与计划生育实施方案应当规定控制人口数量，加强母婴保健，提高人口素质的措施。

控制人口数量，提高人口素质是我国的基本国策和人口与计划生育工作的主要任务之一。母亲与婴儿的健康状况不仅反映其本身的健康问题，还反映社会人群的整体健康水平，

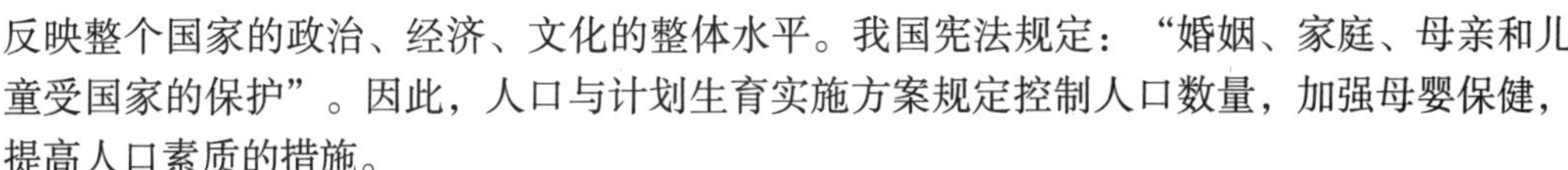

反映整个国家的政治、经济、文化的整体水平。我国宪法规定："婚姻、家庭、母亲和儿童受国家的保护"。因此，人口与计划生育实施方案规定控制人口数量，加强母婴保健，提高人口素质的措施。

母婴保健分为婚前保健和孕产期保健两个阶段。人口素质包括出生人口素质和出生后人口素质。提高出生人口素质的措施一般包括加强出生缺陷检测和母婴保健，预防和减少出生缺陷的发生；出生后人口素质的提高主要依赖于后天培养教育。

第十八条 国家提倡一对夫妻生育两个子女。

第二十六条 妇女怀孕、生育和哺乳期间，按照国家有关规定享受特殊劳动保护并可以获得帮助和补偿。

女职工生育待遇，一方面表现为对女职工的特殊劳动防护。女职工在怀孕、生育和哺育婴幼儿期间，由于生理功能的变化，往往对有毒有害因素更加敏感，不仅有害于母亲的健康，而且会直接影响胎儿或婴儿的正常发育和健康。对女职工进行特殊劳动保护，既是保护女职工健康的需要，也是保护子孙后代健康、提高人口素质的需要。女职工生育待遇，另一方面主要是指女职工在怀孕、生育和哺乳期间可以享受到的产假、经济补偿、劳动保险等待遇。

第三十条 国家建立婚前保健、孕产期保健制度，防止或者减少出生缺陷，提高出生婴儿健康水平。

本条是国家建立婚前保健和孕产期保健制度的规定。提高出生婴儿健康水平，就是要通过婚前保健、孕产期保健等生殖保健服务，让育龄妇女能够安全地妊娠、分娩和生育健康的婴儿，减少出生缺陷的发生。在《母婴保健法》中，对婚前保健和孕产期保健都作了比较详细的规定。

二、中华人民共和国母婴保健法

《母婴保健法》是1994年10月27日经全国人民代表大会常务委员会通过，于1995年6月1日起施行。《母婴保健法》是我国第一部以保护妇女儿童健康，提高出生人口素质为主要内容的法律。2001年6月20日《母婴保健法实施办法》以国务院令公布，对《母婴保健法》的实施办法作出了更具体要求。《母婴保健法》与优生相关的条文如下。

第七条 医疗保健机构应当为公民提供婚前保健服务。婚前保健服务包括下列内容：

(一)婚前卫生指导：关于性卫生知识、生育知识和遗传病知识的教育。

(二)婚前卫生咨询：对有关婚配、生育保健等问题提供医学意见。

(三)婚前医学检查：对准备结婚的男女双方可能患影响结婚和生育的疾病进行医学检查。

婚前保健服务机构为各级妇幼保健院或县级以上卫生行政部门批准的医疗保健机构。婚前保健服务是为保障婚配双方及下一代健康所进行的一系列保健服务，是保证母婴安全、减少出生缺陷、提高人口素质的首道防线。

婚前卫生指导是指医生通过讲课，播放录像、录音等多种形式对准备结婚的男女双方进行与结婚、生育保健及预防病残儿出生等生殖健康有关的教育。婚前卫生咨询是指男女双方在结婚前对有关性知识、生育保健、计划生育等提出问题，由婚检医师进行解答和个别指导。通过婚前卫生指导和咨询，使男女双方了解婚姻与健康的关系、环境和疾病及遗传对后代的影响，了解医学上认为不应当结婚或暂缓结婚的疾病知识；掌握性保健、生育保健和避孕节育等方面的知识，从而使其作好婚前生理和心理上的准备，为提高婚后生活

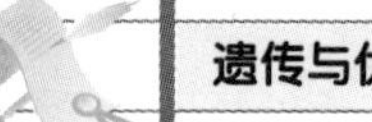

质量奠定基础。

婚前医学检查主要是通过咨询病史、体格检查和实验室及其他辅助检查，重点在于发现影响结婚与生育的严重疾病，并提出医学指导意见。婚前医学检查应当遵守《婚前保健工作规范》，并按照婚前医学检查项目进行。

第八条 婚前医学检查包括对下列疾病的检查：

（一）严重遗传性疾病。

（二）指定传染病。

（三）有关精神病。

经婚前医学检查，医疗保健机构应当出具婚前医学检查证明。

严重遗传性疾病，指由于遗传因素先天形成，患者全部或者部分丧失自主生活能力，而且后代再发风险高，医学上认为不宜生育的疾病。指定传染病，即《传染病防治法》规定的艾滋病、淋病、梅毒，以及医学上认为影响结婚和生育的其他传染病在传染期内。有关精神病，即精神分裂症、狂躁抑郁型精神病及其他重型精神病。

第九条 婚前医学检查，对患指定传染病在传染期内或者有关精神病在发病期间内的，医生应当提出医学意见；准备结婚的男女双方应当暂缓结婚。

结婚前医学检查，发现准备结婚的男女患指定传染病在传染期内或患有关精神病在发病期间内的，医师应向男女双方说明情况，提出预防、治疗及采取相应医学措施的建议。准备结婚的男女应暂缓结婚。

第十条 经婚前医学检查，对诊断患医学上认为不宜生育的严重遗传性疾病的，医师应当向男女双方说明情况，提出医学意见；经男女双方同意采取长效避孕措施或者施行结扎手术后不生育的，可以结婚。但《中华人民共和国婚姻法》规定禁止结婚的除外。

经婚前医学检查，发现准备结婚的男女患有医学上认为不宜生育的严重遗传病时，医师应向男女双方说明情况，提出不宜生育的医学指导意见；经男女双方同意，采取长效避孕措施或者施行结扎手术后可以结婚，这样可以预防将严重遗传性疾病传给下一代。

第十四条 医疗保健机构应当为育龄妇女和孕产妇提供孕产期保健服务。

孕产期保健服务包括下列内容：

（一）母婴保健指导：对孕育健康后代以及严重遗传性疾病和碘缺乏病等地方病的发病原因、治疗和预防方法提供医学意见。

（二）孕妇、产妇保健：为孕妇产妇提供卫生、营养、心理等方面的咨询和指导以及产前医疗检查等医疗保健服务。

（三）胎儿保健：为胎儿生长发育进行监护，提供咨询和医学指导。

（四）新生儿保健：为新生儿生长发育、哺乳和护理提供医疗保健服务。

孕产期保健服务是指从怀孕开始至产后42天内为孕产妇及胎儿、婴儿提供的医疗保健服务。

母婴保健指导：主要是对家庭、母亲自我保健的指导，宣传有关母婴营养、健康行为、防病治病的科普知识，提高群众接受保健服务的积极性和主动性。要求孕妇主动接受孕产期系列保健检查，特别强调如何预防严重遗传病、碘缺乏病，应避免接触有毒有害物质、X线照射，减少严重病残儿的出生。

孕妇、产妇保健：为孕妇、产妇提供卫生、营养、心理等方面的健康教育、咨询和指导。定期进行产前检查，加强产时保健，提高农村住院分娩率，提高助产技术和新生儿复苏技术，降低产后出血及新生儿窒息发生率，提高婴儿母乳喂养率，开展产后随访，为孕妇、产妇、婴儿提供系列的保健服务。给孕妇作保健指导时，需要对“忌滥用药物”、“忌放射线照射”、

“忌病毒感染”、“忌烟酒”作特别说明。

胎儿保健：为胎儿健康生长发育进行监护，运用多种检查方法，了解胎儿发育情况，发现胎儿有异常时应及时进行矫治，并提出是否继续妊娠的医学指导意见。

新生儿保健：为出生后28天内的孩子保健，包括对婴儿进行体格检查和预防接种、指导护理和母乳喂养、开展新生儿疾病筛查、开展婴儿多发病常见病防治等医疗保健服务。

第十五条 对患严重疾病或者接触致畸物质，妊娠可能危及孕妇生命安全或者可能影响孕妇健康和胎儿正常发育的，医疗保健机构应当予以医学指导。

对患严重心、肝、肾、神经等重要生命器官疾病的患者，或者接触致畸物质，如物理、化学、生物致畸物质的夫妻，孕前要进行咨询，孕时应到医疗保健机构进行医学检查，接受医学指导，如发现继续妊娠可能危及孕妇生命安全或者可能严重影响孕妇健康和胎儿正常发育的，应及时进行救治。医师根据具体情况提出是否终止妊娠的医学指导意见。

第十六条 医师发现或者怀疑患严重遗传性疾病的育龄夫妻，应当提出医学意见。育龄夫妻应当根据医师的医学意见采取相应的措施。

在孕产期保健中，医师发现或怀疑育龄夫妻患有严重遗传性疾病的，应提出医学指导意见；限于现有医疗技术难于确诊的，应当向夫妻双方说明情况。育龄夫妻根据医师的医学意见，可以选择避孕、节育、不孕等相应的医学措施，以免生出一个患有严重先天性疾病的患儿。

第十七条 经产前检查，医师发现或者怀疑胎儿异常的，应当对孕妇进行产前诊断。

产前诊断又称宫内诊断，是指在胎儿出生之前应用各种先进的检测手段，对胎儿是否患有某些遗传性疾病或先天畸形作出诊断，若发现胎儿为严重遗传病或畸形儿，则终止妊娠，防止这些病患儿的出生。为保证产前诊断技术的安全、有效，规范产前诊断技术的监督管理，原卫生部于2002年12月发布了《产前诊断技术管理办法》，2003年5月实施。

第十八条 经产前诊断，有下列情形之一的，医师应当向夫妻双方说明情况，并提出终止妊娠的医学意见：

（一）胎儿患严重遗传性疾病的。

（二）胎儿有严重缺陷的。

（三）因患严重疾病，继续妊娠可能危及孕妇生命安全或者严重危害孕妇健康的。

这类疾病危害严重，社会、家庭和个人疾病负担大，并缺乏有效的临床治疗方法，属于产前诊断重点疾病。严重的遗传性疾病主要指染色体病，如唐氏综合征、18三体综合征等；单基因病，如苯丙酮尿症、强直性肌营养不良、血友病A型和血友病B型等；多基因病中的某些先天畸形，如无脑儿、脊柱裂等。

第二十条 生育过严重缺陷患儿的夫妇再次妊娠前，夫妻双方应当到县级以上医疗保健机构接受医学检查。

已生育过严重病残儿的妇女再次妊娠前，夫妻双方应当按照有关国家规定到医疗保健机构进行咨询，接受医学检查，并对已出生的病残儿进行诊断。如果已出生的病残儿患有严重遗传性疾病，该夫妻能否再次生育，则根据遗传病的严重程度、遗传方式、再发风险的高低，以及能否作产前诊断等因素来确定，避免再生一个严重病残患儿。

三、中华人民共和国婚姻法

我国现行的《婚姻法》是1980年9月10日第五届全国人民代表大会第五次会议通过，1981年1月1日起施行，并经2001年4月28日，第九届全国人民代表大会常务委员会第

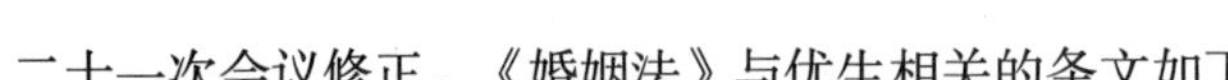

二十一次会议修正。《婚姻法》与优生相关的条文如下。

第七条 有下列情形之一的，禁止结婚：

（一）直系血亲和三代以内的旁系血亲。

（二）患有医学上认为不应当结婚的疾病。

禁止近亲结婚是从优生学的角度规定的有利于国家、民族的法令。法律规定的禁止结婚的亲属，称为禁婚亲。禁婚亲包括直系血亲和三代以内旁系血亲。直系血亲是指有着直接血缘关系的亲属，即生育自己的和自己所生育的上下各代亲属，如父母与子女、祖父母与孙子女、外祖父母与外孙子女等；三代以内旁系血亲是指同源于祖父母、外祖父母的旁系血亲，三代以内旁系血亲同辈份的包括兄弟姐妹、堂兄弟姐妹、表兄弟姐妹，不同辈分的包括伯、叔、姑与侄子、侄女，舅、姨与外甥、外甥女。

禁止患有严重疾病的男女双方结婚，其目的是防止当事人所患的疾病传染给对方特别是传染或遗传给下一代，保护下一代的健康，以利于家庭的和睦、幸福。从各国有关立法来看，禁止结婚的疾病一般分两类：一类是精神方面的严重疾病，包括精神病、痴呆等，患这类疾病的人一般无行为能力，不可能履行婚姻的权利和义务；一类是身体方面的严重疾病，所患疾病足以危害对方或极有可能遗传给后代，影响子女身体健康的重大不治且带有传染性或遗传性的疾病。

第十条 有下列情形之一的，婚姻无效：

（一）重婚的。

（二）有禁止结婚的亲属关系的。

（三）婚前患有医学上认为不应当结婚的疾病，婚后尚未治愈的。

（四）未到法定婚龄的。

男女两性结合必须是非法律规定的“禁婚亲”，没有医学上认为不应当结婚的疾病，否则为无效婚姻。

四、新生儿疾病筛查管理办法

原卫生部于2008年12月1日颁布了《新生儿疾病筛查管理办法》，自2009年6月1日起实施，新的管理办法旨在规范新生儿筛查管理，保证新生儿筛查工作质量，推动新生儿筛查工作在全国有序开展，其主要内容如下。

第二条 新生儿疾病筛查是指在新生儿期对严重危害新生儿健康的先天性、遗传性疾病施行专项检查，提供早期诊断和治疗的母婴保健技术。

某些先天性、遗传性疾病治疗成功的关键在于临床症状出现之前及早发现，及时治疗。如发现、治疗时间稍晚，一些器官（特别是大脑）已出现病变或障碍，就会造成智力、机体永久性的损伤。新生儿疾病筛查可以使疾病在还没有表现出任何症状的时候就被及早发现，从而获得最佳治疗效果。例如，苯丙酮尿症患儿，若在出生后2～3个月内发现并及时治疗，患儿的智力发育可基本正常。

第三条 全国新生儿疾病筛查病种包括先天性甲状腺功能减低症、苯丙酮尿症等新生儿遗传代谢病和听力障碍。

适合新生儿疾病筛查的病种应符合下列基本条件：①发病率较高，有致死、致残、致愚的严重后果；②有简便、可靠、准确而实用的筛查方法；③筛查出的疾病有办法防治。部分国家已将新生儿疾病筛查定为优生的常规检查，筛查病种达12种。由于我国这项工作刚起步，对新生儿疾病筛查的病种还比较局限。

第四条　新生儿遗传代谢病筛查程序包括血片采集、送检、实验室检测、阳性病例确诊和治疗。新生儿听力筛查程序包括初筛、复筛、阳性病例确诊和治疗。

新生儿筛查的方法，应简便易行、准确性高。新生儿遗传代谢病筛查是一般采用足跟外周血，损伤轻微。家长应提供详细、有效的地址和电话以便联系，接到筛查阳性通知，应尽快到指定医院进行复查、确诊，对确诊的患儿进行治疗和观测，直至患儿成长为社会健康的人。

第五条　新生儿疾病筛查是提高出生人口素质，减少出生缺陷的预防措施之一。各级各类医疗机构和医务人员应当在工作中开展新生儿疾病筛查的宣传教育工作。

在《母婴保健法》中，明确规定了新生儿疾病筛查的任务。我国每年有 2000 万新生儿出生，每例活产婴儿都是筛查的对象，作为医务工作者有义务、有责任在工作中开展新生儿疾病筛查的宣传教育工作。

《新生儿疾病筛查管理办法》还规定：新生儿疾病筛查遵循自愿和知情选择的原则，医疗机构在实施新生儿疾病筛查前，应当将新生儿疾病筛查的项目、条件、方式、灵敏度和费用等情况如实告知新生儿的监护人，并取得签字同意。新生儿遗传代谢病筛查中心发现新生儿遗传代谢病阳性病例时，应当及时通知新生儿监护人进行确诊。开展新生儿听力初筛、复筛的医疗机构发现新生儿疑似听力障碍的，应当及时通知新生儿监护人到新生儿听力筛查中心进行听力确诊。

第 2 节　优生宣教的方法和内容

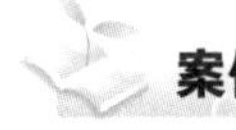

案例 6-2

自 2009 年开始，国家出台了关于增补叶酸预防神经管缺陷的政策和措施，神经管缺陷对新生儿危害极大，如果你是一名农村基层医药卫生工作者，面对准备怀孕的农村妇女。

问题：1. 建议服用叶酸量及叶酸来源途径？

2. 什么时候开始补充叶酸预防出生缺陷？

优生宣教是根据出生缺陷发生的条件、特点和预防方法，对育龄群众进行有目的、有计划和有针对性的健康教育活动，是一项通过各种教育手段，使育龄妇女获得优生学知识、树立优生观念、激发并养成有利于优生的行为和良好的生活方式，主动参与和实施优生，提高人口质量的宣传教育活动。

一、优生宣教的方法

优生宣教是提高出生人口素质工作的重要组成部分。

（一）优生宣教与传播

优生宣教本质上是优生学知识的传播。任何一项成功的优生宣教活动，最重要的一个环节便是将优生学知识内容传播到教育对象中去，并使之掌握进而采纳有利于优生的行为方式。优生宣教中的传播分为两种方式，即人际传播和大众传播。

1. 人际传播　或称人际交流、亲身传播，是指人与人之间直接的信息沟通活动。这种传播活动主要通过语言来完成，也可通过非语言的方式来增加人际交流的效果，如动作、手势、表情、信号（包括文字和符号）等。优生宣教经常采用人际传播的方式，其基本形式有面对面的个人咨询与劝导、宣传、讲座、培训等。

(1) 优生咨询：是针对前来求助者的健康问题，给其提供所需要的优生信息和专业技术帮助，使求助者选择有利于优生的观念、决策和行为，了解和学习优生保健技能。优生咨询的形式包括门诊咨询、个别咨询、电话咨询等。

(2) 宣传活动：这种咨询宣传主题明确，有浓烈的宣传气氛，意在给人留下深刻的印象。这种活动要突出宣传效果，现场要有标语、彩画展板等来烘托。例如，开展预防艾滋病和推广叶酸预防神经管缺陷的宣传等。

(3) 讲座：是一个人向多数人传播信息的行为，属公众传播的范畴，如学术报告会、专题讲座、街头集市宣讲等。

(4) 讲课：在新婚学校、人口学校开设优生课程，是提高育龄妇女的出生缺陷预防知识水平，增强其自我保健能力的重要手段。在大、中专院校开设有关优生学的课程，向青年学生普及优生学知识，是进一步搞好优生，提高人口素质的重要途径。

(5) 小组活动：即以目标人群组成的小组为单位开展的优生宣教活动，如婚前学习班、孕妇学习班等，属小群体传播的范畴。

(6) 培训：是对目标人员进行专项内容教育和技能训练的过程。作为优生宣教的一种特殊形式，优生宣教培训是对负有优生宣教责任的相关工作者进行专项教育和训练，是成功地开展更为广泛的优生宣教活动的重要环节。

(7) 个别劝导：是优生宣教工作者在优生宣教活动中，针对受教育对象的具体情况，传播优生学知识，传授有关的健康技能，劝服其改变不利于优生的状态及行为的过程。

2. 大众传播 是指特定的社会团体、组织或机构通过印刷材料、电讯、电影等大众传播媒介，以图像、声音、文字等符号，向非特定的多数人表达和传递信息的过程。优生宣教在面对社会、社区人群开展健康教育时，更需要利用大众传播的优势来传播优生学知识和信息。大众传播媒介可分为文字（平面）和电子（包括网络）两大类。

(1) 文字传媒：又称印刷媒介，主要有以下几种类型。①报纸：是大众传播的重要印刷媒介。例如，《健康报》《中国人口报》的生殖健康专栏，各地专门机构的卫生小报刊载优生科普文章。②杂志：是医学科研的载体，也是科普的重要媒介。③书籍：为某一主题编撰的书籍能够将优生学某一专题最成熟、最基本的知识介绍给读者。读者可以通过书籍全面了解这一专题的最新知识。④标语：是一种最简练和最具鼓动性的宣传途径。设置标语要文字简短、意思明确，并具有强烈的鼓动力量。标语还要尽量做到用词清新优美，富有感染力。⑤宣传栏：在目标人群居住或活动区设立宣传栏，具有很强的吸引力和教育性。⑥宣传画：以绘画形式和艺术感染力向目标人群宣传有关优生学知识，受到群众普遍偏爱。⑦传单：传单主题集中，是内容较多、文字稍长的印刷宣传品。⑧折页：图文并茂，直观，易理解，易保存，适用于需要反复学习的信息传播及对某种技能的具体指导。⑨小册子：可以系统地介绍某一方面的优生学知识，可随身携带，长期保存。

(2) 电子传媒：主要包括以下几种。①广播、电视：传播迅速，形象生动，拥有最大用户。在广播、电视节目中开辟优生专题栏目或在健康栏目中宣传优生政策、法规，普及优生学知识。②互联网：既有印刷媒介的可保存性和可查阅性，又具有电子媒介的新鲜性和及时性，还具有自身的图文阅读性和音像视听性。目前，有很多有关优生的网站。③电影：具有音像并举，生动、形象、直观、感染力强等优点，但电影制作耗资较高，放映需要专门人员和机器，因而受到限制。④手机短信、QQ、微信等：此类信息比报纸互动性好，比广播及时，比电视便携，比互联网快捷。目前已经被利用来传播优生信息，如通知体检和告知体检结果，传送孕期保健知识等，它在优生宣教和咨询中的作用将日益凸显，是每一个优生宣教工作者必须重视的。

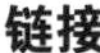

链接

与优生有关的专业网站

中国优生优育网 www.ysyyw.com

中国孕育网 www.5721.net

中国优生科学咨询中心网站 www.chinaebn.org

中国育婴网 www.babyschool.com.cn

中国优生科学协会网站 www.chbsa.org

中国遗传咨询网 www.gcnet.org.cn

中国优生优育协会遗传与健康专家指导中心 www.zgysyy.org

生育健康网 www.birthhealth.com

（二）优生宣教的方法与选择

要搞好优生宣教工作，必须有良好的工作方法和灵活多样的宣传教育形式，以便根据不同内容，针对不同教育对象进行恰如其分的教育与指导，获得事半功倍的效果。

1. 优生宣教的方法 优生宣教的方法种类繁多，根据不同的分类标准可划分为各种不同的类型。各类型方法之间，有的互相交叉，有的相互重叠，互相补充。在具体应用时，要灵活选择，取长补短，以提高优生宣教的效果。

(1) 根据有无特定对象和具体要求分类：①宣传方法：是指没有特定对象的一种面向大众的优生宣教方法。②教育方法：是优生宣教中最基本的方法，可分为系统教育和个别教育两种。系统教育是一种有计划、有目的地对特定对象进行的一系列的专门教育；个别教育是对个别人进行的教育，通常是优生宣教工作者根据受教育对象的要求，进行面对面的口头交谈和保健指导。在实际应用中，宣传方法和教育方法很难截然分开，两者往往相互结合，交叉使用。

(2) 根据教育方式的不同分类：①语言宣教法：是通过一定的语言来达到宣传目的的一种方法。常用的形式有优生咨询、讲演、报告、座谈、家庭访视、问答、专题讲座及广播讲话等。②文字宣教法：是通过一定的文字传播媒介和育龄群众的阅读能力来达到优生宣教目的的一种方法。常用的形式有优生宣传标语、传单、优生保健书籍、报刊、黑板报、墙报、宣传板，以及宣传优生知识的广播、电影、电视、幻灯片、宣传画、展览等形式中的文字讲稿或文字脚本。③形象化宣教法：是指利用造型艺术来创造优生宣教材料，并通过人的视觉直观作用进行教育的一种方法。常用的形式有实物、标本、模型、优生宣传画、照片、挂图、示范表演等。④电化宣教法：是指运用现代化的声光设备和教育信息的储存、再现技术传授生殖保健等信息的一种方法，是优生宣教发展的方向。常用的形式有广播、电视、电影、互联网、投影仪、幻灯片、录像、录音等。⑤综合性宣教法：是将语言、文字、形象、电化教育等方法适当配合，综合应用的一种健康教育方法。常用的形式有优生科普展览、优生学知识竞赛、卫生科普一条街、游园会等，是优生宣教中最理想的教育方法。

2. 优生宣教方法的选择 优生宣教工作者应熟悉和掌握各种教育手段的性能和特点，选择的方法既要科学、确切地表达宣教的内容，又要符合人群的心理和需要；既要从实际条件出发，又要讲究宣教效果。

(1) 根据预期目的选择宣教方法：选择宣教方法的前提是明确宣教方案的目的，从而确定所使用的方法。例如，宣传鼓动一般是配合优生宣教的中心任务开展而进行的突击性活动，常采用在主要马路悬挂过街横幅、张贴标语、出动宣传车，并可利用电视、广播、报纸等传媒，造声势的作用十分明显。深入细致的健康教育属于经常性的、具有针对性的教育活动。采用的方法主要有举办优生专题讲座、短期培训班、座谈会、遗传与优生咨询和家庭访问等，对加深优生宣教内容的理解具有良好的效果。

⑵ 根据宣教对象选择宣教方法：由于教育对象在职业、文化层次等方面存在着复杂的个体差异，他们对优生宣教的内容和方法的接受性也不同。如对于文化水平较高的人群，可采用发行科普材料、举办专题讲座等形式，但对于文化水平较低的人群应采取直观形象的实物、电视节目及口头教育的方法。另外，在优生宣教中应尽量采取视、听教育方法，反复刺激，以提高感知效果。

⑶ 根据具体条件选择宣教方法：优生宣教工作者，在选择教育方法之前，应充分考虑当地具体条件和自己从事优生宣教工作的能力，要结合实际，扬长避短，充分发挥其特长，收到最大效益。

二、优生宣教的内容选择

优生宣教的内容主要包括与优生有关的政策、法律法规、遗传学和出生缺陷干预、优生保健知识和技能。优生宣教工作者应针对不同时期的育龄群众特点及其对优生保健知识和服务的需求，选择具有针对性的内容进行宣传教育和行为干预。

（一）婚前优生宣教

婚前优生宣教主要是针对确定婚姻对象的人群进行优生宣教，使其学习有关婚育保健知识，避免近亲结婚，接受婚前检查，并早期发现和矫治影响婚育的疾病，保障婚后下一代的健康和家庭幸福。

1. 宣传婚姻法、计划生育法等法规，让恋爱双方懂得在婚姻与生育方面应遵守的法律与规定。

2. 开展遗传学教育，使人们了解遗传病的发病规律，近亲婚配与先天畸形、流产、死胎及隐性遗传病的关系。

3. 向准备结婚的男女讲解婚前检查的意义，鼓励和促进他们在结婚登记前主动到相关保健机构接受婚前检查。

4. 让准备结婚的男女了解婚前保健的意义和内容，自觉接受婚前保健服务。

5. 讲解疾病与婚姻和生育的关系，告知某些疾病必须暂缓结婚，某些疾病虽然可以结婚，但不宜生育。

6. 教育青年男女认识到未婚先孕流产对以后的妊娠分娩、优生优育造成的影响，避免未婚先孕。

（二）受孕前优生宣教

受孕前优生宣教主要是针对结婚后和怀孕前的妇女及其丈夫进行优生宣教，使其懂得在哪些情况下怀孕不利于优生，以及如何选择适宜的受孕时机等。

1. 进行计划生育健康教育和避孕指导。大量事实证明，新婚怀孕有许多不利因素，如因大量饮酒使生殖细胞受到损害，性生活频繁，会引起精子质量下降等。新婚后应暂时避孕，在物质上、精神上、育儿知识方面作好充分准备，为优生创造良好条件。

2. 介绍如何选择最佳怀孕时机，尽量避免在不适宜的时期怀孕，防止生出先天缺陷儿。如最佳生育年龄（医学上认为女性最佳生育年龄为 24 ～ 29 岁）、最佳受孕季节的选择；避免过量烟酒后怀孕；若服用避孕药应在停药半年后怀孕；避免在男女任何一方患病期间怀孕；避免在接触有毒物质的环境中怀孕；在营养、精神等方面作好怀孕准备。

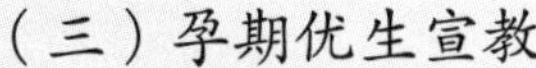

（三）孕期优生宣教

孕期优生宣教主要是针对孕妇进行教育指导，提高她们孕产期保健知识水平，转变卫生观念，掌握孕产期自我监护技能和妊娠各期保健要求，注意营养，预防各种致畸因素，促进母婴身心健康。

1. 教会孕妇识别早孕，介绍妊娠早期保护及防止流产的知识，怀孕后，应定期到医疗保健机构接受产前检查与指导。

2. 宣传孕期劳动保护知识，严格遵守《女职工劳动保护规定》中的有关规定。

3. 宣传吸烟、酗酒、滥用药物及接触有毒有害物质对胎儿的危害，孕妇应戒烟酒，慎用药物，回避有毒有害环境。

4. 讲解孕妇营养缺乏的危害，指导孕妇注意适当增加营养。

5. 碘缺乏地区告诉孕妇应使用碘盐，并指导孕妇如何保存和使用碘盐。

6. 指导孕妇怀孕前后增补叶酸或含有叶酸的复合营养素预防神经管缺陷。

7. 讲解孕期生活卫生知识，包括预防病毒感染，避免重体力劳动，避免各种刺激，保持心情愉快等。

8. 开展遗传咨询和产前诊断，及时发现先天异常，早期中断妊娠，以杜绝先天呆残胎儿出生。

（四）安全分娩与产后优生宣教

安全分娩与产后优生宣教主要是让孕妇和家属选择住院分娩，了解产后母乳喂养、新生儿护理、预防接种、新生儿筛查等新生儿保健知识，学会相应的保育方法，保证新生儿健康成长，使高危儿得到及时有效的治疗和干预。

1. 提倡所有产妇都应该住院分娩，高危产妇一定要住院分娩。因为医院有相对好的医疗条件，能够确保母婴安全。

2. 宣传母乳喂养、生活管理、预防接种等新生儿保健知识，以及出生前后由于窒息、早产、颅内出血等原因可能影响智力发育的高危儿早期教育知识。

开展新生儿疾病筛查宣教，对筛查出先天性缺陷阳性结果的新生儿父母进行指导，使缺陷儿得到及时有效的干预和治疗。

三、优生宣教案例

2009 年 9 月，原卫生部印发了《增补叶酸预防神经管缺陷项目管理方案》，决定从 2009 年开始实施增补叶酸预防神经管缺陷项目，利用中央财政专项补助经费，对全国准备怀孕的农村妇女免费增补叶酸预防神经管缺陷。下面以增补叶酸预防神经管缺陷为例，介绍如何开展优生宣教活动。

（一）明确宣教目的

增补叶酸预防神经管缺陷宣教活动的目的是：提高公众对神经管缺陷危害及防治措施的认识，尤其是提高待孕妇女对神经管缺陷的危害、发病原因、增补叶酸预防神经管缺陷等知识的认识，促进待孕妇女孕前及孕早期自觉采取增补叶酸强化剂的行为。

（二）成立组织机构

成立优生宣教指导小组，主要负责优生宣教工作的组织管理，制定项目宣教培训计划、探索优生宣教模式，印发宣教传播材料，组织人员培训，加强监督指导和项目的协调等工作。

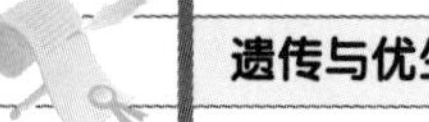

（三）确定宣教对象

增补叶酸预防神经管缺陷宣教活动的主要对象是待孕妇女，因此，就要针对她们进行宣传教育，她们是主要的目标人群。但是也有一些人，他们的知识、信仰和观念可能对待孕妇女的信念和行为产生影响，如待孕妇女的丈夫、父母、公婆和卫生保健工作者等，他们是优生宣教的间接目标人群。

（四）选择宣教内容

根据目标人群存在的健康问题——没有定期服用足以预防神经管缺陷的叶酸，选择宣教内容，使待孕妇女确信她们必须在怀孕前开始服用叶酸，并掌握服用叶酸的技能。本项目宣教内容的要点：神经管缺陷的形成原因及危害；国家关于增补叶酸预防神经管缺陷的政策和信息；国家建议服用叶酸量及叶酸来源的途径，什么时候补充叶酸预防出生缺陷的知识；我国妇女预防神经管缺陷唯一叶酸增补剂——斯利安片，斯利安片的服用方法及安全性等。

（五）制作宣教材料

根据目标人群的特征及选择的传播媒介和途径，制作宣教材料。宣教材料中应包含清晰地描述脊柱裂和无脑儿的插图，以及神经管缺陷如何影响婴儿和年长儿童的图片，从视觉上强化神经管缺陷的严重性，让妇女感觉到实施增补叶酸的重要性和紧迫性。

（六）开展宣教活动

通过政府倡导及召开项目启动会，利用媒体，多种渠道，多种形式，大力营造舆论氛围，进行广泛的宣传。

1. 成立出生缺陷防治项目咨询台，公布热线电话，开展热线咨询。
2. 在电视、网站等传媒中播放有关神经管缺陷危害及服用叶酸可预防神经管缺陷的知识，使公众认识到服用叶酸预防神经管缺陷的重要性。
3. 给已婚待孕妇女发放宣传折页，人手一册。
4. 编写和印刷图文并茂的宣传画、宣传单等资料。
5. 利用结婚登记、婚前保健、孕前保健、孕期保健、计划生育宣传等途径进行宣传教育。
6. 在乡镇（街道）卫生院对已婚育龄妇女进行登记建档，记录应领取叶酸待孕妇女的相关信息，负责发放叶酸的村医和保健员，每月对待孕妇女进行随访、指导，并收集整理服用信息，按月逐级上报。

小结

《人口与计划生育法》与优生相关的条文涉及母婴保健、女职工生育待遇和生殖保健服务等内容。《婚姻法》对禁止结婚、婚姻无效的情形作出了具体规定。《母婴保健法》从法律上规定了婚前保健、孕产期保健、行政管理等条款等进行了明确规定。《新生儿疾病筛查管理办法》对新生儿筛查的病种、程序、机构、应遵循的原则等作出了具体规定。优生宣教是根据出生缺陷发生的条件、特点和预防方法，对育龄群众进行有目的、有计划、有评价和有针对性的健康教育活动。优生宣教的方法分为宣传方法和教育方法；根据教育方式的不同分语言宣教法、文字宣教法、形象化宣教法、电化宣教法和综合性宣教法。优生宣教工作者应掌握不同时期的育龄群众特点，选择具有针对性的内容进行宣传教育和行为干预。

（杨　翔）

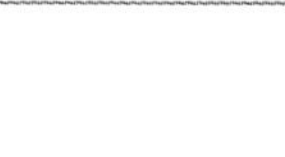

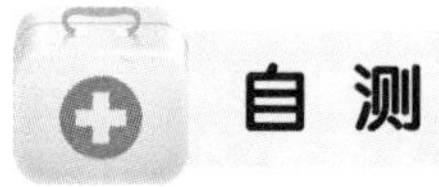

自 测 题

一、 名词解释

1. 优生宣教　2. 禁婚亲　3. 直系血亲　4. 优生咨询　5. 人际传播

二、 填空题

1. 人口与计划生育实施方案应规定控制人口数量、________、________的措施。
2. 有下列情形之一的，禁止结婚：__________；________。
3. 禁止结婚的疾病一般分两类：一类是________方面的；一类是________方面的严重疾病。
4.《婚姻法》规定，有下列情形之一的，婚姻无效：________、________和________。
5. 新生儿疾病筛查应遵循________和________的原则。
6. 在优生宣教工作中应用最多的是__________和________两种主要的传播类型。
7. 优生宣教的方法根据教育方式的不同分__________、__________、____________和________。

三、选择题

1. 婚前检查中的指定传染病指(　　)
   A. 艾滋病、淋病、梅毒
   B. 影响婚育的其他疾病
   C. 性病
   D. 艾滋病及影响婚育的其他疾病
   E.《传染病防治法》规定的艾滋病、淋病、梅毒及影响婚育的其他疾病
2. 下列亲属关系中属于直系血亲的是(　　)
   A. 父母与子女　B. 父母和儿媳
   C. 叔叔和侄子　D. 兄弟姐妹
   E. 姨表兄妹
3. 婚前医学检查的严重遗传性疾病是指(　　)
   A. 子代再发风险高的疾病
   B. 由于遗传因素丧失自主生活能力，子代再发风险高，不宜生育的疾病
   C. 神经系统疾病
   D. 有关精神病
   E. 重要脏器及生殖系统疾病
4. 一对恋人准备结婚，女方患有急性乙肝，双方就此进行咨询，下列哪项说法正确(　　)
   A. 不能结婚　B. 可以结婚
   C. 暂缓结婚　D. 婚后不能生育
   E. 产后一定不能哺乳
5. 列入我国新生儿疾病筛查的病种是(　　)
   A. 神经管畸形　B. 先天性心脏病
   C. 甲状腺功能低下　D. 唐氏综合征
   E. 葡萄糖-6-磷酸脱氢酶缺乏症
6. 下列哪项是优生宣教的目的(　　)
   A. 消除影响健康危险因素
   B. 预防疾病
   C. 促使育龄群众改变不利于优生的行为和生活方式，主动寻求优生技术服务
   D. 促进健康和提高生活质量
   E. 提高妇女育儿水平，促进儿童身心健康发展
7. 优生宣教的主要对象是(　　)
   A. 所有人群　B. 育龄群众
   C. 患者　D. 妇女
   E. 健康人群
8. 下列属于通过大众传播进行优生宣教的是(　　)
   A. 报纸开辟优生专栏
   B. 在新婚学校开设优生课程
   C. 劝导孕妇住院分娩
   D. 举办优生专题讲座
   E. 提供优生咨询服务
9. 图画、模型和示范表演是属于哪一种优生宣教方法(　　)
   A. 文字宣教法　B. 语言宣教法
   C. 形象化宣教法　D. 电化宣教法
   E. 综合宣教法

四、 简答题

1.《人口与计划生育法》有哪些与优生相关的规定？
2. 孕产期保健服务的内容有哪些？
3. 简述《婚姻法》关于禁止结婚、婚姻无效的规定。
4. 优生宣教中人际传播的形式有哪些？
5. 简述婚前优生宣教的主要内容。

7 第七章 遗传与优生指导

2014 年 2 月 26 日晚上到 28 日清晨，广州“婴儿安全岛”夜间开放的两个 12 小时，记者候访目睹了 8 场离别的悲剧，目送了 8 个婴孩被遗弃，走向从此没有父母相伴的命运。有的家长抱着孩子进去，在安全岛里泣不成声，在寂静的夜里，冷暖灯光交织，上演了一幕幕悲情的离别。这些被抛弃孩子多有残疾或疾病，有的是唐氏综合征，有的是白血病，有的是皮罗综合征。通过遗传与优生咨询指导，采取行之有效的出生缺陷干预措施，努力减少出生缺陷的发生，事关千家万户的幸福。

第 1 节　遗传咨询

案例 7-1

张女士，29 岁，双肾多发结石囊肿 9 年，家族中有遗传性多囊肾病史，其父亲是多囊肾患者，其丈夫正常，现在怀孕 29 周，经胎儿彩超显示双肾大，有回声，医生判定为多囊肾。

问题： 1. 多囊肾的遗传方式是什么？

2. 如果此胎终止妊娠，再怀孕，孩子患此病的风险是多少？

3. 如何阻断致病基因遗传给下一代？

分析： 多囊肾按遗传方式分为二型：①常染色体显性遗传型，一般到成年才出现症状；②常染色体隐性遗传型，一般在婴儿即表现明显。

解答： ①张女士患的是成年型多囊肾，常染色体显性遗传。②张女士基因型为 *Aa*，其丈夫基因型为 *aa*，所生子女约有 1/2 的概率是患者，即再怀孕孩子多囊肾的发病风险仍为 1/2。③遗传性多囊肾病情严重，危害大，再生育可通过绒毛取样或羊水穿刺进行多囊肾产前基因诊断，对杂合子患胎建议终止妊娠，可阻断基因传给下一代。

一、遗传咨询的概念和意义

遗传咨询是指临床医师和遗传工作者解答遗传病患者及其亲属提出的有关遗传病病因、遗传方式、诊断、治疗及预防等问题，估计患者同胞或子女再患此类遗传病的发病风险，并提出医学建议和医学指导以供患者及其亲属参考。遗传咨询是在一个家庭范围内预防遗传病患儿出生的最有效方法，是对子代有发生遗传病潜在风险的夫妇进行医学遗传教育的过程。通过广泛的遗传咨询，配合有效的产前诊断和选择性流产等措施，降低遗传病发病率，减轻家庭和社会的精神及经济负担，提高群体遗传素质。

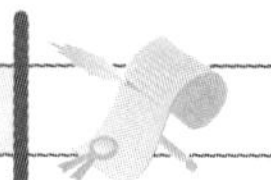

二、遗传咨询的对象和内容

（一）遗传咨询的对象

遗传咨询是推行优生的一项重要措施。需要进行遗传咨询的人群概括起来应包括：①夫妇双方或家系成员患有某些遗传病或先天畸形者。②曾生育过遗传病患儿的夫妇。③不明原因智力低下或先天畸形儿的父母。④不明原因的反复流产或有死胎死产等情况的夫妇。⑤婚后多年不育的夫妇。⑥ 35 岁以上的高龄孕妇。⑦长期接触不良环境因素的育龄青年男女。⑧孕期接触不良环境因素及患有某些慢性病的孕妇。⑨常规检查或常见遗传病筛查发现异常者。⑩其他需要咨询的情况。

（二）遗传咨询的内容

遗传咨询的内容既有遗传学方面的，如遗传方式、再发风险率等；也有医学的内容，如疾病的诊断、治疗和预防等。遗传咨询的核心内容是计算再发风险率，这是遗传咨询有别于一般医疗门诊的主要特点。根据遗传咨询中所提的问题可分为一般咨询、婚前咨询和生育咨询。

1. 一般咨询　主要内容有：①夫妇一方或亲属所患疾病是否为遗传病，后代发病的风险及预后如何；②已知患者有某种遗传病或遗传病家族史，该病是否累及同胞和子女；③某些畸形、习惯性流产等是否与遗传有关，多年不孕的原因及生育指导；④已诊断的遗传病能否治疗，预后如何。

2. 婚前咨询　主要涉及的问题有：①男女双方中有一方患某种疾病，能否结婚，若结婚，对后代的影响有多大；②本人或对方的亲属中有遗传病患者，对婚姻的影响及子代健康评估；③男女双方有一定的亲属关系，能否结婚，如果结婚对子代的影响有多大。

3. 生育咨询　一般提出的问题有：①双方之一或亲属中患有某种遗传病，生育患儿的风险有多大，如何避免；②曾生育过遗传病患儿，再次生育是否会生育同样患儿，有何预防和治疗办法防止患儿出生或发病；③夫妻中一方有化学毒物或放射线等致畸因素接触史，对胎儿发育有无不良影响。

三、遗传咨询的方法与步骤

遗传咨询过程中，咨询医师应起主导作用，对咨询者来说是一个解疑求助的简短教育过程。遗传咨询可遵循下列步骤：

（一）认真填写病历，获取信息

遗传咨询的第一步是采集病史，尽量获取与疾病相关的各类信息。

1. 采集病史的方法　完整、准确地采集病史是正确评估病情和制定处理方案的基础。采集病史时应态度和蔼，语言亲切。采用启发式提问，避免暗示。对自己无法口述的患者，可询问了解其病情的家属或监护人。询问时要顾及个人隐私，遇有不愿提供真实情况者，不宜反复追问。

2. 病史内容　详细询问并记录先证者的疾病发生、演变和诊疗过程，包括起病时间、主要症状、伴随症状、发病诱因、有害因素接触史、诊疗情况及结果、既往病史等。详细询问咨询者的家族史，以先证者为线索，追踪家系中各成员（特别是发病成员）的情况，用系谱图描述和记录先证者及亲属的相互关系和表型特征，作为临床分析和诊断的重要依据。其他具有潜在意义的家族史，如种族、宗教、不育、出生缺陷、迟发疾病和智力障碍等也应获取。

3. 病历填写　认真填写遗传咨询病历，详实准确地记录咨询者病史，以备后续咨询用。

（二）对患者做必要的体检，确定诊断

遗传病的诊断在临床上一般通过询问病史、症状和体征的检查，并结合实验室检查和辅助器械等特殊检查来确诊。

1. 体格检查　在采集病史后按一般的临床要求进行，注意运动、行为语言、皮纹的检查。详细记录与疾病有关的重要体征及有鉴别意义的阳性体征。

2. 辅助检查　根据患者的症状、体征和病情需要，有针对性地建议患者进行相应的医学影像学、细胞遗传学、分子遗传学、生化免疫等检查项目，以明确诊断。

3. 明确诊断　从家系调查、系谱分析出发，结合患者的临床表现、体征和实验室检查结果，确诊是否为遗传病，是哪种遗传病。

（三）分析遗传方式，推算再发风险

通过询问家族史，收集先证者的家庭成员的发病情况，绘制出一份准确完整的系谱，综合分析后作出遗传方式的判断。由于部分遗传病是致残、致愚、甚至是致死的，故应在遗传方式确定后，利用遗传学原理，对计划生育第二胎的咨询者作出再发风险估计。不同类型遗传病的再发风险率的估计方法不尽相同。单基因遗传病是根据孟德尔遗传规律得出子代的患病风险；一般染色体病和多基因病以其群体发病率作为经验风险率，即根据群体调查所得出的再发风险率，在多基因遗传病中，还需结合疾病的严重程度、家庭中患病人数等来估计再发风险率。

（四）与咨询者商讨对策

根据各项基础资料综合分析后，对咨询者就该病的遗传方式、发病风险、治疗方案、预防措施作必要的解答。关键是对有关成员的婚育提出指导性的意见和可供选择的各种对策，并与之反复商讨以帮助作出最恰当的选择。这些对策包括：①不影响结婚或对结婚生育影响很小的遗传病，如红绿色盲等，不必劝阻其结婚生育。②有些遗传病，子代有一定再发风险率，也较严重，但不会致死或致残，或者虽很严重，但可以治疗。这种情况下，可以根据男女双方的意愿、就医条件和经济条件等因素，对结婚和生育进行慎重考虑。③有的遗传病，子代再发风险率较高，也很严重，可以致死致残，且无法治疗，但可以做产前诊断，此种情况可以怀孕。④对病情比较严重，子代再发风险高，没有可靠的治疗方法及产前诊断方法的遗传病，为了避免生出患儿，可以不结婚，或者婚后避孕或节育。此外，对男方有遗传病者可采取人工授精，对女方有遗传病者可采取胚胎移植等方法，避免致病基因遗传给下一代。

（五）随防和扩大咨询

为明确咨询者提供信息的可靠性，观察遗传咨询的效果和总结经验教训，有时需要对咨询者进行随访，以便改进工作。随访过程中，咨询双方可就商谈记录中的资料是否全部理解，对该病防治对策的选择是否有所决定，还有什么困难需要帮助等问题进行讨论。如果从全社会或本地区降低遗传病发病率的目标出发，咨询医生还应主动追溯家属中的其他成员是否患有该病，特别是查明家属中的携带者，只有这样可以扩大预防效果。

四、遗传咨询典型案例

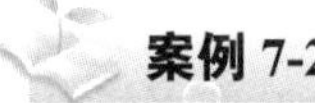

案例 7-2

一对新婚夫妇，女方的弟弟患有苯丙酮尿症（PKU），担心结婚后会生育 PKU 患儿前来咨询。

分析：苯丙酮尿症是一种常染色体隐性遗传病，由于苯丙氨酸羟化酶缺乏，致使苯丙氨酸在体内积累所致。因高苯丙氨酸血症伴尿中苯丙氨酸旁路代谢产物增多有高度异质性，至少有 8 种类型，应先对女方弟弟进行复查诊断，证实其是否确为经典的苯丙氨酸羟化酶缺乏的 PKU 患者。

解答：如果证实为苯丙氨酸羟化酶缺乏的 PKU，女方为携带者的概率为 2/3，男方为携带者的概率为 1/65（由我国 PKU 群体发病率 1 ∶ 16500 计算出）。故生育患儿的风险为 1/65×2/3×1/4=1/390，风险率不高。因此，他们可以怀孕、生育。

若有条件可建议该夫妇去做杂合子检测。如果双方都是携带者，那孩子有1/4的可能是患儿，属于高风险。如果女方是携带者，男方为非携带者，所生孩子不会患有苯丙酮尿症，但是携带者概率为 1/2。同时，还应向他们说明，目前对 PKU 已能进行产前诊断和早期治疗，有高风险者宜做产前诊断，若诊断胎儿为患者，受累胎儿的处置由患者家庭自主决定。如无条件产前诊断，可对新生儿进行出生后早期筛查，一旦确诊为 PKU 患儿，可开始早期饮食控制治疗。

案例 7-3

一对夫妇生育了一个智力低下的患儿前来就诊，咨询疾病产生原因是什么？能否治疗？有无再发风险？

解析：本例是医生经常见到并十分棘手的问题，临床诊断常为“大脑发育不全”而无病因诊断。导致智力低下的原因非常多，有先天遗传因素，也有后天疾病及环境等方面的作用，主要有下列几方面：

（1）染色体病：21 三体综合征是引起智力低下最常见的原因，占智力低下的 10% 左右，位于第二位的是脆性 X 染色体综合征。染色体综合征患者常伴有其他明显的症状，有必要对智力低下的患儿做染色体检查。

（2）单基因病：常染色体显性遗传的智力低下较少见，而常染色体隐性遗传的智力低下较多见，如苯丙酮尿症、半乳糖血症、胱氨酸尿症、黏多糖病、小头畸形等。这类疾病约占智力低下的 5%。X 连锁隐性遗传病引起智力低下者首推葡萄糖 -6- 磷酸脱氢酶缺乏症，导致新生儿黄疸诱发胆红素脑病，但在长江以北地区少见。

（3）多基因病：占智力低下的 15%～20%，往往表现为轻度至中度智力低下，双亲智商偏低。

（4）环境因素：包括产伤、新生儿缺氧窒息、风疹、巨细胞病毒、致畸药物或毒物和宫内生长迟缓等。

因此，咨询时首先要明确原因，要了解产前及围生期史、家族史；然后对患者进行体格检查及智力测验（或根据自理生活能力、语言能力或学习成绩作智力初步判断），了解智力低下的程度，尽可能排除环境因素；最后根据伴发症状或体征作出拟诊。伴有形态学异常者必须做染色体检查，疑患遗传性代谢病者应做相应的生物化学或分子遗传学诊断。如果仍然找不出原因，就可能为多基因智力低下或其他未知病因。

咨询者最关心的是治疗问题，目前智力低下尚无特效办法。对智力低下患儿进行早期确诊和矫治是十分重要的，因为 1 ～ 4 岁是大脑发育的关键时期。对于一些查明原因的代谢病如苯丙酮尿症、半乳糖血症、家族性甲状腺肿，如能在出生后早期诊断，及时开始饮食控制治疗或药物治疗，可收到良好的疗效。咨询者还关心的是再生育问题，应告知防治智力低下应首先着眼于围产期保健，特别是避免产伤、新生儿窒息、缺氧等情况；对染色体异常者，如要再生育则必须做产前细胞学诊断。

应该承认并向咨询者讲清，目前大多数智力低下患儿尚无有效的药物，故应对智商高低不同者分别加以处理：智商在 50 ～ 70 者可训练做简单性技术工作或进弱智学校；智商在 35 ～ 49 者只能自理生活；智商在 35 以下者，则只能由他人照顾和监护。至于再次生育的再发风险依不同疾病而定。

案例 7-4

一对夫妇生出一个先天性心脏病的孩子，患儿 1 岁内死亡，咨询再生孩子的发病风险。

解析：先天性心脏病常见的是多基因遗传病。再次妊娠的再发风险为 3% ～ 5%，下一胎心脏损伤类型和严重程度可能与上一胎不同。

若患儿除有复杂的先天性心脏病外，还有智力低下、多发畸形、生长发育迟缓、体重低、唇腭裂、特殊面容等，患儿染色体分析常有异常，如染色体三体型，心脏畸形是染色体综合征的一部分症状。建议患者双亲做染色体检查，若患者双亲之一是平衡易位携带者，可能会有反复流产和死胎，活产儿中有 1/3 的可能是患者，嘱做胎儿染色体分析；若父母核型正常，则是由于发生新的畸变所致，再发风险率为群体发病率。如果是高龄产妇，再发风险会增加。先天性心脏病也可能是某些单基因缺陷所致。环境因素也可诱发先天性心脏病，如孕妇早期感染风疹病毒，可诱发胎儿心脏损害而导致新生儿死亡。有效的防止方法有婚前接种风疹疫苗、孕早期避免风疹感染等。

第 2 节　出生缺陷干预

出生缺陷不仅引起新生儿死亡，而且即使能够存活，大部分新生儿都会留有残疾，严重影响将来的生活质量。生一个健康聪明、无出生缺陷的孩子是每个家庭的美好期待，也是国家民族的希望所在。实施出生缺陷干预是实现优生的重要途径。

链接

中国预防出生缺陷日

2005 年 9 月 12 日，“第二届发展中国家出生缺陷和残疾国际大会”在北京人民大会堂隆重开幕。来自世界各国的 1500 名科学家、政府官员和公共卫生工作者聚集一堂，共同分享全世界预防出生缺陷和残疾方面的研究成果，为推动发展中国家预防出生缺陷的行动提出指导性意见。中国政府决定将 9 月 12 日定为“中国预防出生缺陷日”，并建议联合国确定为“世界预防出生缺陷日”。中国与会代表与世界各国代表共同起草并发表一份“大会倡议书”，号召全世界发展中国家积极行动起来，携起手来，为了全世界妇女和儿童健康，为了全世界人类的未来而努力奋斗。

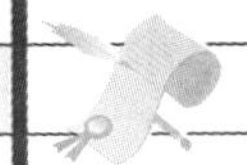

一、出生缺陷的概念和类型

（一）出生缺陷的概念

出生缺陷是指婴儿出生前已发生的身体形态结构、功能或代谢异常。全国出生缺陷监测办公室所登记的出生缺陷，目前仅限于截止至分娩后 7 天肉眼可辨畸形或可觉察到的功能异常。广义的出生缺陷是指在人类正常范围之外，任何解剖学和功能的变异，但不包括出生时损伤所引起的异常。

出生缺陷实质上是一大类疾病的总称，涉及的医学学科范围非常广泛。部分体表或体内严重的结构异常在婴儿出生时就可发现，仅凭临床观察即可确诊，如唇腭裂、并指（趾）等。但多数出生缺陷只有通过遗传学检查、病理解剖或其他技术手段才能诊断出来，如消化道狭窄、先天性心脏病等。还有些出生缺陷要随着儿童生长发育才逐渐显露出来，如内脏异常、智力低下等。

（二）出生缺陷的类型

出生缺陷泛指人体出生时存在的所有类型的个体发育缺陷，涉及许多学科。人们试图从不同学科角度、分类目的等方面进行命名分类，如按病因学、胚胎学、病理学分类及按临床与监测分类等。

1. 根据出生缺陷的发生原因分类　可将其分为遗传因素、环境因素和原因未明三大类。遗传因素引起的出生缺陷可分为单基因病、多基因病、染色体病和线粒体遗传病。环境因素引起的出生缺陷又可分为药物、化学物质、生物致畸因子、物理致畸因子、母体疾病等导致的出生缺陷。现有出生缺陷中仍有 60% ～ 70% 原因不明，随着医学的进步，出生缺陷的发生原因将会逐渐明了，其中部分可能为环境与遗传因素共同影响所致。

2. 根据出生缺陷的形成方式分类　①畸形缺陷：胚胎早期由于某种原因造成的身体结构发育异常，是最常见且最严重的缺陷，如无脑儿。②裂解缺陷：胎儿身体某些部位在发育过程中由于某种原因引起的正常组织的损害，如唇裂、腭裂等。③变形缺陷：异常压力作用到胎儿身体的某个部分产生的形态改变，如由于羊水过少，宫内压迫引起胎儿马蹄足。④发育不良：胎儿身体某部位的某一种组织的发育不良，如成骨不全等。

3. 根据出生缺陷的胚胎发育过程分类　可将其分为整胚发育畸形（如胚胎早期死亡）、胚胎局部发育畸形（如头面部发育不全）、器官畸形（如室间隔缺损）、发育过度畸形（如多指、多趾畸形）、吸收不全畸形（如蹼状趾）和重复畸形（如连体儿）。

二、出生缺陷干预的重要性和紧迫性

据估计，目前我国出生缺陷发生率在 5.6% 左右，每年新增出生缺陷约 90 万例，部分出生缺陷发生率呈上升趋势。出生缺陷已成为影响人口素质和群体健康水平的公共卫生问题，采取适当的出生缺陷干预措施，提高出生人口素质，已迫在眉睫。

（一）出生缺陷干预直接关系到社会经济发展

我国是人口大国，也是出生缺陷高发国家。出生缺陷降低了人群健康水平和人口素质，因治疗、残疾或死亡导致的疾病负担巨大。根据国家卫生和计划生育委员会数据测算，我国每年因神经管缺陷造成的直接经济损失超过 2 亿元，每年新出生的唐氏综合征生命周期的总经济负担超过 100 亿元，新发先天性心脏病生命周期的总经济负担超过 126 亿元。高

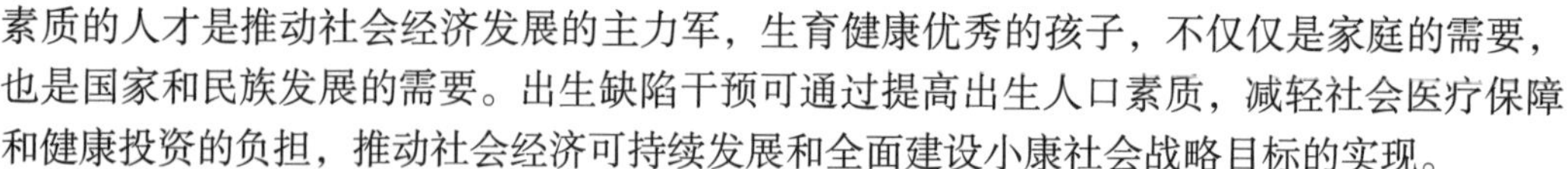

素质的人才是推动社会经济发展的主力军，生育健康优秀的孩子，不仅仅是家庭的需要，也是国家和民族发展的需要。出生缺陷干预可通过提高出生人口素质，减轻社会医疗保障和健康投资的负担，推动社会经济可持续发展和全面建设小康社会战略目标的实现。

（二）出生缺陷干预直接关系到广大人民群众的切身利益

出生缺陷是导致早期流产、死胎、围产儿死亡、婴幼儿死亡和先天残疾的主要原因。据国际研究显示，出生缺陷儿约 30% 在 5 岁前死亡，40% 终身残废。据调查，我国残疾人口中，先天致残者约 814 万，约占残疾总人口的 9.6%。每一例出生缺陷都给家庭带来巨大的精神痛苦和沉重的经济负担，不仅影响患儿终生的生活质量和身心健康，也会影响家庭的幸福和谐。出生缺陷干预减少出生缺陷的发生，直接关系到千万家庭的幸福和谐与亿万群众的切身利益。

（三）出生缺陷干预工作任务十分紧迫

一是我国人口基数大，出生缺陷患儿绝对数量多，出生缺陷病种多、病因复杂，且多数病因不明，缺乏特异性的干预技术和措施。二是受经济条件、医疗水平、地理环境、传统文化、知识普及程度等因素的影响，一些有效的干预措施尚未得到应用和普及。三是出生缺陷防治地区间发展不平衡，全社会还没形成积极有效的预防机制，婚前医学检查率低，产前筛查、新生儿疾病筛查尚未全面开展。四是出生缺陷时时刻刻都在发生，普通群众优生优育知识、出生缺陷防范意识普遍缺乏。

三、出生缺陷干预工程的实施

出生缺陷干预是指通过宣传教育、咨询指导、政策支持、技术手段等多种方式，防止和减少出生缺陷的发生或减轻出生缺陷的危害。

世界卫生组织针对预防出生缺陷的各个环节提出了三级预防概念，尽力防止出生缺陷的发生，减少严重出生缺陷儿的出生，对出生后的缺陷儿及时治疗和康复，提高患儿生存质量。出生缺陷干预工程总体思路，就是做好出生缺陷三级预防工作。

一级预防（防止出生缺陷发生）：孕前干预，去除病因。主要是针对可能导致出生缺陷的各种病因，在孕前、孕早期采取有效措施。一级预防具有低成本、高效果的特征。

二级预防（减少出生缺陷儿的出生）：产前干预，早发现、早诊断、早治疗。二级预防是对一级预防的补充，一般对已怀孕的孕妇进行干预，通过孕期检查、产前筛查和产前诊断，如果发现异常情况，提出一个合理的医学建议，让孕妇家庭作出比较合理的抉择。

三级预防（出生缺陷儿的治疗）：出生后干预，减轻出生缺陷儿痛苦，提高生命质量。出生缺陷儿治疗包括疾病筛查、早期诊断和及时的内外科治疗。

2006 年中共中央、国务院下发的《关于加强人口和计划生育工作统筹解决人口问题的决定》第四大点“大力提高出生人口素质”中指出：提高出生人口素质，事关千家万户的幸福，事关国家和民族的未来。要科学制定提高出生人口素质的规划及行动计划，加强出生缺陷干预能力建设，全面实施出生缺陷干预工程，实行定期评估、通报制度。

（一）优生咨询（婚孕前干预）

优生咨询是指为准备结婚、准备生育及已经怀孕的夫妇提供优生技术指导服务。咨询者向专门从事优生咨询或遗传咨询的医生提出有关婚育的问题，并征求其对婚育的意见。咨询医生针对有关优生问题，应用医学及人类遗传学知识进行科学分析，提出婚育指导建议，使咨询者在知情同意情况下作出生育选择，从而达到优生的目的。优生咨询包括婚前优生咨询、孕前优生咨询、孕期优生咨询 3 个方面。

1. 婚前优生咨询　是在婚前医学检查的基础上，进行婚前卫生指导和婚前卫生咨询，其目的是避免在医学上认为不适当的结婚和生育，尽可能减少遗传病的延续，防止传染病的传播。具体规定和要求详见 2002 年 6 月原卫生部颁布的《婚前保健工作规范（修订）》。

⑴ 婚前医学检查：是指对准备结婚的男女可能患有影响结婚和生育的疾病进行医学检查。检查项目包括询问病史、体格检查、常规辅助检查和其他特殊检查，以确定有无影响结婚和生育的疾病。婚前医学检查的重点疾病包括严重遗传性疾病、指定传染性疾病、有关精神病及其他影响结婚和生育的重要器官疾病。

⑵ 婚前卫生指导：是指对准备结婚的男女双方进行以生殖健康为核心与结婚和生育有关的保健知识的宣传教育。婚前卫生指导内容包括有关性保健和性教育；新婚避孕知识及计划生育指导；受孕前的准备、环境和疾病对后代影响等孕前保健知识；遗传病的基本知识；影响婚育的有关疾病的基本知识；其他生殖健康知识。

⑶ 婚前卫生咨询：是指对有关婚配、生育保健等问题提供医学意见。婚检医师针对婚前医学检查结果发现的异常情况，以及服务对象提出的具体问题进行解答、交换意见、提供信息，帮助受检者在知情的基础上作出适宜的决定。医师在提出“不宜结婚”、“不宜生育”和“暂缓结婚”等医学意见时，应充分尊重服务对象的意愿，耐心、细致地讲明科学道理，对可能产生的后果给予重点解释，并由受检双方在体检表上签署知情意见。

2. 孕前优生咨询　是孕前保健的重要组成部分，是为准备怀孕的夫妇提供与生育有关的健康教育与咨询、健康状况评估、健康指导为主要内容的保健服务，其目的是指导咨询对象在孕前创造一个良好的生育环境和身心状态，为生出一个健康聪明的孩子奠定基础。

⑴ 孕前优生健康教育：通过多种方式，向夫妻双方讲解孕前保健的重要性，介绍孕前保健服务的内容及流程。通过询问、讲座及健康教育资料的发放，为育龄备孕夫妇提供健康教育服务，让其知情选择最佳受孕时期。主要内容包括与怀孕生育有关的生理和心理保健知识；实行计划妊娠的重要性和基本方法，以及孕前准备的主要内容；母体患病对生育的影响；孕前及孕期运动方式、饮食营养及环境因素等对生育的影响；出生缺陷及遗传性疾病的防治等。

⑵ 孕前优生健康检查：包括体格检查、实验室和影像学等辅助检查。孕前优生健康检查除了了解准备怀孕夫妇和双方家庭成员的健康状况，重点采集与优生有关的疾病史、孕育史、用药史、家族史、饮食营养、生活习惯、环境毒害物接触、社会心理因素等情况，识别影响生育的风险因素。通过孕前优生健康检查，对准备怀孕夫妇的健康状况作出初步评估，出具《孕前优生健康检查结果及医学建议告知书》，对发现的怀孕不利的风险因素提出干预措施。

⑶ 孕前风险因素评估：是指在孕前从社会、心理、行为、遗传和生物学的角度，对夫妇双方的健康状况、家族史、生活方式和行为等进行综合评估，发现影响夫妇健康或可能导致不良妊娠结局的风险因素暴露情况。目前国际上普遍使用的孕前风险评估方法为问卷（量表）辅以体格检查和实验室检查。问卷调查主要从年龄、慢性病史、既往生育史、家族史、工作和生活环境、生活方式和行为 6 个方面，了解计划怀孕夫妇妊娠前是否存在可能引起不良妊娠发生的风险暴露。疾病筛查主要通过体格检查、实验室检查发现对妊娠结局有不良影响的风险因素，以便采取措施避免或消除这些风险因素。

⑷ 孕前优生咨询指导：依据风险因素评估结果，可将夫妇区分为一般健康人群和具有特定风险因素的高风险人群。将评估结果告知计划怀孕夫妇，使他们知道自身存在的风

险因素及其对妊娠带来的不良影响。针对夫妇的健康状况、生活行为、慢性疾病和遗传病提出相应的干预措施，指导适宜的怀孕时机，并由计划怀孕夫妇在知情选择的基础上采取建议的干预措施。

一般人群是指经评估未发现可能导致出生缺陷等不良妊娠结局风险因素的计划怀孕夫妇。无论是准备怀孕，还是因存在某种风险因素需推迟怀孕的妇女，均应接受一般性干预措施。这些措施包括提倡适龄生育；制定妊娠计划，选择最佳的受孕时机；合理营养，平衡膳食；补充叶酸；建立健康的生活方式；适当运动，保持正常体重；避免接触生活及职业环境中的有毒有害物质；谨慎用药；制定具有个性化的产前保健计划等。

高风险人群是指经评估发现一个或多个方面有异常的计划怀孕夫妇。评估为高风险人群的计划怀孕夫妇，必须进行个性化咨询指导。在普遍性指导的基础上，根据存在的高风险因素进行详细的分析、指导和提出医学建议。针对高风险人群的干预措施包括疫苗接种、疾病治疗及药物合理调整、避免职业危害、纠正不良生活方式等。

3. 孕期优生咨询 是孕期保健的重要组成部分。其目的是指导咨询对象创造有利于胎儿发育的条件，避免不良环境因素的影响，建立一个最佳的孕期环境，以保证出生的孩子健康聪明。根据围产期保健过程中发现的异常情况，提出相关产前筛查或产前诊断的建议。

(1) 建立良好的心理状态：孕期应保持稳定、乐观、良好的心境，给胚胎和胎儿创造良好的生长发育环境。消极情绪会使母体神经、内分泌发生变化，影响到胎儿从而导致不良妊娠结局，因此，孕妇应加强自我修养，学会自我心理调节。例如，孕妇在孕期长期有不良的心理状况，应当根据具体情况，给予相关产前诊断的医学建议。

(2) 避免接触有害环境因素：有害环境因素对于胚胎和胎儿的发育，特别在怀孕的头 3 个月，它可能是致命的，会导致自然流产，或造成严重的损害而发生出生缺陷。在整个孕期，特别是孕早期应尽量避免这些有害的环境因素。如在孕期有有害环境因素接触史，应根据具体情况，提出医学建议或产前诊断的指导意见。

(3) 充足和合理的孕期营养：孕期良好的营养是胎儿生长发育的基础。孕期营养状况的优劣对胎儿生长发育直至成年后的健康将造成重要影响。与非孕期妇女相比，孕期妇女对各种营养素的需要量均有所增加，尤其是蛋白质、必需脂肪酸，以及钙、铁、叶酸、维生素 A 等，孕期食物的摄入量也相应增加，但膳食仍然应由多种多样食物组成平衡膳食。因各种原因从膳食中不能满足其营养需要时，可在医生的指导下适当补充营养素制剂如维生素 A、维生素 D、叶酸制剂，切不可过量。由于妊娠不同时期胚胎发育速度不同，孕妇的生理状态、功能代谢变化和对营养素的需求也不同，应根据不同妊娠时期按照需要量进行补充，可依据国家卫生和计划生育委员会疾病预防控制局最新发布的《中国居民膳食指南（2016）》。

(4) 保持良好的胚胎生长发育内环境：所谓内环境是指母体的健康状况是否适合胚胎的健康生长发育。母体在妊娠期患病会直接或间接影响胎儿的生长发育，导致胎儿宫内生长发育迟缓，甚至畸形。因此，女方应在身体状况最佳时期妊娠。这种身体状况包括：是否出现重要脏器异常；是否患慢性疾病、妇科疾病、感染性疾病等。咨询医生应当根据具体情况，提出医学建议或产前诊断指导意见。

(5) 孕期合理用药：从妊娠到分娩，孕妇难免会发生一些疾病，可能需要用药物治疗。孕期用药必须有明确的指征并对治疗孕妇疾病有益，不宜滥用药物，可用可不用的药物宜不用。必须用药时，应使用已证明对灵长目动物胚胎无害的药物。孕期使用药物时，专科医生或咨询医生和孕妇及其亲属应当进行充分沟通，在知情同意的前提下使用药物。孕期合理用药只是相对而言，因此孕期使用过药物的应当根据具体情况进行必要的产前筛查与

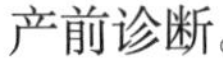

产前诊断。

（二）产前筛查与产前诊断（产前干预）

案例 7-5

王女士，25 岁，怀孕 15 周，她了解到产前筛查是预防先天缺陷儿出生的一种重要手段，前去市妇幼保健院做产前筛查，其经血清学产前筛查结果如下：AFP 为 24.3 U/ml，MOM 校正值为 0.644；Free-hCG 为 7.78ng/ml，MOM 校正值为 0.716；uE3 为 4.51nmol/L，MOM 校正值为 0.797。唐氏综合征的风险值为 1/1800，18 三体综合征的风险值为 1/13 300，开放性神经管缺陷的风险值为 0.644MOM。

问题：王女士产前筛查结果风险如何？

解答：王女士筛查结果显示：唐氏综合征的风险值为 1/1800，低于唐氏综合征阳性切割值 1/270，筛查结果为低风险；18 三体综合征的风险值为 1/1800，低于 18 三体综合征阳性切割值 1/350，筛查结果为低风险；开放性神经管缺陷的风险值为 0.644MOM，低于阳性切割值 2.5MOM，筛查结果为低风险。应告知王女士筛查结果为低风险，只表明胎儿发生该先天异常的机会很低，并不能完全排除这种异常或其他异常的可能性。

产前筛查和产前诊断是出生缺陷干预的二级预防措施，通过在孕期进行产前筛查和产前诊断，实现对缺陷儿的早发现、早诊断，进而尽早采取措施，防止出生缺陷儿的出生。

1. 产前筛查　是采用经济、简便和无创的检测方法，针对发病率高、病情严重的遗传性疾病或先天畸形，对孕妇进行广泛的检测，以检查出具有出生缺陷高风险的胎儿。产前能筛查出高风险可疑者，再进一步进行产前诊断确诊，以便在孕早、中期采取相应措施，防止先天缺陷儿的出生。

(1) 产前筛查的对象和目标疾病：凡 35 岁以下孕妇均为筛查对象，35 岁以上孕妇属高风险人群，一般直接进行羊水穿刺后染色体核型分析。产前筛查的目标疾病包括唐氏综合征、18 三体综合征、13 三体综合征和神经管缺陷。

(2) 产前筛查的血清标志物：产前筛查采用的血清中的特异性标志物包括妊娠相关血浆蛋白 A（PAPP-A）、人绒毛膜促性腺激素（hCG）或游离 -β 亚基 - 人绒毛膜促性腺激素（Free β-hCG）、甲胎蛋白（AFP）和雌三醇（uE3）等。这些特异性标志物，在怀有唐氏综合征或其他染色体病胎儿孕妇的血清中可能会有不同程度的升高或降低。

(3) 产前筛查策略：在孕早、中期抽取孕妇 2 ～ 3ml 静脉血（禁高脂饮食，空腹最好）。目前，检测方法一般采用准确度高的时间分辨荧光法及化学分析法。通过定量测定母血中相关血清标志物，再结合孕妇年龄、体重、孕周、种族等参数计算出唐氏综合征及神经管缺陷的风险率。将检测数据输入筛查分析软件即可得出筛查结果。

孕早期筛查：采集 10 ～ 13^{+6} 孕周孕妇血，检测血清中 PAPP-A 和 free β-hCG，并结合 B 超测定颈后透明带（NT）厚度。根据检测结果，评价胎儿患唐氏综合征和 18 三体综合征的风险率。如果 PAPP-A 和 β-hCG 指标都较正常偏低，且超声检查颈后透明层增厚、胎儿鼻骨缺如，则唐氏综合征筛查结果为阳性，即孕妇的胎儿患病的风险较高。

孕中期筛查：采集 15 ～ 20^{+6} 孕周孕妇血，检测血清 AFP、free β-hCG 和 uE3。如果母体血清中 AFP 降低、free β-hCG 升高、uE3 降低，再结合孕妇年龄、孕周等情况，可得出唐氏综合征和 18 三体综合征的风险率。在神经管缺损的情况下，AFP 从胎儿体内大量漏出，羊水中增高，孕妇血清中的 AFP 也显著升高，检测孕母血清 AFP 作为开放性神经管缺陷的筛查依据。

(4) 产前筛查结果的判定和处理：唐氏综合征、18 三体综合征的风险率以 1/*n* 方式表示，意味着出生某一患儿有 1/*n* 的可能性。筛查结果分为高风险和低风险。唐氏综合征用 1/270 为阳性切割值，即筛查结果风险率≥ 1/270 为高风险妊娠；18 三体综合征用 1/350 为阳性切割值，即筛查结果风险率≥ 1/350 为高风险妊娠；开放性神经管缺陷宜以孕母血清≥ 2.5MOM 为阳性切割值，筛查结果 AFP ≥ 2.5MOM 者为高风险。

对筛查出的高风险孕妇的处理，应由产前咨询医师解释筛查结果，并向其介绍进一步检查或诊断的方法，由孕妇知情选择。对于唐氏综合征或 18 三体综合征高风险者，建议进行介入性产前诊断，作胎儿染色体核型分析。对开放性神经管缺陷高风险者，应进行针对性超声检查，判断胎儿是否患病。在未进行产前诊断之前，不应对孕妇做终止妊娠的处理。应对所有筛查对象进行妊娠结局的随访。

2. 产前诊断 又称宫内诊断，是指在胎儿出生前对胚胎或胎儿的发育状态、是否患有遗传性疾病或先天性畸形作出准确的诊断。产前诊断的目的是在胎儿未出生前确诊胎儿是否正常，以便进行选择性流产或宫内治疗，从而避免缺陷儿的出生，因此，产前诊断是优生的一项重要措施。

符合下述情况之一者，应进行产前诊断。①年龄在 35 岁以上的高龄孕妇。②夫妇一方有染色体异常，尤其是染色体平衡易位携带者。③已分娩过有染色体异常或神经管畸形儿的孕妇。④性连锁隐性基因携带者或患者。⑤夫妇一方有先天性代谢疾病，或以已育过患儿的孕妇。⑥在妊娠早期接触过明显的致畸因子的孕妇。⑦有遗传性家族史或近亲婚配史的孕妇。⑧有不良生育史的孕妇，包括流产、早产、死产和死胎，特别是生育过多发畸形儿的孕妇。⑨本次妊娠有羊水过多或羊水过少的孕妇。⑩产前筛查结果为高风险的孕妇。

目前产前诊断的方法大致可分为 3 类：①物理学检查方法，即通过仪器直接观察胎儿表型等，如放射线、超声波、胎儿镜、电子监护等；②细胞遗传学方法，如细胞培养、染色体检查、DNA 分析等；③生化检查方法，如特殊蛋白质、代谢产物、酶活性的检查等。后两类方法是通过绒毛活检术、羊膜穿刺术、脐血管穿刺术等技术，获取绒毛、羊水、脐带血等检测标本，对这些标本进行细胞遗传学检查、生化分析，判断胎儿是否有遗传缺陷或先天畸形。无论采取哪种方法和途径，目的都是尽早发现宫内胎儿是否有遗传缺陷或先天畸形，以达到优生的目的。

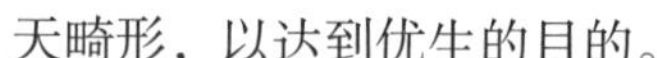

(1) 绒毛活检：是为对遗传疾病进行产前诊断而取少量胎盘组织进行染色体和 DNA 检查的操作。绒毛和胎儿来源于同一个受精卵，具有相同的遗传信息。绒毛取样在妊娠 10 ～ 13^{+6} 周进行，此时绒毛细胞比较容易培养。绒毛活检的优势是：在孕早期即可对胎儿某些遗传性疾病获得诊断，从而可早期终止妊娠，降低中期引产对孕妇心理、生理方面的损害。

绒毛活检分为经腹绒毛活检 (图 7-1)、经宫颈绒毛活检和经阴道绒毛活检，目前广泛应用的是经腹绒毛活检，经腹绒毛活检可采用单针或双针套管技术，均需在超声引导下进行操作。

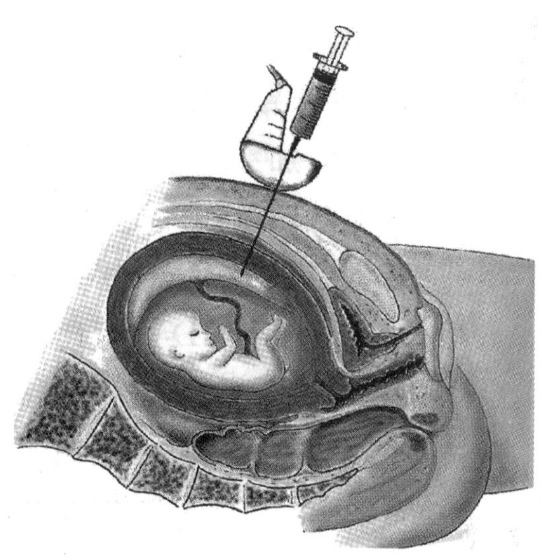

图 7-1 经腹绒毛活检

由于绒毛细胞是胚胎外层细胞，分裂旺盛，所以可直接制取染色体，诊断染色体病，也可检查绒毛的性染色质，鉴定胚胎性别，用于性连锁遗传病的产前诊断。早孕绒毛还可以做酶活性检查和基因分析，以诊断先天性代谢病和单基因病。一些先天性感染，如风疹、弓形虫、巨细胞病毒等，也可通过绒毛活检检测到。

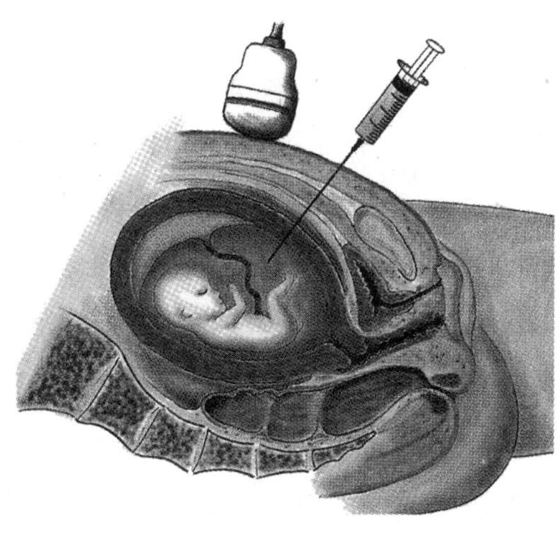

图 7-2　羊膜腔穿刺术

(2) 羊膜腔穿刺术：也称羊水穿刺，是指在超声引导下用细针从子宫腔内抽取羊水的一种操作技术 (图 7-2)。其是最早开展、最常使用、安全性最高的侵入性产前诊断技术。羊膜腔穿刺最佳的时机是妊娠 16 ～ 22^{+6} 周，此时羊水量相对较多，羊膜腔空间相对较大，不易伤及胎儿，且活力细胞较多，易于培养，成功率高。羊膜腔穿刺可在超声引导下进行，也可经超声定位标记后操作，避开胎儿选择穿刺位置，抽取 15 ～ 20ml 羊水，对抽取的羊水进行各种检查测定，预测胎儿的健康状况。

经过培养的羊水细胞主要来自胎儿细胞，可对其进行核型分析，也可在细胞有丝分裂间期进行荧光原位杂交诊断染色体病。可对某些单基因病进行基因诊断，如假性肥大型肌营养不良、苯丙酮尿症等，还可进行感染（弓形虫、巨细胞病毒等）的产前诊断。对不能进行基因诊断的某些代谢性疾病可通过酶测定进行产前诊断，如半乳糖血症、糖原贮积病。对羊水上清液进行生化检测，如甲胎蛋白和乙酰胆碱酯酶可用于诊断开放性神经管畸形。

(3) 脐静脉穿刺术：也称经皮脐血取样，是指在超声引导下进行脐静脉穿刺以获得胎儿血标本的技术（图 7-3）。由于该技术直接获取胎儿血，诊断的准确性和敏感性较高，因此是妊娠中晚期采用的产前诊断技术，同时也为宫内治疗开辟了途径。脐静脉穿刺在妊娠 18 周至分娩前均可进行，最适宜穿刺孕周 21 ～ 30 周。抽取的血量通常不超过 5ml，鉴定确系胎儿血液，采血后立即送检。该技术的适应证如下：某些胎儿血液病的诊断、评估和治疗，如溶血性疾病、血红蛋白病、凝血因子异常等；快速胎儿核型分析，尤其是孕周大于 22 ～ 24 周者，并用于明确羊水或绒毛培养发现的染色体嵌合体；某些遗传病和代谢缺陷的宫内诊断，对孕周较大者可选择胎儿血取样；测定抗体滴度，对胎儿血进行培养或特异性 DNA 序列分子扩增诊断宫内感染，也可直接检测病原体；对胎儿进行药物治疗或宫内治疗。

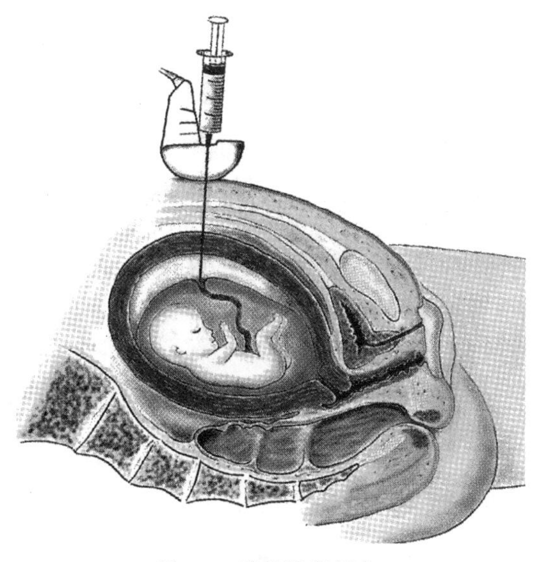

图 7-3　脐静脉穿刺术

(4) 胎儿活体组织检查：遗传性疾病的诊断主要通过羊膜穿刺术、绒毛活检术或脐静脉穿刺术获得标本后行 DNA 分析。但仍有一些先天性代谢障碍和遗传病需要特定的组织采样。胎儿组织取样主要包括皮肤、肝脏和肌肉。胎儿活体组织取样有胎儿镜下活体组织取样和超声引导下活体组织取样两种方式。胎儿镜下活体组织取样的最佳孕周为17～20周，20周以后羊水相对浑浊，窥视困难，不建议胎儿镜取材；超声引导下活体组织检查可参考羊膜腔穿刺术的取材时间。胎儿活体组织取样用于只能通过组织学诊断，而无法通过DNA技术诊断（如缺乏基因突变信息的家族）的胎儿疾病。

(5) 超声检查：是在产前诊断中应用最广泛，对母子安全无创的检测技术，可以评估胎儿发育情况，引导对高危胎儿的标本采集，对某些先天畸形作出诊断。例如，无脑儿和脊柱裂，均可用超声波扫描头部形状、大小，有可疑时，再做羊水穿刺检查甲胎蛋白，两者结合，诊断的准确率可达100%；超声心动图可检查先天性心脏病，超声扫描可诊断胎儿腹水、多囊肾、畸胎瘤等先天畸形。

链接

耳聋基因芯片检测

刘某，女性，30岁，她和丈夫听力正常，育有4岁先天性极重度耳聋患儿。夫妇双方无耳聋家族史。为了再生育一个健康孩子，于怀孕17周时到省人民医院医学遗传中心就诊。如何让刘某生育一个听力正常的孩子？临床上60%以上先天性耳聋是由遗传因素所致，且有高度遗传异质性，即能由多个座位不同个基因引起。其中，GJB2基因与先天性重度感音神经性耳聋有关；SLC26A4基因与大前庭导水管综合征先天性或迟发性耳聋有关；12SrRNA基因与药物性耳聋有关；GJB3基因与后天性高频聋有关。博奥生物推出的十五项遗传性耳聋基因检测试剂盒（微阵列芯片法）可测定人全血基因组DNA中GJB2、SLC26A4、12SrRNA、GJB3基因共15个位点，现已广泛应用于耳聋的临床诊断，以及鉴别致病基因携带者、进行产前检查或预后判断、新生儿筛查等领域。

刘某夫妇生了一个重度耳聋患儿，说明二人为耳聋基因携带者，再生育耳聋患儿概率达25%。医生建议刘某一家进行耳聋易感基因检测后发现，刘某为GJB2致聋基因235delC突变携带者，其丈夫为GJB2致聋基因35delG突变携带者，已生下的重度耳聋患儿为GJB2基因235delC和35delG突变者。经羊水产前诊断刘某腹中胎儿也为GJB2基因235delC和35delG突变者，刘某选择终止此妊娠。过后一年多，再次怀孕20周的刘某再来做羊水诊断，结果显示胎儿携带遗传性耳聋相关基因，不会复制先天聋儿的听力结构。胎儿生后证实具有健康的听力，刘某夫妇如愿生了一个健康的孩子。

（三）新生儿疾病筛查（出生后干预）

新生儿疾病筛查是指在新生儿期对严重危害新生儿健康的先天性、遗传性疾病施行专项检查，提供早期诊断和治疗的母婴保健技术。新生儿疾病筛查是在孕前和产前干预不能实施或者不能达到完全干预效果的情况下实施的出生后治疗性干预，新生儿疾病筛查的意义在于某些先天性、遗传性疾病在临床症状出现之前或表现轻微时通过筛查，早期诊断，早期治疗，可获得最佳的治疗效果。目前国内主要开展先天性甲状腺功能低下、苯丙酮尿症、葡萄糖-6-磷酸脱氢酶缺乏症、先天性听力障碍等疾病筛查诊断和治疗。

1. 新生儿遗传代谢病筛查　主要通过血标本采集进行苯丙酮尿症和先天性甲状腺功能减低症筛查。

(1) 血标本的采集：采用血滤纸片法，从婴儿足跟内侧或外侧采血，将滤纸片接触血滴，使血液自然渗透至滤纸背面，至少采集3个血斑，自然晾干，置于密封袋内，2～8℃冰箱保存。

正常采血时间为生后72小时后，7天之内，并充分哺乳；对于各种原因（早产儿、低体重儿、正在治疗疾病的新生儿、提前出院者等）未采血者，采血时间一般不超过 20 天。滤纸干血片应当在采集后及时递送至新生儿疾病筛查中心进行检测，最迟不宜超过 5 个工作日。

⑵ 常见筛查项目：目前新生儿遗传代谢病筛查项目包括苯丙酮尿症和先天性甲状腺功能减低症。这两种疾病通过新生儿疾病筛查，一旦确诊治疗非常有效，前者以饮食治疗为主，后者以药物治疗为主，通过治疗患儿体格和智力发育都可以达到正常水平。

苯丙酮尿症是一种常见的氨基酸代谢障碍性疾病，患儿在新生儿期和婴儿早期多无任何异常，这给早期诊断带来困难。如果在新生儿疾病筛查时发现并在症状出现前治疗者，智力发育可达正常；如果 3 ～ 6 个月时开始治疗，部分患儿可有轻度的智力损伤；1 岁以后开始治疗者可导致不可逆的重度智力低下（IQ 常在 50 以下）。因此，早期发现是挽救患儿的关键，普及新生儿疾病筛查是最根本的防治措施。

苯丙酮尿症以苯丙氨酸作为筛查指标，筛查方法主要有细菌抑制法、定量酶法、免疫荧光分析法和串联质谱法等。其中串联质谱技术是目前国际上主流的筛查技术，其优势在于只需要一滴血就可以快速检测多种遗传代谢病。苯丙氨酸浓度的阳性切割值根据实验室及试剂盒而定，一般大于 120μmol/L（2mg/dl）为筛查阳性。筛查阳性者应及时召回进行复查确诊。在正常摄入蛋白质情况下，血苯丙氨酸浓度持续＞ 360μmol/L 两次以上者，均应给予低苯丙氨酸饮食治疗，治疗至少持续到青春发育成熟期，提倡终身治疗。对成年女性 PKU 患者，应当告知怀孕之前半年起严格控制血苯丙氨酸浓度在 120 ～ 360μmol/L，直至分娩。血苯丙氨酸浓度≤ 360μmol/L 为轻度高苯丙氨酸血症，需定期随访观察。

先天性甲状腺功能减低症亦称呆小症，是由于先天性甲状腺功能障碍引起的生长发育迟缓和智力低下的疾病。该病新生儿期多无明显表现，最开始临床指征也缺乏特异性。患儿如能在出生 3 个月内得到确诊和治疗，80% 以上的患儿可智力发育正常或接近正常。年龄较大的患儿即使再进行治疗，智力也很难完全恢复。新生儿疾病筛查是此病早期诊断和早期治疗的最佳措施。

先天性甲状腺功能减低症以促甲状腺素（TSH）作为筛查指标。筛查方法主要有时间分辨荧光免疫分析法、荧光酶免疫分析法和酶联免疫吸附法等。TSH 浓度阳性切割值根据实验室及试剂盒而定，一般为 10 ～ 20μIU/ml。筛查阳性者应及时抽取静脉血测定 TSH 和 FT4（游离甲状腺素）浓度，血 TSH 高者，FT4 降低者，诊断为先天性甲状腺功能减低症，应给予左甲状腺素（L-T4）治疗。血 TSH 增高，FT4 正常者，诊断为高 TSH 血症，需密切随访。

2. 新生儿听力障碍筛查　听力障碍是常见的出生缺陷之一，发病率约为 0.3%，每年约有 6 万名严重听力障碍患儿出生。听力障碍的婴儿由于缺乏语言刺激和语言环境，在语言发育的最重要和关键的 2 ～ 3 岁内不能建立正常的语言学习，最终导致聋哑，发生语言障碍、社会适应能力低下和某些心理行为问题。应用电生理测听方法检测新生儿的听觉能力，一旦发现异常，在出生后 3 个月内给予干预性治疗，可避免因听力缺陷导致的语言、社会活动和情感方面的异常。

新生儿听力筛查是早期发现新生儿听力障碍，开展早期诊断和早期干预的有效措施。筛查的方法是严格按照技术操作要求，采用筛查型耳声发射仪或自动听性脑干反应仪进行测试。正常出生新生儿实行初筛和复筛两阶段筛查法，即出生后 48 小时至出院前完成初筛，未通过者及漏筛者于 42 天内再进行双耳复筛。复筛仍未通过者都应在 3 月龄接受听力学和医学评估，确保在 6 月龄内确定是否存在先天性或永久性听力损失，以便实施干预。新生儿重症监护病房（NICU）婴儿出院前进行自动听性脑干反应（AABR）筛查，未通过者直接转诊至听力障碍诊治机构。对确诊为永久性听力障碍的患儿应当在出生后 6 个月内进行相应的临床医学和听力学干预。对使用人工听觉装置的儿童，应当进行专业的听觉及言语康复训练。

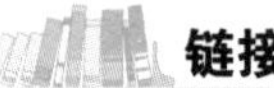
链接

部分遗传病的常用饮食药物治疗方法（表 7-1）

表 7-1　部分遗传病的常用饮食药物治疗方法

治疗原则	适应证	方法
禁其所忌	苯丙酮尿症 (PKU)	禁食苯丙氨酸
	半乳糖血症	禁食乳制品
	枫糖尿症	禁食亮氨酸、异亮氨酸和缬氨酸
	乳糖酶缺乏症	禁食乳糖
	蚕豆病 (G-6-PD 缺乏症)	禁食蚕豆，禁用伯喹啉、阿司匹林
补其所缺	胰岛素依赖性糖尿病	补充胰岛素
	生长激素缺乏性性侏儒症	补充生长激素
	甲型血友病	补充抗血友病球蛋白
	性腺发育不全症	补充性激素
	乳清酸尿症	补充肾上腺皮质激素
	隐性遗传癫痫病	补充维生素 B_2(孕后期)
去其所余	莱施 - 奈恩综合征	禁食嘌呤食物
	肝豆状核变性	服用 D- 青霉胺清除铜离子
	家族性高胆固醇血症	服用考来烯胺降胆固醇
	痛风	服用排尿酸药物促尿酸排泄

人类优生是一项社会目标，出生缺陷干预不仅是医学工程，更是一项多领域、跨部门的社会工程。出生缺陷干预需要开展持久的健康教育使出生缺陷预防知识和方法为广大群众所掌握并成为公民的自觉行动。需要多方面的协调合作和配合、相关部门各司其职，保障出生缺陷工程各项干预措施落到实处。

（田廷科）

第 3 节　指导服务伦理

案例 7-6

周先生，29 岁，已婚，育有一子，到某医学遗传中心咨询，经检测确认为慢性进行性舞蹈病（延迟显性）致病基因携带者。

问题：让本人在发病前就知道实情，是利大于弊还是弊大于利？其近亲属是否有知情权？

分析：分子遗传学技术提供了出生前或基因表达前识别突变基因的方法，但目前对大多数延迟显性遗传病尚无有效的治疗手段和防止发病的有效措施。如果把检查阳性结果告诉受检者：①会增加受检者的恐惧感和思想负担，使其生活在遗传病的阴影之中；②这些携带者常常在发病前已结婚生育，可能已把致病基因传递给了下一代，阳性结果可能引起携带者的负罪感和其他家庭问题；③若检查结果被公之于众，还可能导致携带者在升学、就业、婚育和医疗保险等方面受到歧视。

解答：①进行遗传商谈，让受检者在受检前充分了解疾病是否遗传、传递方式、如何治疗等，使之有接受检查结果的思想准备。通过咨询，受检者可能会改变初衷，放弃检查；②检查应遵循知情同意的原则，咨询医生不得为谋利或其他目的强行进行检查；③咨询医生应当为受检人保守检查结果的秘密，包括对家属在内的任何人保守秘密。

遗传学认为人类基因组没有“高级”或“低级”之分，人类正是依靠其基因的多样性与环境之间的相互作用来丰富自身和繁衍后代。近年来，遗传学的进展使人们对遗传在健康和疾病中所起作用的认识发生了革命性的变化，医学遗传学知识将对提高人的健康水平起到极其重要的作用。但在其应用过程中必须充分考虑到医学伦理学的基本原则，充分尊重每个人的自主权、公义、教育、信仰和法律等情况。传统的医学伦理学原则：①尊重个人自主权原则：尊重个人的自主权，保护没有自主决定能力的人；②有益原则：优先考虑个人的利益，尽最大可能做到对其健康有利；③无害原则：避免并阻止对个人的损伤，或至少使伤害最小化；④公义原则：公正、平等地对待个人，社会中卫生工作的权利和义务尽可能平均分配。遗传与优生咨询服务作为一种特殊的医学服务，医师对所有咨询者应做到一视同仁，需要特别强调尊重隐私、自愿和知情、自主决定的原则。

链接

人工授精的伦理问题

人工授精主要用于解决男性不育和遗传病家系中男方带有致病基因者家庭的生育。采用供体精子即异源人工授精则需要明确如下家庭伦理问题：①供精者只提供精子或遗传物质，不可以成为孩子的父亲，以避免引起伦理和法律问题。②施行异源人工授精应严格控制条件，完善手续，尽可能地维护受精者的家庭稳定，有利于孩子的健康成长，避免家庭伦理问题发生。③不应过多使用同一供体的精子（一是避免产生众多的“同父异母”兄弟姐妹，二是多次使用可能导致群体中相同基因单倍型频率的增加）。

一、尊重隐私

尊重咨询者的隐私权和保密权：①遗传病患者及亲属有一定的心理创伤，多不愿向他人透露，涉及婚育家庭的问题，也不愿让人知道。因此，在进行家系调查时，要遵循保密原则，咨询室应与一般诊室分开，医师应与咨询者在专门的房间内单独谈话。咨询时，除必要的医护工作人员外，避免无关人员进入。②为咨询者守密是一种职业道德。任何检查诊断的结果，如染色体畸变、携带者、性功能异常者，只向受检人报告并为受检人保密，不得向第三方泄漏咨询者隐私。除非得到咨询者充分同意，保险公司、雇主、学校或政府机关等不应获取咨询者遗传资料。③只有尊重患者的隐私和尊严，做好保密工作，才能使医师在短时间内与咨询者建立起相互信赖的医患关系，使掌握的病史资料、家系资料和绘制的系谱更为完整、准确、全面，作出的诊断和发病风险的计算更为可靠，使咨询者根据医师的建议正确合理地安排婚姻生育计划。

二、自愿和知情

尊重咨询者的知情同意权：①医师在要求患者及其家属进行遗传学检查时，应贯彻自愿及知情同意的原则，让其充分了解检查的目的和程序，可能的好处和风险，争取其主动配合。②在施行产前诊断前，医师有必要让孕妇了解她目前的状况，胎儿患某种遗传病的危险性及可能的后果，所实行的产前诊断及其技术操作的安全性、风险性及结果的不确定性等，并签署知情同意书。③咨询医师在某些情况下可能得不到确切的诊断，或不能确认个体的携带者状况，咨询医师应面对现实，如实将情况告知咨询者。

三、自主决定

尊重咨询者的自主权：①尊重并保护个人选择的权利。是否接受遗传服务必须基于当事人的自愿。当事人有权决定是否接受与遗传有关的医疗服务项目，包括遗传咨询、遗传检查、产前检查、遗传疾病筛查及工作场所对于职业病相关遗传基因检查。②咨询医师的责任是在遗传咨询过程中根据咨询和检查的结果向咨询者提供意见和建议，详细介绍疾病的发病原因及可能生出患儿的风险，帮助他们科学地分析考虑婚姻、生育等问题。医师提供的意见是非指令性的，必须尊重咨询者做出决定的自主性和价值观，至于是否婚育，采取的措施和方法，如产前诊断、终止妊娠、绝育等，除了我国《婚姻法》和《母婴保健法》规定的以外，应由当事人自己决定。③生育的选择权应属于直接孕育孩子的人员，大多情况下即指孩子的父母。理想的情况是所有与生育教养此孩子有关的人应该在孩子出生甚至受孕前达成共识。当无法达成共识时，孩子的母亲应具有最主要的决定权。因为她实际上是孩子将来的主要抚养照顾者，她不应受亲属、医师或其他因素的胁迫而勉强作为。

链接

WHO 建议的遗传咨询的伦理准则

* 尊重患者及其家庭，包括不隐瞒任何事实，尊重患者的决定，提供准确无偏倚的信息（自主权）。

* 保证家庭的完整性（自主权，非恶意）。

* 不向患者及其家庭隐瞒任何与健康有关的事实（非恶意，自主权）。

* 保护患者及其家庭的隐私，使他们免受雇主、保险公司和学校的不公正的打扰（非恶意）。

* 告知患者及其家庭，其他学术性机构有可能误用遗传信息（非恶意）。

* 告知咨询者有伦理义务提醒其血亲：他们有一定的遗传危险性（非恶意）。

* 告知咨询者如果想要孩子，则向其配偶/伴侣说明自己是某种遗传病的携带者是明智的，但说明后可能会给婚姻带来一定的负面影响（非恶意）。

* 告知人们公开承认自己携带有某种可能影响公共安全的遗传基因是其道德责任（非恶意）。

* 尽可能公正地提供遗传信息（自主权）。

* 除非有有效的治疗手段，否则应采取非指导性咨询方式（自主权，有利原则）。

* 无论何时，只要涉及儿童或青少年，应尊重他们的意见（自主权）。

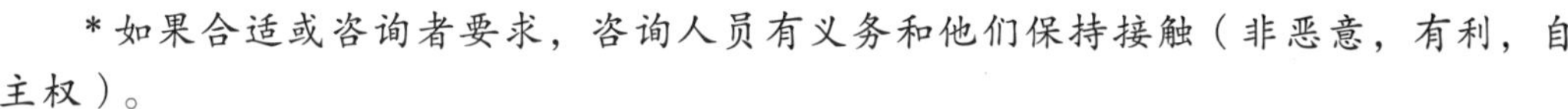

*如果合适或咨询者要求，咨询人员有义务和他们保持接触（非恶意，有利，自主权）。

四、指导服务伦理案例分析

以下就常染色体延迟显性遗传病具体病例一家系中不同个体进行案例伦理分析讨论。

案例 7-7

某男孩（案例 7-6 周先生之子），3 岁，其母提出欲作慢性进行性舞蹈病基因检测。问在此类家系中，儿童风险成员应否接受检查？

分析：①站在儿童的角度，延迟显性遗传病，尤其是无法治疗的遗传病的检测只能带来负面影响，使他们遭受到家庭和社会的歧视，包括放弃治疗、不再抚养乃至遗弃，不利于儿童的身心健康，在经济困难的家庭和农村尤为突出。②从其父母的角度，可能希望对风险儿童进行预测，以便早日安排生第二胎。而第二胎的出生可能会使患儿更加受到忽视或歧视。

解答：由于儿童无法实现知情同意的权利，医师这时进退两难，是优先考虑儿童的权利还是家长和社会的利益？因此，在进行医学遗传服务尤其是遗传检查和随之而来的遗传选择时，个体、家庭和社会的利益并不总是协调一致的，目前这还是一个有争议的问题。如果你作为咨询医师，应该如何处理？谈谈你自己的看法？

案例 7-8

李某（例 7-6 周先生的表兄），男性，21 岁，在对例案例 7-6 周先生的家系分析中，对其他家庭风险成员提供的标本进行检测时，发现其是慢性进行性舞蹈病致病基因携带者。问应否把检查结果告诉其本人？

分析：①在进行遗传病检查和家系分析时，可能需要其未患病同胞及家属提供标本进行核型分析或连锁分析，这会引起一系列伦理学问题。例如，引起咨询者对亲属的负罪感，引起未患病同胞或其他风险成员对检查结果的恐慌，因为他们有可能被诊断为致病基因携带者。②当家系中发现有致病基因携带者，应否把检查结果告诉本人？因为他本人并未要求检查，其对接受检查结果可能未做好充分思想准备，而且他有知情权，也有不知情权。

解答：①适用尊重隐私、保密、知情同意、自主决定、有益无害的原则。②从家庭和社会预防遗传病患儿的角度出发，这样的检查是有益的，甚至是必需的。例如，李某若未婚，经检查证实为致病基因携带者，他可以选择不结婚、婚后不育或采取产前诊断、异源人工授精等措施来避免遗传病患儿出生，这对家庭和社会都有益处。

目前现代医学对大多数遗传病还不能根治，如果我们能够遵循伦理原则，正确地解决遗传咨询中的问题，就会使遗传咨询更加普及，降低遗传病发病率，提高人口素质，为人类生存发展做出贡献。

（杨　翔）

小结

遗传咨询是在家庭范围内预防遗传病患儿出生的最有效方法，可分为一般咨询、婚前咨询和生育咨询。出生缺陷是婴儿出生前已发生的身体形态结构、功能或代谢异常。优生咨询是为准备结婚、准备生育及已经怀孕的夫妇提供优生技术指导服务，包括婚前优生咨询、孕前优生咨询和孕期优生咨询。产前筛查是针对发病率高、病情严重的遗传性疾病或先天畸形，对孕妇进行广泛的检测，以检查出具有出生缺陷高风险的胎儿。产前诊断指在胎儿出生前对胚胎或胎儿的发育状态、是否患有遗传性疾病或先天性畸形作出准确的诊断。新生儿疾病筛查是指在新生儿期对严重危害新生儿健康的先天性、遗传性疾病施行专项检查，提供早期诊断和治疗的母婴保健技术。把遗传学的知识应用适于医学实践时，必须充分考虑到医学伦理学的基本原则，出生缺陷干预作为一种特殊的医学服务，需要特别强调尊重的原则：尊重隐私，自愿和知情，自主决定。

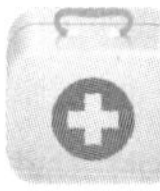

自测题

一、名词解释

1. 遗传咨询　2. 出生缺陷　3. 优生咨询　4. 产前筛查　5. 有益原则

二、填空题

1. 根据出生缺陷的形成方式将其分__________、________、________或________4 类。
2. 优生咨询主要包括__________、__________和________3 个方面。
3. 婚前医学检查是指对准备结婚的男女可能患有________的疾病进行医学检查。
4. 综合孕前优生健康检查结果，将受检夫妇分为________和________。给予前者的是一般性干预措施，给予后者的是________咨询指导。
5. 产前筛查的目标疾病有________、__________和________。
6. 产前血清学筛查的标志物有_______、_______、________和________。
7. 产前诊断需获取胚胎或胎儿的______、______和________等检测标本。
8. 新生儿疾病筛查的病种包括______、________和________。
9. 新生儿听力障碍筛查实行________和________两阶段筛查法。
10. 在进行家系调查时，要遵循保密原则，咨询室应与________分开，医师应与咨询者在________单独谈话。
11. 进行遗传学检查时，应贯彻自愿及知情同意的原则，让其充分了解检查的________，可能的________，争取其主动配合。
12. 是否接受遗传服务必须基于________。当事人有权决定________与遗传有关的医疗服务项目。

三、选择题

1. 孕妇，37 岁，怀孕 9 周，担心生出缺陷儿，特寻求遗传咨询，医生应建议（　　）
   A. 保持良好的心理状态
   B. 定期进行产前医学检查
   C. 如有流产先兆，必须采取保胎措施
   D. 孕妇身体非常好，不会生出缺陷儿
   E. 加强营养，胎儿就健康了
2. 对于一些危害严重、可致残的遗传病，目前尚无有效治疗方法，也不能产前诊断，再发风险又高，需采取的措施（　　）
   A. 遗传咨询　　B. 出生后诊断
   C. 人工授精　　D. 不再生育
   E. 药物控制
3. 遗传咨询中遇到夫妻正常，妻子已怀孕，但已生育一个先天畸形儿，最恰当的对策是（　　）
   A. 劝阻结婚　　B. 不再生育

C. 人工流产 D. 产前诊断
E. 出生后治疗

4. 李女士生了一个患有先天性心脏病的儿子，经诊断为室间隔缺损，这种出生缺陷属于（ ）
A. 整胚发育畸形 B. 胚胎局部发育畸形
C. 器官畸形 D. 发育过度畸形
E. 吸收不全畸形

5. 下列哪项不属于一级预防的优生措施是（ ）
A. 合理营养 B. 婚前医学检查
C. 孕前优生健康检查 D. 产前诊断
E. 增补叶酸

6. 目前不能用产前筛查检测出的疾病是（ ）
A. 无脑儿
B. 脊柱裂
C. 先天性甲状腺功能减退症
D.18 三体综合征
E. 唐氏综合征

7. 王女士与男友恋爱一年，计划结婚，因男友的弟弟是先天性聋哑患儿，前来咨询，这种咨询属于（ ）
A. 婚前优生咨询 B. 孕前优生咨询
C. 产前优生咨询 D. 一般遗传咨询
E. 回顾性遗传咨询

8. 胎儿出生前对其是否患有遗传性疾病或先天畸形作出准确的诊断，称为（ ）
A. 产前诊断 B. 症状前诊断
C. 现症患者诊断 D. 基因诊断
E. 生化诊断

9. 产前诊断应用最广泛、对母子安全无创的检测技术为（ ）
A. 绒毛吸取术 B. 羊膜穿刺术
C. 胎儿镜检查 D. B 超检查
E. X 线检查

10. 孕 10 周用基因分析技术为胎儿作产前诊断，最好采取哪种标本（ ）
A. 羊水 B. 脐带血
C. 绒毛 D. 孕妇外周血
E. 口腔黏膜细胞

11. 刘女士怀孕 16 周，为防止生出神经管畸形儿，须作产前诊断进行甲胎蛋白浓度监测，取材为（ ）
A. 羊水脱落细胞 B. 羊水
C. 绒毛 D. 孕妇血
E. 脐带血

12. 万女士，38 岁，已怀孕 19 周，因是高龄孕妇，想为胎儿做染色体核型分析，应采取的产前诊断方法为（ ）
A. B 型超声扫描 B. 绒毛活检
C. 羊膜腔穿刺术 D. 胎儿镜检查
E.X 线检查

13. 新生儿遗传代谢病筛查血标本的采集时间为（ ）
A. 新生儿一出生立即采血
B. 新生儿出生 24 小时
C. 新生儿充分哺乳
D. 新生儿出生 72 小时
E. 新生儿出生 72 小时之后，且充分哺乳

14. 新生儿苯丙酮尿症筛查指标是（ ）
A. 苯丙氨酸 B. 苯丙氨酸羟化酶
C. 苯丙酮酸 D. 苯乙酸
E. 苯乳酸

15. 下面关于新生儿听力障碍筛查叙述正确的是（ ）
A. 新生儿出生即可立即进行初筛
B. 新生儿出院前完成复筛确定结果
C. 实行两阶段筛查法即可确立诊断
D. 两阶段筛查未通过者，进一步诊断方可确立诊断
E. 新生儿听力障碍可药物治疗

16. 为咨询者守密是一种职业道德。任何检查诊断的结果，只向________报告并保密，不得向第三方泄漏咨询者隐私。（ ）
A. 受检者单位领导 B. 受检者
C. 受检者亲属 D. 医院领导
E. 受检人子女

17. 必须尊重咨询者做出决定的自主性和价值观，就婚育采取什么措施和方法，除了我国________规定的以外，应由当事人自己决定。（ ）
A.《婚姻法》《母婴保健法》
B.《人口与计划生育法》《婚姻法》
C.《母婴保健法》《人口与计划生育法》
D.《人口与计划生育法》《母婴保健法》
E.《婚姻法》《新生儿疾病筛查管理办法》

18. 生育的选择权当无法达成共识时，谁具有最主要的决定权（因为其实际上是孩子将来的主要抚养照顾者，不应受其他因素的胁迫而勉强作为（　　）

A. 孩子的母亲　　B. 孩子的父亲

C. 孩子的母亲和父亲　　D. 医师

E. 社会福利机构

四、简答题

1. 简述遗传咨询的步骤。
2. 简述出生缺陷的三级预防措施。
3. 孕前优生健康检查的内容有哪些?
4. 如何判定和处理产前筛查的高风险孕妇?
5. 如何给胎儿生长发育创造最佳的孕期环境？
6. 简述新生儿疾病筛查的意义。
7. 在优生指导实践中，为什么要特别强调尊重的原则?

实践指导

实践一　人类非显带染色体核型分析

【实践目的】

1. 了解人类染色体的数目及形态特征。

2. 掌握正常人体非显带染色体核型分析方法。

【实践用品】

剪刀、镊子、小尺、胶水、牙签、铅笔、橡皮、正常人体非显带染色体照片（实践图 1-1）（放大照片附末页）、非显带染色体核型分析报告单（附本实验指导后）。

选做部分用品：光学显微镜、香柏油、擦镜纸、正常人体非显带染色体标本片。

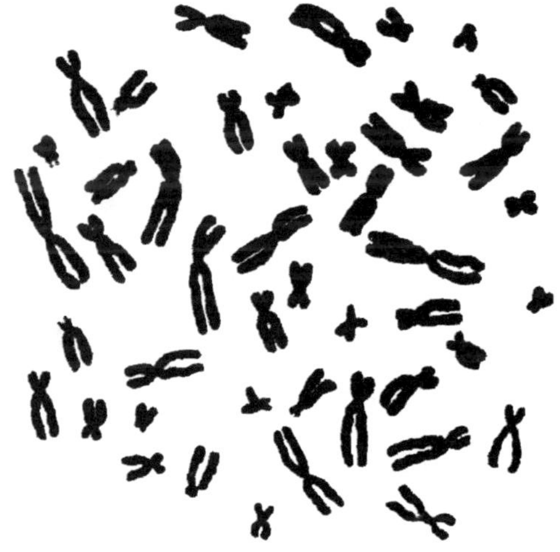

实践图 1-1　正常人体非显带染色体照片

【实践内容和步骤】

1. 非显带染色体核型分析

(1) 识别非显带染色体特征：观察人类染色体大小、着丝粒位置等特征，分辨人类染色体类型，根据人类染色体核型各组特征进行分辨分组。

(2) 非显带染色体核型分析

1) 计数：将书末附录中正常人体非显带染色体放大照片剪下（或另取人类体细胞染色体照片：一张小图贴在报告单作为分析对照，另一张放大照片用作剪贴），首先计数染色体总数，确定有无染色体数目异常。

2) 分组编号：根据染色体的相对长度和着丝粒位置等形态特征，在染色体分裂象照片上仔细辨认，并用铅笔在染色体旁边注明序号或组别，先找出 A、B、D、E、F、G 组，最后辨认 C 组。

3) 剪排：将照片上的染色体逐个按长方形框剪下，使短臂朝上，长臂朝下，依次排列在预先划分好了分组横线的报告单上。

(3) 校对调整：染色体排列后，要反复核对，如有差错，可进行调整，直到满意为止。

(4) 粘贴：用牙签挑取少许胶水，小心地将每号染色体由大到小，按照组别和序号贴在报告单上。

(5) 分析结果：记录核型。

2. 人体非显带染色体标本片观察与计数（选做）　取正常人非显带染色体标本玻片放到显微镜下，先在低倍镜下观察，可见许多大小不等、染成紫色或紫红色的间期细胞核和分散在其中的中期分裂象，选择染色体形态良好、分散适中的分裂象，移至视野中，再转换油镜仔细观察染色体的形态特征。每个同学观察 2 ～ 3 个分裂象，并寻找 1 个分散良好的分裂象进行染色体计数。计数前，先按染色体自然分布的图形大致分为几个区域，分别计数每区的染色体条数，然后加起来即为该细胞的染色体总数。

按显微镜中所看到的图像，在实验报告纸上绘出各染色体的线条图。图中应保持各染色体的原有方位和相对长度。

【实践报告】

每人完成一份剪贴好的人类染色体核型分析报告。

人类非显带染色体核型分析报告单

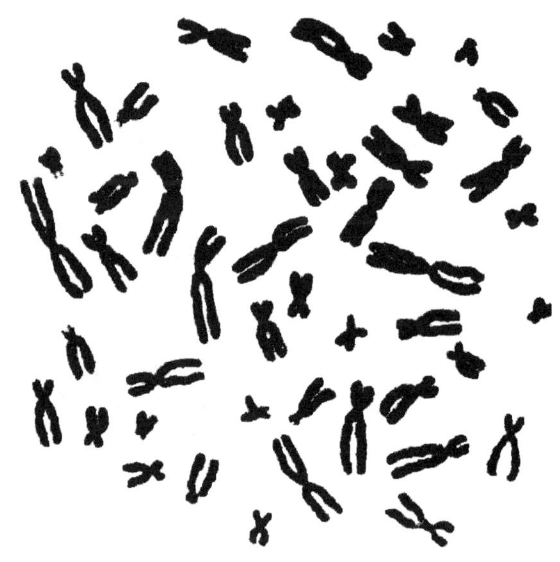

_____ 1 　_____ 2 　A 组

_____ 3 　_____ 4 　_____ 5 　B 组

_____ 6 　_____ 7 　_____ 8 　_____ 9 　_____ 10 　_____ 11 　_____ 12 　C 组

_____ 13 　_____ 14 　_____ 15 　D 组

_____ 16 　_____ 17 　_____ 18 　E 组

_____ 19 　_____ 20 　F 组

_____ 21 　_____ 22 　G 组

_____ X 　_____ Y

分析结果　　　核型：

姓名________班级________学号________评阅

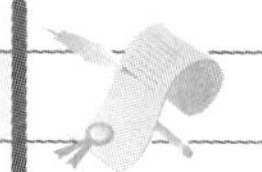

实践二　典型遗传病分析

【实践目的】

1. 掌握系谱分析的方法。

2. 熟悉常见遗传病的主要临床特征，为遗传病的临床诊断和咨询奠定基础。

3. 学会如何估计遗传病的再发风险。

4. 了解遗传病的危害性，重视遗传病的预防与优生。

【实践原理】

1. 通过系谱分析，根据症状体征及实验室检查等手段确定是否是遗传病。

2. 根据遗传病不同遗传方式的特点确定遗传病的种类（单基因遗传病、多基因遗传病或染色体病），如果是单基因遗传病，还要确定其遗传方式。

3. 预测再发风险。

4. 作为向患者或家属提出建议和指导的依据。

【实践内容和步骤】

1. 观看人类遗传病的音像素材，对典型遗传病案例作出分析判断。

(1) 有一对无色盲的夫妇，生育三个孩子，甲是色盲儿子，乙是无色盲的女儿，最小的也是无色盲的女儿。后来三个人都与无色盲的人结了婚，甲生一色盲的女儿，乙生一色盲儿子和两个无色盲的女儿，老三生六个均无色盲的儿子。①绘出上述三代的系谱图；②写出各成员可能出现的基因型。

(2) 一位女性表型正常，三个哥哥表型也正常，但因她的两个舅舅患有假肥大型肌营养不良症 (XR) 前来咨询。①她是携带者的可能性有多大？②如果她与正常男性结婚，婚后生男孩的复发风险有多大？生女孩的复发风险有多大？③如果她婚后生了一个患者，如再生育，生一个正常孩子的可能性有多大？

(3) 尿黑酸尿症 (AR) 的群体发病率为百万分之一，请问下列情况产生有病后代的概率是多大？①两个正常的无血缘关系的人结婚。②一个患黑尿病的人与一正常的无血缘关系的人结婚。③一个正常的人，他（她）的父母也正常，但有一个患黑尿病的弟弟，与一个正常的无血缘关系的人结婚。

2. 认真观察下列四个家系谱（实践图 2-1 ～实践图 2-4)。并作出分析和判断。

(1) 遗传性痉挛性共济失调的系谱。

(2) 进行性肌营养不良（假肥大型）的系谱。

(3) 糖原贮积病 I 型的系谱。

(4) 遗传性肾炎的系谱。

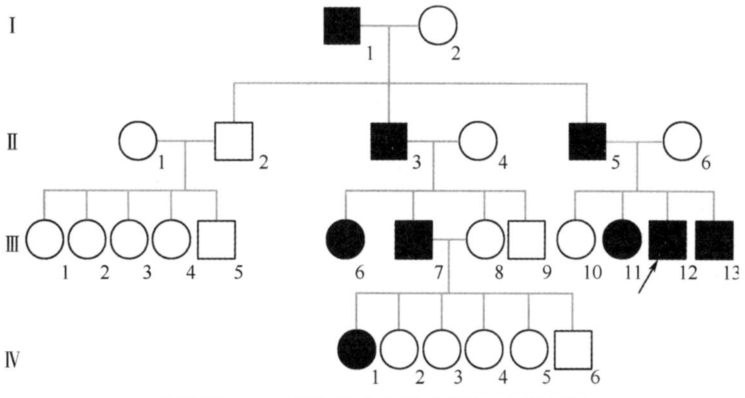

实践图 2-1　遗传性痉挛性共济失调的系谱

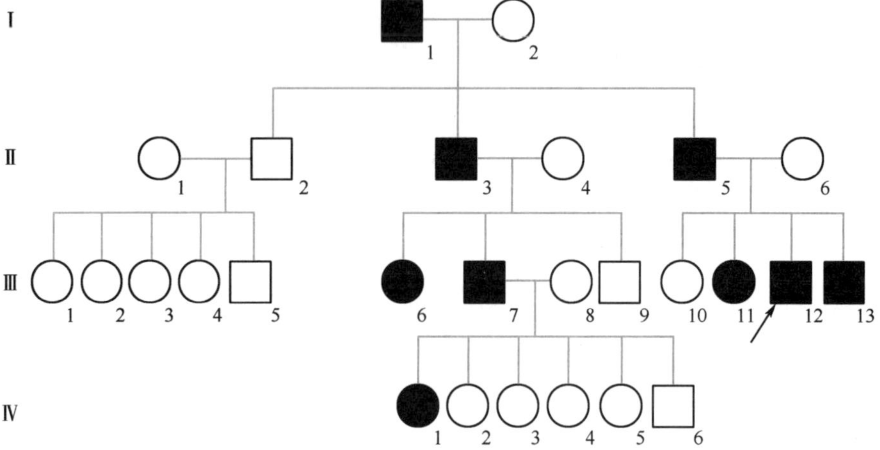

实践图 2-2　进行性肌营养不良（假肥大型）的系谱

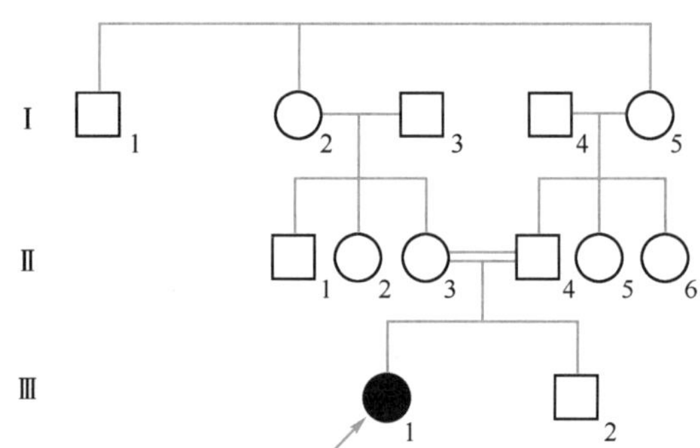

实践图 2-3　糖原贮积病Ⅰ型的系谱

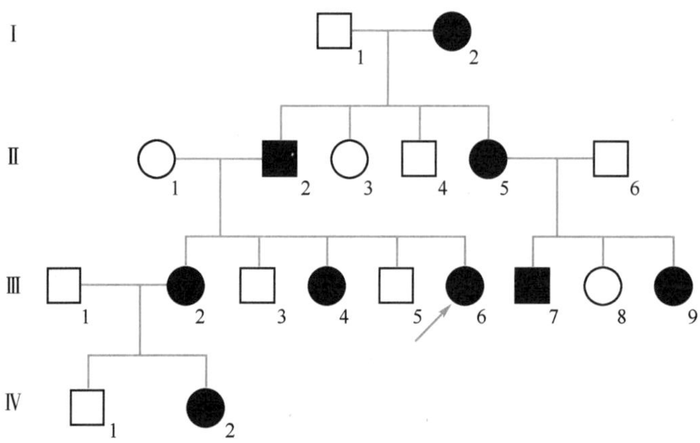

实践图 2-4　遗传性肾炎的系谱

【实践报告】

1. 对实践指导中 3 种典型遗传病（或老师提供的案例）作出分析，内容包括：疾病名称和遗传方式；回答案例中提出的问题。

2. 对实践指导 4 个系谱图作报告分析，报告包括：①判断先证者是谁？并写出先证者及父母的基因型；②判断属于哪种遗传方式？并说出主要判断依据。

（潘凯元）

实践三　优生咨询

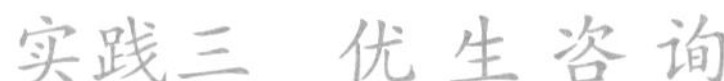

【实践目的】

1. 熟悉优生咨询的一般程序与方法。

2. 能运用遗传与优生学知识分析典型病例进行优生咨询和婚育指导。

3. 培养良好的沟通能力、服务态度和职业道德。

【实践原理】

1. 优生咨询的步骤

(1) 问候：是优生咨询的第一步，可以缓和气氛，拉近与咨询者的距离，便于下一步咨询的开展。

(2) 询问：咨询的目的是掌握咨询者需要了解或解决的问题。咨询医生必须采用恰当的技巧，引导咨询者准确表达出他需要咨询医生为他解决的问题。同时，咨询医生在进行解答和分析前，应该将咨询者进行归纳并向咨询者复述，争得咨询者的认同。

(3) 采集信息：根据咨询者提出的问题，咨询医生应该围绕这些问题有针对性的采集相关信息，全面了解咨询者的情况，以便帮助进行分析。例如，咨询者提出的问题涉及遗传性疾病，则应详细询问咨询者的家族史、医疗史、生育史、婚姻史、环境因素和特殊化学物质接触史。同时，收集先证者家系发病情况，绘制出系谱等。

(4) 作出准确诊断：优生咨询医生应当根据采集的基础信息、一般信息及体格检查、实验室检查、医学影像学检查等所有资料，对咨询者的情况进行综合分析，识别和判断或对所患的疾病作出诊断。

(5) 确定遗传方式：一旦确定为遗传病，咨询医生应当对其进行分类并确定其遗传方式。判断遗传病的遗传方式常用系谱分析法。

(6) 风险评估：根据优生咨询和相关检查进行综合分析，识别和评估可能导致出生缺陷等不良妊娠结局的高风险因素，形成评估建议。依据评估结果，区分为低风险人群和高风险人群。

(7) 提出医学建议与指导：咨询医生在全面掌握的咨询者所需要解决的问题相关信息并进行评估后，应当根据评估情况向咨询者进行科学的分析和解答，并提出结婚、生育、产前诊断或其他医学建议。

2. 优生咨询的注意事项

(1) 对咨询者亲切热情，严肃负责，注意为患者保密。通俗易懂，在语言上保持与咨询者的互动，多使用表扬和鼓励的语言。

(2) 咨询医生必须全神贯注、聚精会神、不要随意打断咨询者的谈话并及时反馈咨询医生对咨询者的谈话的理解。

(3) 态度应亲和，尊重咨询对象的隐私权，咨询时无关人员不得在场，对咨询对象提供的病史和家族史给予保密；遵循知情同意的原则，尽可能让咨询对象充分了解疾病及可能的发生风险，详细介绍各种产前诊断技术；是否采用某项诊断技术由受检者本人或其家属决定。

【实践内容和步骤】

请同学们通过扮演咨询者和咨询医师进行模拟优生咨询，熟悉遗传优生咨询的过程和分析解答的方法。

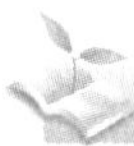

实践案例 3-1

某男，38 岁，结婚两次，第一妻妊娠 8 次均于妊娠 2 个月左右流产，故离婚，与第二妻婚后，女方受孕 2 次亦均在 3 个月内流产，要求明确流产原因及是否能再妊娠。

实践案例 3-1 模拟优生咨询示范：

咨询医师主动向患者打招呼，询问患者如何称谓，安排咨询者就座，使咨询者感到放松，询问咨询者的困惑，需要解决哪些问题。

咨询者叙述病情，提出问题，诉说妻子一年内发生 2 次流产，想知道发生的原因是什么？能否正常妊娠生育一个健康孩子？

咨询医师询问咨询者的家族史、生育史、婚姻史、环境因素和特殊化学物质接触史等，咨询者作答，填写优生咨询登记表，采集基础信息，进行体格检查。

经询问病史得知该男性，结过两次婚，第一妻妊娠 8 次，均于妊娠 2 个月后流产，因妻不能生育，该男子提出离婚。离异后，前妻再婚后不到两年生育一男孩。与第二妻婚后，女方受孕 2 次，均在 2 个月内流产。至今 38 岁无后，非常苦恼。

咨询医师作出分析解答，本例显然是男方的问题，特别是因为在询问病史中得知其第一妻与其离异后再婚生育正常，其两次婚姻，女方均存在流产问题。在 3 个月内自然流产者 50% 的病因是由于染色体异常，特别是男方原因引起的更是如此，故首先应给男女双方做染色体核型分析。

患者夫妇外周血培养，作 G 显带染色体核型分析。染色体核型分析结果显示，女方核型正常，男方核型为：45，XX，t(13；13)(13qter → cen → 13qter)。

两个具有端着丝点的染色体于近着丝点处断裂，着丝点融合，二染色体长臂重接成一个很小的染色体，后者常常丢失，致基因数量减少。患者由于没有明显遗传效应，成为易位携带者，表型可无异常。本例 t(13q，13q) 为同源罗伯逊易位携带者，与正常人婚配可能形成不平衡合子，即 13 单体、13 三体。单体多流产死亡，三体个别可以成活，但患儿多有严重畸形，预后不佳。因此，罗式同源染色体易位携带者应行绝育术或采取有效避孕措施，以免受反复流产的痛苦。

咨询医师提出医学建议和指导，由于这类易位不能形成正常的配子，故不可能有正常的后代。这时，提出不宜生育的医学意见，应劝男方做绝育术，如双方同意可进行人工授精或领养。

实践案例 3-2

某妇女曾生育过一先天愚型患儿，现再次妊娠，惧怕再生同病患儿前来咨询。

模拟对此病例实施优生咨询。

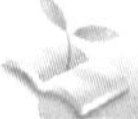

实践案例 3-3

一对年轻夫妇生出了一个先天性聋哑的女儿，夫妇两人的家庭成员中皆无此病患者，他们想生二胎，担心生出患儿，前来咨询。

模拟对此病例实施优生咨询。

（田廷科）

参考文献

陈世蓉．1999．妇幼健康教育学．北京：科学出版社

陈竺．2001．医学遗传学．北京：人民卫生出版社

傅松滨．2009．医学遗传学．第 2 版．北京：北京大学医学出版社

国家人口计生委人事司．2008．生殖健康咨询师国家职业资格培训教程．北京：中国人口出版社

李诚涛．2005．医学生物学基础．北京：高等教育出版社

李兰芝，薛红丽．2009．出生缺陷干预指导手册．兰州：兰州大学出版社

李璞．2001． 医学遗传学．北京：中国协和医科大学出版社

柳家英．1998．医学遗传学．北京：北京医科大学出版社，中国协和医科大学

陆振虞．医学遗传学．第 2 版．上海：上海科学技术文献出版社

田本淳．2001．基层妇幼保健健康 教育培训教材．北京：北京大学医学出版社

吴相钰，陈守良，葛明德，等．2009．普通生物学．第 3 版．北京：高等教育出版社

翟中和，王喜忠，丁明孝，等．2011．细胞生物学．第 4 版．北京：高等教育出版社

赵寿元、乔守怡． 2001．现代遗传学．北京：高等教育出版社

郑晓瑛．2006．提高中国出生人口素质的理论和实践．北京：北京大学出版社

周德华．2008．遗传与优生学基础．第 2 版．北京：人民卫生出版社

左伋．2013．医学遗传学．第 6 版．北京：人民卫生出版社

遗传与优生教学大纲

（36 课时）

一、课程性质和课程任务

遗传与优生是中等职业教育助产专业学生必修的一门专业（技能）方向课程，具有传统与现代医学结合、多学科领域渗透、综合的特点。其主要任务是培养学生掌握医学服务工作中必需的遗传与优生的基础理论、基本知识；具有一定的优生和遗传病防治知识及技能；能进行优生宣教，能配合医师进行产前诊断，能进行初步的遗传与优生的咨询和指导。

二、课程教学目标

（一）职业素养目标

1. 具有良好的职业道德和伦理观念，自觉尊重服务对象的人格，保护其隐私。
2. 具有良好的医疗安全与法律意识，自觉遵守医疗卫生、计划生育相关法律法规，依法实施优生宣教、遗传与优生的咨询和指导。
3. 具有健康的心理和认真负责的职业态度，能予服务对象以人文关怀。
4. 具有勤学善思的学习习惯、细心严谨的工作作风、较强的适应能力，团队合作的职业意识及良好的人际沟通能力，关心尊重爱护患者。
5. 具有终身学习的理念，在学习和实践中不断地思考问题、研究问题、解决问题。

（二）专业知识和技能

1. 了解遗传的物质基础和遗传基本规律。
2. 了解优生的基础理论，掌握实施优生的策略和措施。
3. 理解和掌握遗传病的基础知识和防治原则。
4. 能运用有关遗传与优生的基础理论、基本知识进行优生宣教。
5. 能初步进行遗传与优生的咨询和指导；能配合医师进行产前诊断。

三、教学内容和要求

教学内容	教学要求			教学活动参考	教学内容	教学要求			教学活动参考
	了解	熟悉	掌握			了解	熟悉	掌握	
一、绪论					（二）优生学概述				
（一）遗传学概述					1. 优生学的概念			√	
1. 遗传学、医学遗传学的概念			√	理论讲授 多媒体	2. 优生学发展简史	√			理论讲授 多媒体
2. 医学遗传学的分科	√				3. 现代优生学的范围		√		
3. 医学遗传学的发展简史		√			（三）学习遗传与优生学的重要意义	√			

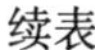

续表

教学内容	教学要求			教学活动参考
	了解	熟悉	掌握	
二、遗传的物质基础				理论讲授 多媒体
（一）遗传的分子基础				
1. DNA		√		
2. 基因			√	
（二）遗传的细胞学基础				
1. 染色体			√	
2. 细胞增殖与配子发生		√		
实践一：人类非显带染色体核型分析		√		技能实践
三、遗传的基本规律				理论讲授 多媒体
（一）分离定律				
1. 分离现象	√			
2. 分离现象的解释		√		
3. 分离定律的实质和细胞学基础			√	
4. 分离定律的适用范围		√		
（二）自由组合定律				
1. 自由组合现象	√			
2. 自由组合现象的解释	√			
3. 自由组合定律的实质和细胞学基础			√	
4. 自由组合定律的适用范围		√		
（三）连锁与互换定律				
1. 完全连锁	√			
2. 不完全连锁与互换	√			
3. 连锁与互换定律的实质和细胞学基础		√		
4. 连锁与互换定律的适用范围		√		
四、遗传病与遗传病的防治				理论讲授 多媒体
（一）遗传性疾病概述				
1. 遗传病的概念			√	
2. 遗传因素与环境因素对疾病发生的作用	√			
3. 遗传病的分类		√		
（二）染色体病				
1. 染色体畸变			√	
2. 常见染色体病		√		
（三）分子病			√	
1. 基因突变				
2. 分子病	√			
（四）单基因遗传病				理论讲授 多媒体
1. 常染色体显性遗传病			√	
2. 常染色体隐性遗传病			√	
3.X 连锁显性遗传病		√		
4.X 连锁隐性遗传病		√		
5.Y 连锁遗传病	√			
（五）多基因遗传病				
1. 多基因遗传			√	
2. 多基因遗传病		√		
（六）遗传病的防治				
实践二：典型遗传病分析		√		技能实践
五、影响优生的非遗传因素				理论讲授 多媒体
（一）环境因素			√	
（二）孕妇科学营养与优生		√		
（三）不良习惯与嗜好			√	
（四）孕妇健康及年龄因素	√			
六、优生宣教				理论讲授 多媒体
（一）优生相关政策与法规		√		
（二）优生宣教的方法和内容				
1. 优生宣教的方法			√	
2. 优生宣教的内容选择	√			
3. 优生宣教案例	√			
七、遗传与优生指导				理论讲授 多媒体
（一）遗传咨询				
1. 遗传咨询的概念与意义		√		
2. 遗传咨询的对象和内容	√			
3. 遗传咨询的方法与步骤			√	
4. 遗传咨询典型案例		√		
（二）出生缺陷干预				
1. 出生缺陷概念和类型		√		
2. 出生缺陷干预的重要性和紧迫性	√			
3. 实施出生缺陷干预工程的方法			√	
（三）指导服务伦理			√	
实践三：优生咨询		√		技能实践

四、学时分配建议（36 学时）

教学内容	学时数		
	理论	实践	小计
一、绪论	2		2
二、遗传的物质基础	4	2	6
三、遗传的基本规律	4		4
四、遗传病与遗传病的防治	8	2	10
五、影响优生的非遗传因素	2		2
六、优生宣教	2		2
七、遗传与优生指导	6	2	8
机动	2		2
合计	30	6	36

五、教学大纲说明

（一）适用对象与参考学时

本教学大纲可供护理、助产、计划生育、医学检验、涉外护理、营养与保健、农村医学等专业使用，总学时为 36 个，其中理论教学 30 学时，实践教学 6 学时。

（二）教学要求

本课程教学要求分为掌握、熟悉、了解三个层次。掌握是指学生对所学的基本知识、基本理论有深刻的认识，并能灵活地应用所学知识和技能解决实际问题。熟悉是指对所学的知识能基本掌握，并会应用所学的技能。了解是指能够简单理解、记忆所学知识。

（三）教学建议

1. 在教学过程中要积极采用现代化教学手段，加强直观教学，充分发挥教师的主导作用和学生的主体作用。注重理论联系实际，并组织学生开展必要的临床案例分析讨论，以培养学生的分析问题和解决问题的能力，使学生加深对教学内容的理解和掌握。

2. 案例教学和实践教学应突出以培养能力为本位的教学理念。实践教学要充分利用教学资源，案例分析讨论等教学形式，充分调动学生学习的积极性和主观能动性，强化学生的动手能力和专业实践技能。

3. 教学评价应通过课堂提问、布置作业、单元目标测试、案例分析讨论等多种形式，对学生进行学习能力、实践能力和应用新知识能力的综合考核，以期达到教学目标提出的各项任务。

自测题选择题参考答案

第一章

1. B　2. C　3. E　4. D

第二章

1. B　2. C　3. D　4. B　5. E　6. A　7. C　8. D　9. A　10. E　11. C　12. D　13. B　14. C　15. C　16. B　17. D　18. A　19. C　20. E

第三章

1. D　2. A　3. D　4. C　5. B　6. D　7. B　8. A　9. C　10. D　11. C　12. E　13. D　14. B　15. C　16. A　17. C

第四章

1. B　2. C　3. B　4. B　5. D　6. E　7. E　8. C　9. B　10. A　11. E　12. B　13. C　14. C　15. A　16. D

第五章

1. A　2. B　3. D　4. A　5. B　6. A　7. A　8. E　9. D　10. A　11. B　12. A　13. D　14. C　15. A　16. E

第六章

1. E　2. A　3. B　4. C　5. C　6. C　7. B　8. A　9. C

第七章

1. B　2. D　3. D　4. C　5. D　6. C　7. A　8. A　9. D　10. C　11. B　12. C　13. E　14. A　15. D　16. B　17. A　18. A

附　　页

正常人体非显带染色体放大照片（供实践一剪贴用）

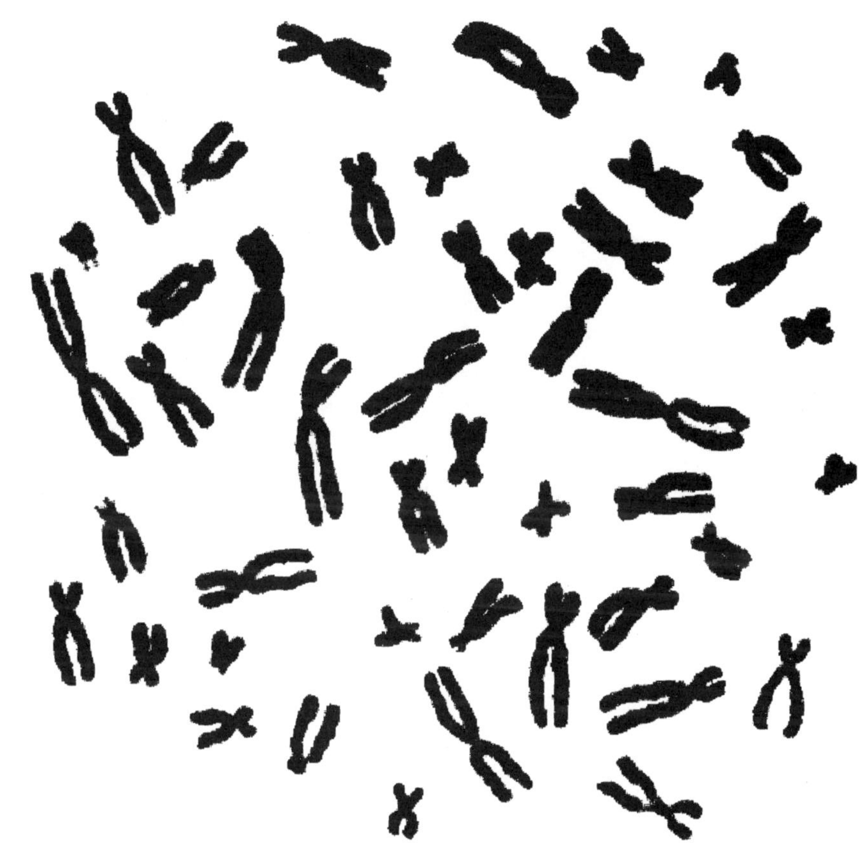